脊柱结核单纯经后入路病灶清除椎体间植骨术
——手术要点与技巧

Key Points and Techniques of Debridement and Interbody Grafting for Spinal Tuberculosis Via Posterior Approach only

主　审　邱贵兴　侯树勋

主　编　张宏其

副主编　唐明星　王锡阳　吴建煌

编　委（以姓氏笔画为序）

马远征	中国人民解放军总医院第八医学中心	肖力戈	中南大学湘雅医院
		吴天定	中南大学湘雅医院
王　骞	宁夏医科大学总医院	吴建煌	中南大学湘雅医院
王自立	宁夏医科大学总医院	张宏其	中南大学湘雅医院
王昱翔	中南大学湘雅医院	张泽华	陆军军医大学第一附属医院
王锡阳	中南大学湘雅医院	陈伯华	青岛大学附属医院
邓　盎	中南大学湘雅医院	武文杰	陆军军医大学第一附属医院
刘少华	中南大学湘雅医院	段春岳	中南大学湘雅医院
刘金洋	中南大学湘雅医院	秦世炳	首都医科大学附属北京胸科医院
刘敏智	中南大学湘雅医院	高琪乐	中南大学湘雅医院
闫军法	宁夏医科大学总医院	郭超峰	中南大学湘雅医院
江仲景	中南大学湘雅医院	唐　昊	中南大学湘雅医院
许建中	陆军军医大学第一附属医院	唐明星	中南大学湘雅医院
孙　扬	中南大学湘雅医院	曹　勇	中南大学湘雅医院
杜宇轩	中南大学湘雅医院	葛　磊	中南大学湘雅医院
李大伟	中国人民解放军总医院第八医学中心	谢　江	中南大学湘雅医院
		谭泽赳	中南大学湘雅医院
杨冠腾	中南大学湘雅医院		

人民卫生出版社
·北京·

图书在版编目（CIP）数据

脊柱结核单纯经后入路病灶清除椎体间植骨术：手术要点与技巧/张宏其主编. —北京：人民卫生出版社，2021.5

ISBN 978-7-117-31368-1

Ⅰ.①脊… Ⅱ.①张… Ⅲ.①脊柱病-骨关节结核-显微外科手术 Ⅳ.①R681.5

中国版本图书馆 CIP 数据核字（2021）第 043514 号

人卫智网	www.ipmph.com	医学教育、学术、考试、健康，购书智慧智能综合服务平台
人卫官网	www.pmph.com	人卫官方资讯发布平台

脊柱结核单纯经后入路病灶清除椎体间植骨术
——手术要点与技巧
Jizhu Jiehe Danchun Jing Hourulu Bingzao
Qingchu Zhuiti Jian Zhigushu
——Shoushu Yaodian yu Jiqiao

主　　编：张宏其
出版发行：人民卫生出版社（中继线 010-59780011）
地　　址：北京市朝阳区潘家园南里 19 号
邮　　编：100021
E - mail：pmph @ pmph.com
购书热线：010-59787592　010-59787584　010-65264830
印　　刷：廊坊一二〇六印刷厂
经　　销：新华书店
开　　本：787×1092　1/16　　印张：17
字　　数：424 千字
版　　次：2021 年 5 月第 1 版
印　　次：2021 年 5 月第 1 次印刷
标准书号：ISBN 978-7-117-31368-1
定　　价：218.00 元

打击盗版举报电话：010-59787491　E - mail：WQ @ pmph.com
质量问题联系电话：010-59787234　E - mail：zhiliang @ pmph.com

主编简介

张宏其　医学博士、一级主任医师、二级教授、博士研究生和博士后导师，中南大学湘雅医院脊柱外科主任。享受国务院政府特殊津贴，被聘为"芙蓉学者计划"特聘教授，获中南大学"湘雅名医"称号，为湖南省高层次卫生人才"225"工程骨科领军人才。曾任中国医师协会骨科医师分会第一届及第二届副会长。现任国际脊柱侧凸研究学会（Scoliosis Research Society，SRS）资深会员、中华医学会骨科学分会脊柱外科学组委员、中国医疗保健国际交流促进会脊柱侧凸研究分会常委及儿童脊柱畸形学组副组长、中华医学会结核病学分会骨科专业委员会副主任委员、中国残疾人康复协会肢体残疾康复专业委员会副主任委员及脊柱畸形学组组长。任《中国矫形外科杂志》副总编辑。

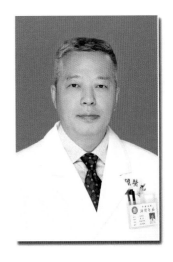

长期从事脊柱外科临床工作，在各种脊柱疾病的外科治疗方面积累了丰富的经验，尤其在脊柱侧弯、脊柱结核的外科治疗领域有很深的造诣。2004年始，牵头创建中南大学湘雅医院脊柱外科并任首任科主任；累计主刀并成功完成各类复杂性脊柱手术共5 000余例，在国内外成功首创"单纯经后入路病灶清除椎体间植骨融合术"术式治疗脊柱结核，成功解决了传统需前、后两个手术入路、两个切口、两次手术才有可能达到前方病灶清除减压、椎间植骨融合、后入路内固定、重建脊柱稳定性、矫正脊柱后凸畸形等目的的难题，变传统需前、后两次手术为仅需一次后入路手术即可解除疾患，极大地减小了手术创伤，降低了手术费用，显著提高了手术疗效。主刀完成近2 000例脊柱畸形手术，迄今为止，仍保持着该病种"零瘫痪、零死亡"的纪录（即尚无永久性神经、脊髓损害的病例），据文献检索居国内领先水平，与国际先进水平同步。

以第一作者或通信作者，在核心期刊发表学术论文214篇（其中SCI收录62篇）；作为第一完成人，先后获湖南省科学技术进步奖一等奖、二等奖、三等奖各1项，其中"脊柱结核并截瘫患者外科优化治疗方案的临床与实验研究"获湖南省科学技术进步奖一等奖、"单纯后路一期术式治疗脊柱结核的关键技术与临床应用"及"复杂脊柱侧凸个体化治疗核心技术体系的创建与临床应用"先后获得中南大学医疗新技术成果奖一等奖。主编学术专著《脊柱畸形手术学》和《脊柱结核手术学》，担任《中国矫形外科杂志》《中华骨与关节外科杂志》《中华骨科杂志》《中国脊柱脊髓杂志》等国内外10余种核心期刊的副总编辑、常务编委及编委。已培养毕业硕士、博士研究生共82人，在读硕士、博士研究生17人。获国家级实用新型专利2项、发明专利1项。已先后7次在国际脊柱侧凸研究学会年会、国际先进脊柱技术大会

（International Meeting of Advanced Spine Technique，IMAST）作大会发言，展示中南大学湘雅医院的风采。

目前承担的科研项目有省自然科学基金、科卫联合基金项目"WNT 通路基因突变与青少年特发性脊柱侧凸发生、发展的整合研究"；国家自然科学基金面上项目"Ghrelin 在青少年特发性脊柱侧凸骨骼异常发育中的作用及分子机制研究"；湖南省科技厅计划项目"复杂脊柱畸形外科治疗策略及关键技术"；国家自然科学基金面上项目"SOX9 介导 TGF-β/Smads／wnt 和 β-catenin 信号通路调控青少年椎体骺板软骨的分化"。

序 一

我国结核病发病率居世界第三位,外科手术是脊柱结核不可或缺的治疗方式。传统的手术方式具有手术创伤大、并发症较多、费用高等不足。因此,长期以来各国一直在探寻一种对脊柱结核疗效好、创伤小、费用低的治疗方法。

担任本书主编的张宏其教授具有扎实的骨科和脊柱外科基础知识以及 30 多年的临床经验,长期重点从事脊柱结核和脊柱畸形的临床和相关基础研究,并做出了显著成绩。自2004 年开始,张宏其教授在国内外率先创建了一种全新的脊柱结核治疗体系——单纯经后入路病灶清除与椎体间植骨术,并对该术式进行广泛的推广应用,显著提高了脊柱结核的诊疗水平,为患者和社会节约了巨大的经济成本。该技术也因其优良的临床效果而受到越来越多国内外同行的关注。

《脊柱结核单纯经后入路病灶清除椎体间植骨术——手术要点与技巧》一书围绕单纯经后入路病灶清除与椎体间植骨术治疗脊柱结核这一新术式,详细系统地介绍了该术式的适应证以及具体手术操作技术的关键要点。同时为在单纯经后入路病灶清除后,如何更加有效地重建脊柱稳定性的问题提供了较为成功的解决办法。本书还着重介绍了张宏其教授首先创立并使用的、和"单纯经后入路病灶清除与椎体间植骨术"相匹配的椎体间重建新技术,即椎体间多枚分网异形钛网植骨的关键技术。为便于读者更好地掌握、理解此技术,本书还配有手术实例的图片和相关典型病例的视频,将有利于此技术得到恰当、精准、充分、完美的应用,从而使大量脊柱结核患者免于前入路手术,使原需两次手术或一期手术两个切口的患者,仅需一次手术、一个切口,即可达到治疗目的,最大限度地减少患者痛苦、减少并发症、节约费用。本书是一部系统全面介绍一种原创性外科技术的专著,实用性较强,希望广大年轻医师能从中获益,也希望有经验的医师能够汲取其中的经验和体会。

脊柱结核单纯经后入路病灶清除椎体间植骨术已日臻成熟,我相信,随着本书的出版,定能对该技术的进一步推广、普及和发展产生极大的推动作用,为提高我国脊柱结核的整体治疗水平、为骨科的健康发展作出贡献,最终惠及广大患者。

中国工程院院士
中国医学科学院北京协和医院骨科
邱贵兴

2019 年 9 月于北京

序　二

近年来，由于各种原因，全球结核病发病率逐年上升。脊柱结核占骨关节结核的50%左右，由于其早期诊断困难、致残率高，一直是骨科医师关注的重点。手术是脊柱结核治疗的关键技术，它的主要目的是彻底清除病灶、矫正脊柱畸形、重建脊柱稳定。欲达到此目的，须进行结核病灶及坏死组织的彻底清除，以及椎体间植骨及前入路或后入路内固定手术。随着我国脊柱外科技术的发展，手术治疗的效果有了明显提高。但是，通常采用的前入路或前后联合入路，因需要经胸、经胸膜外或经腹、经腹膜外，均会造成较大创伤，并极易产生较严重的并发症。因此，探索一种既有效又安全的手术方式是亟待解决的课题。

中南大学湘雅医院张宏其教授通过多年的医疗实践，创建了"单纯经后入路病灶清除与椎体间植骨术"，仅需一个切口，即可完成病灶清除、椎间植骨、纠正成角、椎弓根钉内固定等操作。经过术后5年以上的随访，证实该术式与单纯前路和前后联合入路相比较，椎体融合率相近，但手术时间缩短，出血量明显减少，并发症发生率显著降低。为了更好地把握手术适应证，规范手术操作，他连续举行了五届该技术的高级培训班并撰写了《脊柱结核单纯经后入路病灶清除椎体间植骨术——手术要点与技巧》一书。该书以脊柱局部解剖为引导，分析了采用单纯经后入路手术达到彻底清除病灶，重建脊柱前、中、后柱结构的可能性，并介绍了达到此目的所需要的关键手术技术和多年来作者采用该技术积累的丰富临床经验。

任何一种经临床验证的新技术，与传统治疗相比，一定有它的优势。本治疗就是一种符合微创理念、安全有效的手术方式。正因为是"微创"，它也意味着有一定的局限性，这就需要准确掌握该手术的适应证和禁忌证，书中将此作为脊柱结核治疗的"核心内容"，并重点加以论述，显示了作者对该术式内核的准确把握和临床功底。

临床新技术的出现，离不开相关学科的发展。脊柱结核手术的成败，与正规抗结核药物治疗密切相关。书中介绍了与此相关的最新进展，有益于读者进一步掌握脊柱结核的诊断与药物治疗。作为介绍脊柱结核的专著，本书内容丰富，除理论阐述外，所附的典型病例和操作视频，便于读者更精确掌握该手术方法的治疗原则和手术操作的关键步骤，生动形象，是一本对脊柱外科医师具有实用价值的参考书。

中国人民解放军骨科研究所
中国人民解放军总医院第四医学中心骨科一级教授
侯树勋

2019年9月

前　言

每一个成功者都有一个开始,勇于开始,才能找到成功的路。

近年,由于人口迁移、人类免疫缺陷病毒感染患者增多、耐药菌增加等原因,全球结核病发病率并未得到有效控制。我国是全球 22 个结核病高负担国家之一,居世界第三位,仅次于印度和印度尼西亚,其中骨关节结核占结核病的 13%,脊柱结核占骨关节结核的 50%。

由于脊柱结核起病隐匿,就诊时,往往伴有明显的骨质破坏、脓肿形成以及脊髓受压导致瘫痪等。在抗结核治疗的前提下,外科手术的介入是确保疗效和救治瘫痪不可或缺的手段。

随着外科技术的不断进步,虽然脊柱结核患者有所增多,但治疗经验也在不断增加,因此,脊柱结核的治疗手段取得了不少进展。目前,治疗脊柱结核的手术入路大致分为三类:前入路、前后联合入路及后入路。对于前方有骨质破坏、流注脓肿的情况一般采用前入路;如伴有严重后凸畸形、前方骨质破坏缺损范围大,前入路矫形固定困难,一般采用前后联合入路。但单纯前入路(经胸入路、经胸膜外入路、经腹入路、经腹膜外入路)手术创伤大,而且椎体受结核病灶的侵蚀,往往伴有骨质疏松,导致椎体质量差,极易造成内固定松动、矫形效果差,或发生大血管、内脏损伤等严重并发症,经一期或分期前入路病灶清除、椎体间植骨融合、后入路内固定术,手术创伤更大。若先行后入路矫形固定,再行前入路病灶清除,在脓肿尚未清除的情况下,行矫形可能会使前方病灶对脊髓的压迫进一步加重,从而导致瘫痪加重;若先行前方病灶清除、植骨,再行后入路矫形固定、植骨融合,则前方的植骨块可能移位,压迫脊髓而造成植骨失败或瘫痪。

中南大学湘雅医院在 20 世纪 50 年代就已经开展了经胸腔结核病灶清除及脊椎前融合术,是国内最早开展前入路手术治疗脊柱结核的医院。经过几十年的经验积累和沉淀,我体会到传统的前入路、前后联合入路治疗脊柱结核,虽然手术疗效确切,但同时存在创伤大、手术并发症多等问题。

"其实世上本没有路,走的人多了,也便成了路。"自 2004 年开始,本人在国内外率先尝试并开展单纯经后入路病灶清除椎体间植骨融合术治疗脊柱结核。最早应用在胸椎结核,通过治疗发现该术式具有创伤小、并发症少、瘫痪恢复快等优点,并陆续应用到腰椎和骶椎结核,治疗效果令人振奋。近些年来,单纯经后入路病灶清除椎体间植骨融合术治疗脊柱结核已获得广泛认可,全国多家医院亦效仿并陆续开展此类手术。然而由于各家医院临床水平及认识存在较大差异,导致手术指征把握不准、操作规范性不强,以致于脊柱结核复发、植骨融合失败、矫形效果丢失、神经损伤等并发症时有发生。

目前,虽然单纯经后入路术式治疗脊柱结核的定义、适应证、手术操作等在国内尚没有统一的共识,但是经我们团队近 15 年、数百例手术的临床实践证明,单纯经后入路病灶清除与椎体间植骨术对于胸腰椎结核是一种符合微创理念、安全、高效的手术方法，能使大量的脊柱结核患者免于前入路手术、使原需两次手术或一期手术两个切口的患者，仅需一次手术、一个切口，即可达到治疗目的，节约了费用，并最大限度地减少了患者痛苦和并发症。但作者提出的此单纯经后入路术式，并非单纯手术入路的革新，更是一种治疗理念(微创理念)的创新，同时又包括了一系列新的关键技术内涵，只有把握好单纯经后入路术式的适应证，并熟练掌握各项关键操作技术，才能真正充分发挥该术式的优越性，从而达到满意的手术治疗效果，其主要包括以下几点：①对于该术式适应证和禁忌证的把握；②如何有效显露手术视野；③如何在确保不损伤脊髓神经、大血管及尽可能少地破坏后柱的前提下，安全、有效地清除病灶；④怎样合理选择固定范围和置钉椎体；⑤病灶清除后如何重建脊柱稳定性；⑥病灶清除后如何确保前方支撑植骨的可靠性和稳定性(包括如何解决前方支撑物植入技术问题)。为确保有效的脊柱稳定性重建，在实践过程中，我们通过不停地摸索，设计出并首次在国内外应用与单纯经后入路病灶清除与椎体间植骨术相匹配的椎体间重建新技术，即椎体间多枚分网异形钛网植骨的关键技术，该技术成功解决了在单纯经后入路手术病灶清除后，如何更加有效地重建脊柱稳定性的问题。

《脊柱结核单纯经后入路病灶清除椎体间植骨术——手术要点与技巧》一书围绕单纯经后入路病灶清除与椎体间植骨术治疗脊柱结核这一新技术，着重介绍了该技术的适应证以及具体的手术技术要点，全面回答了前述6个问题，并配有大量手术实例图片和相关典型病例视频，是本人近15年来采用此术式治疗脊柱结核的心得、体会和经验的总结，也是中南大学湘雅医院脊柱外科团队近年来在脊柱结核方面诊治特长和经验的集中展示，以期对不同需求的读者均能有更好的帮助。因作者编写水平有限，难免挂一漏万，尚存不足，望各位同仁批评指正。

最后要感谢参加本书编写的各位专家，还要感谢为本书撰写做了大量辅助性工作的中南大学湘雅医院脊柱外科历届研究生及脊柱外科技师兼秘书王敏、李明。

中南大学湘雅医院脊柱外科

张宏其

2019 年 9 月

目　　录

第二部分 各 论

第三部分　病例精选

第四部分　脊柱结核治疗的相关问题

视频目录

第一部分

总　　论

第一章

脊柱结核外科治疗的发展历史

　　脊柱结核是一种古老的人类传染病,是由结核分枝杆菌侵入脊柱而引起的一种感染性疾病,绝大多数发生于椎体,附件结核仅有 1%~2%。腰椎结核发生率最高,其次是胸椎、颈椎。儿童、成人均可发生。Hippocrates 最早记录了脊柱感染结核分枝杆菌引起的驼背畸形(公元前 460—公元 370 年)。Galen 在公元 2 世纪记载了结核分枝杆菌和脊柱畸形之间的联系。1779 年,Percival Pott 描述脊柱结核病为"That kind of palsy of lower limbs which is frequently found to accompany a curvature of the spine"(这种下肢麻痹通常伴随着脊柱弯曲),并总结了脊柱结核的典型临床表现:脊柱后凸、脓肿和神经功能障碍。19 世纪中后期,发明听诊器的法国医师 Laennec 在结核病灶处发现了典型的显微特征:结核结节(tubercle)。1839 年 JL Schonlein 首次将结核分枝杆菌感染引起的疾病命名为结核病(tuberculosis)。1882 年,Robert Koch 证明结核分枝杆菌是导致结核的病原菌。随后,德国病理学家 Franz Ziehl 和 Friedrich Neelsen 发明了 Ziehl-Neelsen 染色法用来检测结核分枝杆菌。1921 年,Calmett 和 Guérin 研发出了卡介苗(bacillus Calmette-Guérin,BCG)用来预防结核病,卡介苗的出现使结核患病率下降。1895 年,X 线在临床的应用帮助医师更准确及时地诊断出结核患者。1944 年 Selman A. Waksman 发现了第一个抗结核药物——链霉素,随后新的抗结核药物[对氨基水杨酸(para-aminosalicylic acid,PAS,1944 年)、异烟肼(isoniazid,INH,1952 年)、吡嗪酰胺(pyrazinamide,Z,1954 年)、环丝氨酸(cycloserine,Cs,1955 年)、利福平(rifampin,RFP,1957 年)、乙胺丁醇(ethambutol,E,1962 年)]陆续被发明,这些药物对于结核病的控制起到了至关重要的作用。

　　目前虽然人类对结核分枝杆菌的控制能力得到了显著提高,但随着多重耐药、泛耐药和全耐药结核菌株的迅速增长,加上结核分枝杆菌与人类免疫缺陷病毒(human immunodeficiency virus,HIV)并发感染、大规模流动人口等情况的出现,结核病卷土重来,其防控目前仍然是棘手的公共卫生问题。据世界卫生组织估算,2017 年全球的结核病潜伏感染人群约为 17 亿人,潜伏感染率为 23%,中国结核新发患者总数占全球的 8.9%,结核病仍是全球最致命的传染病。脊柱结核是最常见的骨关节结核,由于脊柱结核起病隐匿、潜伏期长,就诊时往往伴有明显的骨质破坏、脓肿形成以及因脊髓受压导致的瘫痪等表现,在抗结核的前提下,外科治疗是确保疗效和救治瘫痪不可或缺的手段。对于脊柱结核的外科治疗方式也随着对于脊柱结核发病机制的探究和外科手术技术的进步在不断演变,主要以抗结核药的出现为节点将脊柱结核的外科治疗分为两个阶段。

一、抗结核药问世之前

　　在抗结核药物问世之前,人们认为结核病的预后是"十痨九死",治疗结核主要是靠 4 项措施:丰富的营养、卧床休息、新鲜的空气以及明媚的阳光。Hippocrates 和 Galen 曾在著作中记录运用牵引和人工背部加压的方式来治疗脊柱后凸畸形。也有医师尝试使用石膏固定技术纠正脊柱后凸。George Bodington 提出采用"疗养院法"治疗结核病。据报道,60%以上脊柱结核并发截瘫的患者在空气新鲜的高海拔疗养院里,经过长期的营养支持和卧床休息能得到恢复,但是平均住院时间长达 1~5 年。没有抗结核药物,脊柱结核患者的感染就不能得到有效控制,常表现为严重的骨质破坏、脓肿、窦道形成以及继发感染,增加了结核的传播机会和脊柱结核导致的死亡率。同时,接受治疗的患者中只有 30%可以完全恢复工作能力。对于免疫力好的患者,结核分枝杆菌得以被控制,但是被破坏的椎体不能恢复到原样,畸形融合,引起不同角度的角状后凸畸形,甚至造成迟发性瘫痪。

面对这种困境,一些外科医师开始探索使用手术治疗脊柱结核,包括椎板切除减压、脓肿引流、窦道清除,目的是减轻脊髓受压,改善瘫痪症状。脊柱结核主要累及前柱,椎板切除虽然可以减压但会进一步破坏脊柱的稳定性,导致脊柱不稳、疼痛,甚至加重脊柱后凸,随访结果令人失望。进而有学者提出,前外侧减压可以缓解脊髓压迫,同时又不破坏脊柱后方的稳定性,患者症状改善明显,但是许多患者因窦道形成率高、继发感染而死亡。

1911 年,Albee 和 Hibbs 采用单纯后方植骨融合试图控制脊柱结核畸形的进展,但是这种术式并没有清除病灶,很容易导致结核复发、融合率低。

总之,没有抗结核药物和抗生素的支持治疗,手术治疗脊柱结核极易导致结核复发、窦道形成、继发感染和脊柱畸形进展,从而增加死亡率。

二、抗结核药问世之后

抗结核药的出现明显提高了脊柱结核的治愈率,对于早期、初治、无严重骨质破坏、无巨大脓肿和脊髓受压的患者,采用合理的抗结核药物治疗方案(早期、适量、联合、规律及全程用药)、休息制动和加强营养即可。但是对于存在明显结核脓肿和脊柱后凸畸形的患者则需要手术干预。结核性病灶清除术加药物治疗的历史由此开始。

20 世纪 50 年代,我国方先之教授等首先提出药物治疗联合单纯病灶清除术,简单有效、缩短病程,成为脊柱结核手术治疗的基本手段,开创了手术治疗脊柱结核的先河;但术后需长期卧床,不能稳定脊柱,无法矫正后凸畸形,仅适用于以脓肿为主的脊柱结核。

1954 年,中国香港医师 Hodgson 首次报道对脊柱结核患者施行前入路根治性病灶清除术和自体骨植骨融合术,亦称香港术式。该术式是在经前入路病灶清除的基础上使用自体骨进行椎间植骨融合,结合术后使用外固定,以减少后凸畸形的发生。这种术式在彻底清除病灶和支撑植骨融合方面,又向前迈进了一步,但是其不足之处是如果前方骨缺损大,容易造成植骨移位和断裂等植骨相关并发症的发生;在儿童中运用可能引起脊柱前后生长不平衡,引起角状后凸畸形。

20 世纪末,随着新材料及新技术在脊柱手术中的广泛运用,脊柱结核病灶清除、椎间植骨加内固定术在临床逐步开展起来,这类手术可在清除病灶的基础上有效恢复脊柱的稳定性,防止脊柱后凸畸形,在促进植骨融合上有着极大的优势,成为目前治疗脊柱结核的主要手术方式。

手术治疗是脊柱结核的阶段性辅助手段,抗结核药物治疗是手术的安全保障(图 1-1),术后也离不开外固定的保护。术前、术后的正规抗结核治疗也是决定结核治愈的关键因素之一。手术治疗脊柱结核应包括病灶清除、椎管减压、畸形矫正、植骨融合和器械内固定五个方面。手术治疗的指征主要包括脊髓受压伴神经功能障碍、脊柱不稳、脊柱明显或进行性后凸。目前治疗脊柱结核的手术方式依据手术入路主要分为单纯前入路、前后入路联合及单纯后入路术式。

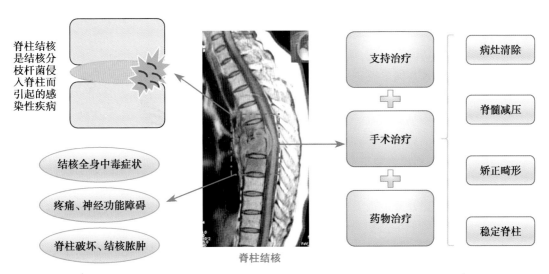

图 1-1　脊柱结核的症状和治疗方法

　　由于病灶主要位于脊柱前方,单纯前入路术式可以充分显露病灶,有利于病灶清除及椎体间植骨,曾长时间被当作是治疗脊柱结核的合理入路。经典前入路术式有:经肋横突入路(胸膜外)和经胸膜腔治疗胸椎结核、经剖腰切口治疗腰椎结核。经肋横突入路治疗胸椎结核,可通过切除部分肋骨到达椎体的前外侧,以完成病灶清除。但是此术式行前入路内固定困难或内固定不牢固,尤其对伴有后凸畸形者,往往需做另外一个正中切口行内后入路固定,以致术中操作复杂,同时术中难以在直视下清除病灶,特别是不易彻底清除对侧的病灶,尤其对于上胸段,该术式疗效更差。文献报道的单纯前入路术式随访的结果显示:脊柱前入路固定较椎弓根固定稳定性差,松动率高于后入路固定,且还有其他缺陷,诸如:①不可避免地扰乱胸腔、腹腔及腹膜后重要脏器的生理功能,术后护理麻烦,易引起肺结核、肺不张、肺炎、胸膜撕破、液气胸、肠梗阻、大血管破裂、逆行性射精等并发症;②对于上胸椎及腰骶椎结核或合并有胸膜炎、心肺疾病的患者应用受到限制;③病灶周围骨质差导致置钉困难、内固定易松动进而造成植骨不融合、矫形效果差,后期内固定不易取出等问题。

　　为克服单纯前入路术式矫形效果差的缺点,有学者采用在前入路术式的基础上,再通过后入路进行固定融合,提高了植骨融合率及后凸畸形矫形效果;但是对于有些患者,尤其是老年人、儿童等体质弱的结核患者,此种术式大大地增加了医源性创伤,延长了住院时间,增加了手术费用。前后入路手术的顺序也一直存在争议:若先行前入路病灶清除植骨融合,再行后入路矫形,则存在后入路矫形过程中植骨块松动、脱落压迫脊髓、神经等严重并发症的风险;若先行后入路矫形固定,再行前入路病灶清除,则在脓肿尚未清除的情况下,矫形可能会使前方病灶对脊髓的压迫进一步加重,从而导致瘫痪加重。

　　中南大学湘雅医院脊柱外科对脊柱结核的外科治疗起步较早,在手术治疗脊柱结核方面积累了很多实践经验,并取得了丰富的研究、治疗成果。张宏其等为克服前述两种术式的缺点、减少手术创伤、提高手术疗效,在国内外首次开创了单纯经后入路病灶清除与椎体间植骨的新术式,用于脊柱结核的外科治疗,借助一次手术、一个切口,尽量保留椎弓根,在硬脊膜囊外侧实现直视下的270°范围的操作,达到病灶相对彻底清除、360°神经减压、360°稳定植骨、后入路内固定、重建脊柱稳定性和矫正后凸畸形的目的,是一种符合"微创"理念,安全、高效的手术方式(图1-2)。随后开展的单纯经后入路病灶清除与椎体间植骨术治疗脊柱结核中期疗效的随访研究发现,所有病例均未发生结核播散引起的中枢神经系统感染,且获得了稳定的脊柱重建与畸形矫正,脊柱结核得到治愈,不仅解除了部分学者认为的病灶清除不彻底,容易造成医源性脊柱不稳和结核扩散的顾虑,更进一步肯定了单纯经后入路病灶清除与椎体间植骨术的临床疗效。其手术指征掌握恰当、操作仔细到位,能使患者以最小的创伤获得最佳的疗效。目前,单纯经后入路病灶清除与椎体间植骨术的临床应用亦越来越广泛,已使大量脊柱结核患者免于前入路手术、使原需两次手术或一期手术两个切口的患者,仅需一次手术或一个切口,即可达到治疗的目的,节约了费用,最大限度地减少了患者的痛苦,减少了并发症,更好地造福于患者。

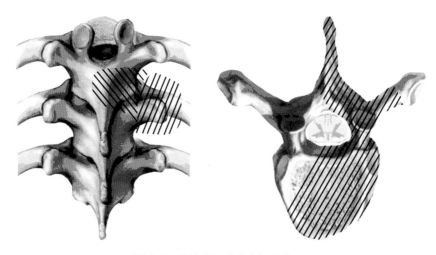

图1-2　单纯后入路术式切除范围
阴影部分为可切除部分。

　　脊柱结核病灶清除后如不植骨,早期因存在死腔易导致复发,且稳定性差,也不利于病变的愈合;晚期则可出现进行性后凸畸形、迟发性截瘫等严重后果。自体髂骨、肋骨、腓骨由于其生物相容性好,无传播疾病的风险,被认为是骨移植的理想材料,但是其缺点是容易引起供骨区的并发症、增加手术时间和创伤。同种异体骨的使用虽减少了取自体骨引起的相关并发症,但其缺点是缺乏成骨诱导能力。理论上同种异体骨作为死骨有藏匿细菌、引起复发的风险,而且骨块缺乏血液循环,局部达到足够抗结核药物浓度也较难。张宏其及其团队在对单纯一期经后入路新术式熟练操作的基础上,在国内外又率先提出并开展与该新术式相匹配的、全新的前中柱重建技术,即椎体间异形钛网植骨技术,确保了在病灶清除后前方支撑植骨的可靠性和稳定性;钛网两端填充自体骨,中间填充同种异体骨增加了植骨融合(图1-3)。

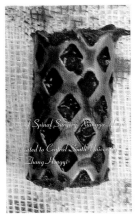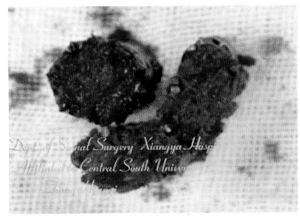

图 1-3　异形钛网

根据植骨区域具体大小及形状设计,钛网两侧填充自体骨粒,中间填充自体骨粒或异体骨粒。

不同于成人脊柱结核,儿童脊柱结核手术治疗方式的选择应更加慎重。早期的儿童脊柱结核通过合理规范化治疗,大多数可以治愈,一旦发生严重椎体破坏、脊柱不稳或合并脊髓、神经压迫症状时常需手术治疗。因儿童尚处于生长发育期,如手术损伤骨骺会对儿童脊柱生长造成不良影响,因此对手术方式的选择需要临床医师特别注意,在其他治疗原则不变的前提下,应尽量减少对儿童脊柱的创伤,减少融合节段,有效地纠正后凸畸形并预防术后畸形的再发生。与传统开放手术相比,CT 引导下手术治疗脊柱结核可以在诊断性穿刺活检的基础上,通过 CT 引导经皮穿刺置管灌洗治疗儿童脊柱结核,创伤小,利于患者康复,适合于大多数没有神经症状、没有严重畸形的活动期脊柱结核。术后要结合外固定保护,密切随访观察,若症状没有得到控制,则须改变治疗方法,必要时采取开放手术治疗。相比于单纯经前入路和前后入路联合术式,采用单纯经后入路术式治疗儿童脊柱结核具有入路简单、手术创伤小、术后并发症相对较少等优点。

近些年来,医学影像技术、显微内镜技术及三维打印等技术在临床上的应用日益增多,微创精准的治疗理念在临床诊疗工作中不断增强。有学者在腔镜或 CT 辅助下对脊柱结核施行病灶清除,但是此种术式对术者要求高,腔镜下进行内固定置入较为困难,不可能解决脊柱的后凸畸形,同时相应手术技巧在各医疗中心差距较大,推广普及有一定难度。虽然各种器械及技术的发展为脊柱结核的精准化手术治疗提供了基础,但是许多问题仍需探索、总结和完善。

（张宏其　高琪乐）

参考文献

[1] 陈孝平,汪建平,赵继宗.外科学[M].9 版.北京:人民卫生出版社,2018:753-756.

[2] 张宏其,田慧中.脊柱结核手术学[M].广州:广东科技出版社,2014:7-9.

[3] 张宏其,唐明星,葛磊,等.单纯经后路一期前方病灶清除、植骨内固定矫形治疗伴后凸畸形的高胸段脊柱结核[J].医学临床研究,2008,25(11):1948-1951.

[4] COMPERE E L,JEROME J T. The treatment of tuberculosis of the spine in young children[J]. Ann Surg,1935,102(2):286-296.

［5］ HODGSON A R,STOCK F E. Anterior spinal fusion a preliminary communication on the radical treatment of Pott's disease and Pott's paraplegia［J］. Br J Surg,1956,44(185) :266-275.

［6］ HIBBS R A. Treatment of vertebral tuberculosis by fusion operation. Report of two hundred and ten cases［J］. J Am Med Assoc,1918(71) :1372-1376.

［7］ TULI S M. Tuberculosis of the spine:a historical review［J］. Clin Orthop Relat Res,2007,460:29-38.

第二章

单纯经后入路手术治疗脊柱结核的核心内容

第一节 概　述

由于全球结核疫情加剧,早在1993年世界卫生组织(World Health Organization, WHO)就宣布"全球结核病紧急状态",继WHO"2000年消灭结核"的目标失败后,重新制定了2050年全球消灭结核的宏伟目标。WHO在美国华盛顿发布了《2017年全球结核病报告》。报告显示,尽管结核病的发病率在以每年2%的速度缓慢下降,但在2016年,全球仍约有1040万例新发病例,170万人因此致死。印度、印度尼西亚、中国、菲律宾、巴基斯坦、尼日利亚和南非等7国的结核病负担占全球的64%。我国是全球22个结核病高负担国家之一,约占全球所有结核病例的15%,其中骨关节结核占结核病的13%,脊柱结核占骨关节结核的50%。

由于脊柱结核起病隐匿,就诊时往往伴有明显的骨质破坏、脓肿形成及脊髓受压导致瘫痪等表现,在抗结核的前提下,外科治疗是确保疗效和救治瘫痪不可或缺的手段。

随着外科治疗技术的不断进步,脊柱结核的疗效也逐步得到提高;但对很多类型,尤其是上胸段、胸腰段、腰骶段及其他破坏范围广、脓液多、合并有骨质疏松的病例,采用现有的外科手术方法治疗,仍然存在疗效差、并发症多、创伤大的问题。

脊柱结核95%以上累及前、中柱,椎旁脓肿、流注脓肿也多位于前方,一期经前入路手术具有上述理论和技术上的优势。目前常见手术方法(传统术式)有一期经前入路病灶清除、椎体间植骨融合内固定术,该术式经胸入路、经胸膜外入路、经腹入路、经腹膜外入路,手术创伤大,而且椎体受结核病灶的侵蚀,加之往往伴有骨质疏松,导致椎体质量差,极易导致内固定松动、矫形效果差,或发生大血管或内脏损伤的严重并发症;经一期或分期经前入路病灶清除、椎体间植骨融合、后入路内固定术,手术创伤更大;若先行后入路矫形固定再行前入路病灶清除,则有因脓肿尚未清除的情况下矫形使前方病灶对脊髓的压迫进一步加重,从而导致瘫痪加重的风险。此外,这两类手术费用都很昂贵,术中、术后并发症也较多。故长期以来,各国一直在探寻一种对脊柱结核疗效好、创伤小、费用低的治疗方法,但目前鲜有报道。

近年来,张宏其教授对单纯经后入路手术治疗脊柱结核进行临床研究,并进行了相应报道,临床疗效满意,之后陆续有学者对该术式进行了报道,但对该术式的具体操作和临床实施存在较大偏差,临床疗效参差不齐。

第二节　手术适应证和禁忌证

一、手术适应证

单纯经后入路手术行前方病灶清除、植骨重建,操作视野相对于前入路手术更狭窄,故目前该术式主要适用于单节段胸、腰、骶段脊柱结核,即脊柱结核累及一个椎间相邻的上和/或下终板、椎体,也就是椎体的一个运动单元。椎旁脓肿局限,估计能较彻底地被清除。其次至少要有如下情形之一:①明显骨质破坏造成椎体塌陷、椎体不稳的;②脓肿、干酪样坏死物质压迫脊髓神经,神经症状明显或进行性加重的;③形成明显后凸畸形或畸形进行性加重的;④形成大空洞、明显死骨的。

二、手术禁忌证

1. 多椎体脊柱结核,尤其是以多椎体破坏为主,经后入路手术难以完成较彻底的病灶清除及前中柱结构的重建者。
2. 椎旁有较大的流注脓肿,且脓肿黏稠。
3. 患者有多器官功能障碍,难以耐受手术。

第三节　手术操作

本术式的主要特点是:采用单纯后入路正中切口,术中切除一侧的小关节及椎板(胸椎则包括该侧相应的小段肋骨),保留对侧关节及部分椎板,从后方行前方椎体间病灶清除、神经减压、前方支撑植骨及畸形矫正等。通过实施本新术式,成功解决了传统手术中许多需前后入路两个手术入路、两个切口、两次手术才有可能解除疾患的问题。同时,使原本一直尚无有效治疗手段的、瘫痪率极高的,诸如上胸段脊柱结核等棘手问题迎刃而解。

一、体位

手术体位见图2-1。

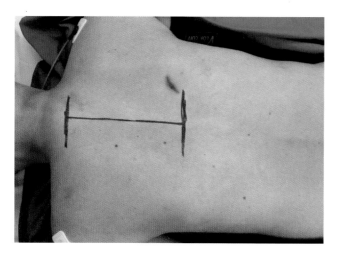

图2-1　手术体位——俯卧位
全身麻醉,气管内插管,俯卧位。

二、手术视野显露

切口为后正中切口,以病椎为中心,根据术前设计的固定节段,一般暴露病椎上、下各1~3个健康椎体的棘突、椎板、小关节及横突,病灶清除侧暴露到横突外侧5cm左右的肋骨。

三、置钉策略

1. 根据术前设定的固定节段,一般在病椎上、下各1~2个健康椎体上各打入2枚椎弓根钉,病灶清除侧的对侧需根据骨质破坏程度置入长短不一的螺钉,在病灶清除侧对侧安装钛棒,临时原位固定。

2. 术中可根据实际情况(如骨质疏松程度),适当增加固定节段,但固定节段一般不超过病椎上、下3个椎体。

（1）上胸椎按情况可予横突钩固定或加强固定。

（2）胸、腰段交界位置,处于脊柱活动范围小与活动范围大的交界位置,应力较大,常伴有严重的后凸畸形,且畸形合并有严重的脊髓压迫,置钉需要同时满足稳定脊柱、矫正后凸畸形且避免术后出现交界性后凸畸形(proximal junctional kyphosis,PJK)。

（3）腰段因活动度较大,若固定节段过长,术后对日常生活会产生较大影响,因而对于腰段脊柱结核,应尽量采取短节段固定,对于椎体破坏程度小于椎体高度一半的情况,可以考虑单节段固定,但前提条件是固定必须可靠,为增加置钉的牢靠程度,上、下置钉的钉道方向尽量靠近上、下终板(但不能穿透终板)。

四、神经减压

按影像学检查结果及临床症状提示,将相应病椎骨质破坏较多、脓肿较多、脊髓受压较严重的一侧作为病灶清除侧,对侧棒先锁紧,切除病灶侧关节突关节、椎板至椎弓根内侧缘。将后方椎板切除后,先间接减压椎管内脊髓,胸椎则去除该侧目标间隙(病灶累及椎间隙)、下位椎体对应的横突及同序数肋骨及肋骨头共3~5cm,结扎肋间血管,必要时切除该段肋间神经(一般情况应尽量保留肋间神经,除非严重影响植骨重建),保护好神经、脊髓,从后方将前方病灶清除,可将脊髓神经的压迫直接去除(图2-2)。在进行该操作时,后方椎板的部分

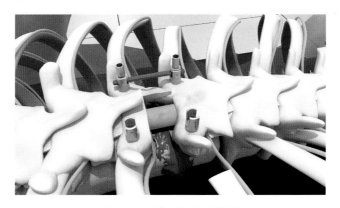

图 2-2　手术减压切除范围
切除一侧的小关节、椎板及邻近肋骨 3~5cm。

切除达到间接减压,为前方的直接减压提供更多的缓冲空间,且在直视下完成,脊髓的减压即彻底、又安全。

五、病灶清除

将相应病椎骨质破坏多的一侧作为病灶清除侧,对侧棒先锁紧,手术床向对侧倾斜约30°。去除该侧目标间隙(病灶累及椎间隙)一侧的关节突关节的一部分,对于胸椎则需切除下位椎体的横突及同序数肋骨及肋骨头共约5cm,必要时切除该段肋间神经。清除椎旁脓肿,以刮匙刮除坏死骨质及坏死的椎间盘组织,向后方刮除时要轻,以防器械突入椎管,刮除上、下病灶组织时,应尽量保留亚健康骨质(图2-3)。过氧化氢(又称:双氧水)及生理盐水反复冲洗,可用软质导管辅助冲洗,配合吸引清除深处脓液及坏死组织。

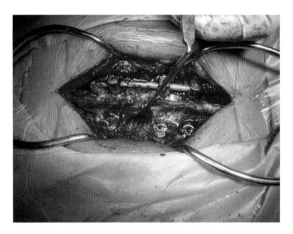

图 2-3   单纯经后入路行前方病灶清除后所见

病灶清除应结合术前影像学检查(即 CT、MRI)及术中肉眼所见,并根据患者具体情况而制定个体化病灶清除范围。一般来说病灶清除范围如下。

1. 结核病灶内外的寒性脓肿、结核肉芽组织、死骨、空洞、特别是坏死的和/或病变侵及的椎间盘,由于其不易被吸收,妨碍结核病变的愈合,随时可能导致结核复发,因此应尽早将其清除。

2. 对早期尚未形成明显硬化的结核病灶壁,由于病灶周围骨质疏松,对病灶壁的刮除要慎重,防止健康骨质的丢失。硬化壁大致可分为两种情况:①活动性病变的硬化壁;②静止稳定性病变的硬化壁。

(1) 活动性病变的硬化壁:因病灶内有脓液、干酪样物质、死骨、肉芽组织、坏死椎间盘及坏死液化组织等,病灶边缘硬化范围较小且硬化不完全,硬化区内可能有死骨或肉芽,这种硬化为不稳定性硬化,随病变进展可演变为死骨、坏死液化组织,影响病灶的治愈。另外,由于硬化壁环绕封闭,使得抗结核药物难以进入病灶区,因此如果患者一般情况允许,应尽量予手术清除,但由于此类硬化壁常不规则,因此在术中应结合影像学资料表现,切勿过多地切除亚健康骨质。对于合并诸多并发症或体质低下的患者,一般仅切除部分硬化壁(即满足植骨床的上、下端植骨接触面)至骨质创面出现点片状渗血,保证局部的良好血运,以利于抗结核药物的渗透。我们并不主张大范围切除硬化壁,因为大范围切除硬化壁可引起术中大出血,给患者造成较大的手术创伤,可能导致患者术后出现严重并发症。

（2）静止稳定性病变的硬化壁：通常多见于病变稳定、病程较长的病例，临床症状较轻，是一种慢性稳定性病变，硬化区通常较大，有时可涉及整个椎体。这种硬化为稳定性硬化，通常硬化可维系数年，患者若无症状无须手术治疗。

在前纵韧带下方形成的影像学表现为纵跨病变椎间隙的骨桥，尽管骨质硬而脆，但可起到一定的局部稳定作用，因而术中可予以保留。

六、畸形矫正及脊柱稳定性重建

将手术床摇平，安装椎间隙入路侧固定棒，松开临时原位固定棒，再依次按后凸矫形需要和/或生理曲度弯棒、置棒、锁紧螺帽；松开椎间隙入路侧固定棒，适当撑开病椎之间的间隙（一般撑开2格，即2mm即可，撑开过度会导致脊髓损伤），探查病灶残腔并修整，做成植骨槽，以过氧化氢和生理盐水冲洗，再放置链霉素（1g）、取相应大小的同种异体骨块或异形钛网置入，确保置入牢固，再次安装椎间隙入路侧固定棒、适当卡紧植骨块及钛网，重建前中柱的稳定性（图2-4）。畸形矫正后，毛糙后方残留椎板及小关节，用异体骨或自体骨植骨，对后柱结构进行重建。

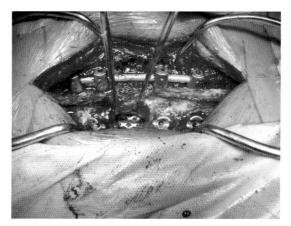

图2-4　经后入路行前方2枚异形钛网支撑植骨

七、术后引流

深部放置硅胶引流管1根，尖端直抵椎间隙病灶内，在椎板后方及关节突间植骨融合，放置引流管1根。椎间隙内的引流管一般选择方便术后局部注射结核药物的引流管，引流管放置的时间可以适当久一些，为了方便局部结核药物的注射，部分结核患者可以放置1个月，甚至更长时间。

（张宏其　唐明星）

参考文献

［1］张宏其,陈筱,郭虎兵,等.单纯后路病灶清除椎体间植骨融合内固定治疗脊柱结核的适应证及疗效评价［J］.中国矫形外科杂志,2012,20(5):196-199.

［2］张宏其.胸椎结核后入路手术的优点与适应证.中国脊柱脊髓杂志,2012,22(9):773-774.

［3］张宏其,唐明星,王昱翔,等.多枚分网异形钛网技术在单纯一期后路脊柱结核手术中的应用［J］.中国

矫形外科杂志,2014,22(15):1353-1358.

［4］张宏其,郭超峰,唐明星,等.一期后路病灶清除、异形钛网椎间植骨融合治疗胸、腰椎结核［J］.中华骨科杂志,2014,34(2):102-108.

［5］唐明星,张宏其,王昱翔,等.单纯经后路病灶清除椎体间植骨术治疗脊柱结核的大样本临床研究［J］.中国矫形外科杂志,2018,26(02):101-106.

［6］张宏其,田慧中.脊柱结核手术学［M］.广州:广东科技出版社,2014:229-235.

第三章

异形钛网植骨技术在单纯经后入路手术中的应用

第一节 脊柱结核各种植骨技术概述

脊柱结核是由结核分枝杆菌引起的特殊感染性疾病,99%的脊柱结核会累及脊柱前柱(包括椎体及椎间盘结构),导致前方塌陷,继而造成脊髓受压、局部后凸畸形。结核病灶的彻底清除是外科治疗脊柱结核的重要环节,而清除结核病灶后,不可避免地会造成脊柱前柱局部缺损。可靠、充分地实现椎体间支撑植骨是确保脊柱结核远期疗效、避免内固定失败和医源性脊柱畸形的重要基础。本节将就脊柱结核病灶清除术后植骨方式的选择进行探讨。

一、自体骨植骨

自体骨一般包括自体髂骨块、手术部位收获的椎板、棘突骨以及自体肋骨(胸椎结核)。无论何处的自体骨均具有自体骨的独特优势——强度好、无排异反应、成骨活性好、成本低廉等。

各种自体骨有各自的特点:①自体髂骨块,一直被认为是各类脊柱手术植骨的金标准,但髂骨块往往需要额外手术取骨,增加手术时间和创伤,增加感染概率,部分患者会残留供区局部疼痛。小儿患者因可取骨量有限,有时并不适合。②手术部位减压收获的椎体、棘突骨,大多是碎骨和少量小块骨,直接应用这些自体骨植骨往往缺乏足够的支撑,且碎骨粒植骨,容易发生植骨移位、吸收。③自体肋骨条,为天然的条状结构,且支撑强度大,还可以捆绑多根应用,是非常好的植骨材料。

二、同种异体骨植骨

同种异体骨目前在脊柱外科的临床应用非常广泛,其安全性和有效性已经得到肯定。相比较自体骨,同种异体骨具有不受取材量限制、不需要额外手术等优点。但在脊柱结核前入路椎间植骨,如果采用同种异体骨块,存在以下缺点:①修剪困难,容易断裂;②支撑强度差,易发生早期融合断裂;③诱导成骨弱,脊柱融合时间长;④容易被吸收,造成内固定失败,甚至是后凸畸形。

三、人工合成骨植骨

人工合成骨材料主要包括合成人工珊瑚骨、医用硫酸钙骨、羟基磷灰石等,因其能解决自体骨和同种异体骨来源受限的问题,同时其具备骨诱导活性,逐渐为临床所接受。人工合成骨材料是否能与结核分枝杆菌长期安全友好共存,是否会成为一种新的感染源,导致远期骨关节结核复发或复燃等安全性问题,尚未完全被解决,目前极度缺乏关于人工合成骨材料与结核分枝杆菌相互影响的相关研究,所以人工合成骨较少用于脊柱结核的椎体间植骨。

四、钛网植骨

钛网植骨是脊柱外科常用的植骨方法,而非植骨材料本身,需要充填植骨材料——自体骨、异体骨或人工合成骨。钛网用于脊柱椎体间植骨已有很长的时间,充填自体骨粒其骨融合率能达到97%以上。脊柱结核病灶清除术后采用钛网植骨的安全性和有效性也已经被确认,笔者单位近10年来,已有超过千例的脊柱结核病例采用钛网植骨获得了很好的疗效。总的来说,采用钛网椎体间植骨具有以下优点:①大小型号取材容易,可任意裁剪、塑形;②强度足够,具有良好的支撑作用;③钛网边界为齿状,容易卡紧,不易发生移位松动;④可以充分利用减压收获的自体椎板、棘突骨粒。

五、植骨方法与植骨路径的关系

脊柱结核的病灶清除及植骨手术,分为前入路手术和后入路手术。手术入路的不同会使椎间植骨床及植骨路径具有不同的特点。一般来讲,前入路手术能直接显露一侧的椎体及椎间盘,便于直观、彻底地清除病灶,平整上、下植骨面,容易将大块植骨材料嵌入缺损区,无论是自体髂骨块、同种异体骨块还是钛网植骨均能轻易完成。后入路手术,往往通过切除一侧椎板及椎间关节来显露前方的病灶,病灶清除后也需要通过此"狭小"通道完成植骨,因此实现满意的椎间植骨难度较大。植骨材料必须首先适应通道的大小、形状才能达到前柱,因此大块髂骨、自体骨块及大直径钛网难以整块置入理想位置。笔者单位经过多年的研究实践,提出单纯后入路手术独特匹配的植骨技术——多枚异形钛网植骨,真正使后入路植骨达到了媲美前入路植骨的效果。

第二节　异形钛网技术的核心内涵

一、异形钛网的意义

我们早期的研究已初步表明一期经后入路手术用于治疗脊柱结核具有普遍的安全性及可行性,其较前入路手术具有操作简单、创伤更小的优点。对于一期经后入路手术治疗脊柱结核,其成功的关键是如何通过后方有限的操作通道实现前柱充分、牢靠的支撑植骨。对于一期经后入路手术中前柱支撑植骨的问题,自2007年起,我们开始尝试通过经后入路置入异形钛网,用于治疗胸椎结核,以后不断改良为多枚异形钛网置入,以获得前柱充分、牢靠的支撑植骨。

二、异形钛网的内涵

以不同直径的圆柱形钛网为基础,根据个体化需求,经过剪裁、塑形,处理后的钛网称之为"异形钛网"。组合异形钛网椎体间植骨技术,是专门针对一期经后入路脊柱结核手术而设计的,其理念是根据结核病灶清除后前柱缺损的具体形态,设计多个(通常是2个)大小合适的异形钛网,通过病灶清除的通道,依次置入前柱,在确保植骨强度的情况下减小每次置入钛网的操作难度。

组合异形钛网的设计包括横断面的异形，即根据植骨床形态设计接触面的异形，还包括冠状面和矢状面的异形，即根据骨缺损大小设计长度不等的多枚钛网。多枚异形钛网的设计尽可能遵循以下原则：①根据植骨通道的形状和大小，设计的单个异形钛网应大小合适，便于置入；②多个异形钛网置入后获得最大的植骨接触面积；③根据缺损区上、下方植骨床情况，选择不同的异形钛网组合，如植骨面平整，则可选用2~3个圆柱形钛网组合；若植骨面中间缺损，可选择一个新月形钛网和一个圆形钛网组合，该组合能尽可能增加其于周围植骨床的接触面积（图3-1）。

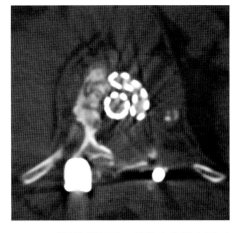

图3-1　CT横断面显示椎体中间置入圆形钛网，椎体侧面置入新月形钛网

三、异形钛网的制作和置入操作技巧

1. 根据设计的形状，先将空钛网剪裁、塑形，然后充填骨粒，植骨材料可利用切除的椎板、棘突等后方结构骨质；若自体骨不足，可将自体骨充填在两端，中间混入同种异体骨。

2. 置入钛网前可适当撑开拟植骨的椎间隙，必要时切除上位椎弓根下部，进一步向上牵开神经根，充分扩大植骨通道，利于安放钛网。

3. 对于常用的"新月-圆柱形"合抱钛网，可先置入较小的圆形钛网，置入位置尽可能靠近中柱，然后再以硬脊膜囊为中心，采用旋转法将新月形钛网置入。

4. 设计钛网长度可稍短于实际缺损长度，保证钛网进入植骨腔隙后可根据需要进行内部调整。调整满意后再适当加压，卡紧钛网，同时可矫正后凸畸形。

（张宏其　郭超峰）

参考文献

[1] JIN D,QU D,CHEN J,et al. One-stage anterior interbody autografting and instrumentation in primary surgical management of thoracolumbar spinal tuberculosis[J]. Eur Spine J,2004,13(2):114-121.

[2] WANG Z,YUAN H,GENG G,et al. Posterior monosegmental fixation,combined with anterior debridement and strut graft,for treatment of the monosegmental lumbar spine tuberculosis[J]. Int Orthop,2012,36(2):325-329.

[3] ZHANG H Q,LIN M Z,LI J S,et al. One-stage posterior debridement,transforaminal lumbar interbody fusion and instrumentation in treatment of lumbar spinal tuberculosis:a retrospective case series[J]. Arch Orthop Trauma Surg,2013,133(3):333-341.

[4] HE B,HU Z,HAO J,et al. Posterior transpedicular debridement,decompression and instrumentation for thoracic tuberculosis in patients over the age of 60[J]. Arch Orthop Trauma Surg,2012,132(10):1407-1414.

[5] SAHOO M M,MAHAPATRA S K,SETHI G C,et al. Posterior-only approach surgery for fixation and decompression of thoracolumbarspinal tuberculosis:a retrospective study[J]. J Spinal Disord Tech,2012,25(7):e217-e223.

[6] PU X,ZHOU Q,HE Q,et al. A posterior versus anterior surgical approach in combination with debridement,interbody autografting and instrumentation for thoracic and lumbar tuberculosis[J]. Int Orthop,2012,36(2):

307-313.

［7］张宏其.胸椎结核后入路手术的优点与适应证［J］.中国脊柱脊髓杂志,2012,22(9):773-774.

［8］ZHANG H Q,LI J S,ZHAO S S,et al. Surgical management for thoracic spinal tuberculosis in the elderly: posterior only versus combined posterior and anterior approaches［J］. Arch Orthop Trauma Surg,2012,132 (12):1717-1723.

［9］MA Y Z,CUI X,LI H W,et al. Outcomes of anterior and posterior instrumentation under different surgical procedures for treating thoracic and lumbar spinal tuberculosis in adults［J］. Int Orthop,2012,36(2):299-305.

［10］金大地.关于脊柱结核手术入路的选择［J］.中国脊柱脊髓杂志,2012,22(9):771.

［11］张西峰,王岩,肖嵩华,等.经皮穿刺置管冲洗引流持续局部化疗治疗活动期多椎体脊柱结核［J］.中国脊柱脊髓杂志,2007,17(11):842-845.

［12］LI M,DU J,MENG H,et al. One-stage surgical management for thoracic tuberculosis by anterior debridement,decompression and autogenous rib grafts,and instrumentation［J］. Spine J,2011,11(8):726-733.

［13］崔旭,马远征,李宏伟,等.前路和后路内固定治疗胸腰椎结核的疗效比较［J］.中华医学杂志,2012,92(19):1325-1329.

［14］张宏其,沈恺颖,王昱翔,等.一期后路病灶清除椎间植骨融合内固定术治疗跳跃型胸腰椎结核［J］.脊柱外科杂志,2011,9(1):17-22.

［15］罗一,邓展生,陈静,等.有限减压及椎板重建在单节段胸椎结核手术治疗中的应用［J］.中国修复重建外科杂志,2012,26(12):1409-1414.

［16］张宏其,郭虎兵,陈筱,等.单纯一期后路病灶清除椎体间植骨融合内固定治疗胸椎结核的临床研究［J］.中国矫形外科杂志,2012,20(1):34-40.

［17］张宏其,陈筱,郭虎兵,等.单纯后路病灶清除椎体间植骨融合内固定治疗脊柱结核的适应证及疗效评价［J］.中国矫形外科杂志,2012,20(3):196-199.

第四章

单纯经后入路手术治疗脊柱结核可行性论证

第一节　解剖学依据

脊柱位于背部正中,上端接颅骨,下端达尾骨尖,分颈、胸、腰、骶及尾5段,由24个椎骨、1个整体骶骨和1个整体尾骨组成。它们借韧带、软骨和关节连成完整的脊柱。

一、脊柱各骨的形态

椎骨共24个,颈椎(cervical vertebra,C)7个、胸椎(thoracic vertebra,T)12个、腰椎(lumbar vertebra,L)5个。它们都具有类似的形态和功能,但又有各自的特殊之处。

(一) 椎骨的一般形态

一般椎骨都有1个椎体和2个椎弓,椎弓连接椎骨前后方结构。

椎体约呈短圆柱状,内部为骨松质,外为薄层骨密。上、下椎体以软骨连成柱状,支持体重。椎弓在椎体后方,与椎体相连的部分叫椎弓根,稍细,上、下各有一切迹,下切迹较明显。相邻椎骨之间在椎弓根处形成椎间孔。椎弓的后部呈板状,称椎板。左、右椎板相连形成完整的椎弓。椎体和椎弓共同围成椎孔,24个椎骨的椎孔连成贯穿脊柱的椎管以容纳保护脊髓。椎弓上有7个突:向后方伸出的一个称棘突,多数可在背部正中线摸到;左、右各伸出1个横突,棘突和横突都有韧带和肌肉附着;椎弓上、下各有1对突起,称上、下关节突,相邻椎骨的上、下关节突相对,以关节面组成关节。

(二) 胸、腰椎的主要特征

1. 胸椎　共12个。从上向下椎体逐渐增大,横截面近三角形。椎体的后外侧上、下缘处有与肋骨头相接的半关节面称肋凹。横突的前面也有横突肋凹,与肋结节形成关节。棘突长,伸向后下方,邻位椎骨的棘突依次掩叠。关节突明显,其关节面位于冠状方向。

T_1 椎体的肋凹有1个圆形的全肋凹和1个半圆形的下肋凹;T_{10} 只有2个上肋凹;T_{11}、T_{12} 各有1个全肋凹,横突无肋凹(图4-1)。

2. 腰椎　共5个。椎体大,约呈蚕豆形,椎孔大,棘突为板状,位于矢状方向平伸向后,上、下关节突的关节面近矢状方向(图4-2)。

二、脊柱各骨的连接

脊柱各骨的连接主要包括椎间盘、椎间关节、椎间短韧带及脊柱的长韧带四个部分(图4-3)。

1. 椎间盘　椎间盘是椎体与椎体之间的软骨连接。椎间盘中心为胶状的髓核,周围是

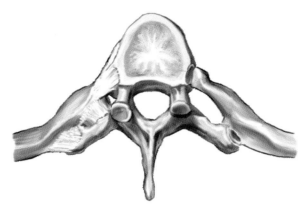

图 4-1　胸椎上面观示意

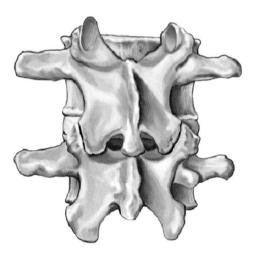

图 4-2　腰椎后面观示意

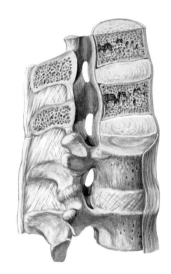

图 4-3　腰椎各骨之间的韧带连接示意

多层纤维软骨组成的纤维环,它将相邻椎骨的椎体牢固地连接起来,并限制髓核向外膨出。椎间盘有一定的弹性,可缓冲震动、允许脊柱做弯曲和旋转运动。颈部和腰部动度较大,椎间盘也较厚。在病理情况下,髓核可从纤维环的薄弱或损伤处突出,常见的为后外方向的髓核脱出,可以出现压迫神经根的症状。

2. 椎间关节　椎间关节是关节突之间的连接,椎间关节为平面关节,可做微小的运动。在颈部,由于关节近于水平方向,其运动较自由;胸部关节面近冠状方向,可允许胸椎做少量回旋运动;腰椎的矢状关节面则限制回旋而允许脊柱屈伸和侧屈。椎间关节的运动和椎间盘的活动互相配合、互相制约,共同保证了脊柱的稳定和灵活。

3. 椎间短韧带　在相邻椎骨的椎弓之间的称椎弓间韧带,由弹性结缔组织构成,呈黄色,故又称黄韧带。黄韧带有很大的弹性,连接相邻的椎板,协助椎板保护椎管内的脊髓,并限制脊柱的过度前屈。此外在各棘突之间、各横突之间,分别有棘间韧带和横突间韧带。

4. **脊柱的长韧带**　在椎骨前面的是前纵韧带,上连枕骨大孔前缘,下达骶骨前面,紧贴椎体和椎间盘前面,厚实而坚韧,对脊柱的稳定有重要作用。椎体后面的后纵韧带长度与前纵韧带相当,与椎体相贴的部分比较狭细,但在椎间盘处较宽,可限制脊柱过分前屈并防止椎间盘向后脱出。在棘突尖上还有一条上、下连续的棘上韧带,在胸、腰、骶部紧贴棘突末端,至颈部则呈板片状,将两侧肌肉分开,且由弹性结缔组织构成,特名为项韧带。

三、完整脊柱的形态及功能

脊柱由 24 个椎骨以及骶骨、尾骨借椎间盘、椎间关节及许多韧带连接成一个整体,既坚固又柔韧。脊柱的长度,直立时由于椎间盘弹性压缩,比卧位时稍短。从前面看,脊柱的椎体从上至下逐渐增大,至骶骨又迅速变小,这是椎体的负荷由小到大、又经骶骨耳状面将负荷传至下肢的反映,是人体直立所造成的不同于四足动物的一种表现。脊柱的后面可见成排的棘突和横突,棘突旁有许多背部肌肉,可以稳定脊柱,并牵动棘突、横突做各种动作。背部的棘突,可以从 C_7 开始触摸计数,是常用的定位标志。棘突的方向,在颈、腰段较平,在胸部较斜,临床上常在腰段进行穿刺。从侧面看,各椎骨体、横突和棘突均清晰可见,还可看到椎弓根及其间的椎间孔和骶管侧面的耳状关节面。脊柱整体的侧面观,可见 4 个弯曲。颈曲和腰曲凸弯向前,椎间盘较厚,其前部尤甚;胸曲和骶曲凸弯向后,椎间盘变薄。脊柱内的椎管,上通颅腔,下达骶管裂孔,周围除椎间孔外均为韧带所封闭。椎管内容纳脊髓,上连脑,两侧发出脊神经根,形成 31 对脊神经,从椎间孔和骶前、后孔穿出。椎管的颈下段和胸下段较宽阔,与脊髓的颈、腰膨大相适应。腰段最宽阔,容纳脊髓圆锥和众多的神经根丝。

脊柱除支持和保护功能外,还有灵活的运动功能。虽然在相邻两椎骨间运动范围很小,但多数椎骨间的运动累加在一起,就可进行较大幅度的运动,其运动方式包括屈伸、侧屈、旋转和环转等。脊柱各段的运动度不同,这与椎间盘的厚度、椎间关节的方向等制约因素有关。骶部完全不动,胸部运动很少,颈部和腰部则比较灵活。人在立正姿势时,通过身体所引的垂直重力线经过颈椎体的后方,在 C_7 和 T_1 处通过椎体,经胸椎之前下降,再于胸腰结合部越过椎体,经腰椎后方并穿过 L_4 至骶骨岬再经骶骨前方、骶髂关节而传至下肢。脊柱的弯曲,特别是颈曲与腰曲,可随重力的变化而改变其曲度。

四、单纯经后入路手术治疗脊柱结核手术解剖

脊柱结核 95% 以上破坏在前中柱,结核病灶大部分位于椎管前方或椎体两侧,如何通过后方入路有效地显露前方病灶,是该入路能否较为彻底清除结核病灶、前中柱植骨重建的关键。

1. **脊髓神经的显露**　通过切除一侧的关节突关节及椎板,可以有效显露椎管内的脊髓,且能直视下操作,对脊髓神经能起到有效的保护,后方椎板的切除,脊髓后方的硬脊膜能完全显露清除,且对脊髓能达到间接减压作用,因而,对侧小关节保留并不影响脊髓神经的显露。

2. **前方病灶显露**　为达到理想显露前方病灶的效果,同时尽量减少对脊髓神经的干扰,在脊柱的腰段,一般切除一侧的小关节就能很好地显露前方的椎间盘及一侧的椎旁脓肿,对于胸椎,因胸椎椎管内脊髓所占容积较大,椎管内有效的操作及缓冲空间有限,需切除病灶清除侧与椎体相连接的肋骨近端 3~5cm,以利于病灶清除,同时又不会对脊髓产生明显干扰。

因而,通过后方脊柱结构有限的切除,即可达到脊髓神经及病灶组织显露的效果,尽量减少对后柱结构的破坏。

第二节   后柱结构破坏对脊柱稳定性影响的理解

一、脊柱的生物力学

脊柱是人体的中轴,由脊椎骨、椎间盘、椎间关节和椎旁各关节、韧带及肌肉紧密连结而成。椎管是由各脊椎的椎孔连贯而成,内容脊髓。成人整个脊柱从正面观为一条直线,从侧面观分为4个弯曲,颈部向前凸,胸部向后凸,腰部向前凸,骶部向后凸。这些弯曲是为了适应人体直立行走的姿势,在生长发育的过程中逐步形成。

1. **脊柱的功能**   支持体重、传递重力;保护脊髓和神经根;参与形成胸腔、腹腔及骨盆腔;支持和附着四肢与躯干联系的肌肉和筋膜。

脊柱有前屈、后伸、左右侧屈及左右旋转的运动能力。在脊柱运动时,椎间盘的髓核成为杠杆作用的支点。由于生理弯曲的存在,胸椎椎间盘髓核在中央,而颈及腰椎髓核偏后。其髓核前方的纤维环比后方强而厚,前纵韧带亦较后纵韧带强而有力,当仰头、伸腰时,椎间盘后方受到挤压,髓核向前移动。反之,低头、弯腰时,髓核向后推挤。如用力过度,后纵韧带和后方纤维环易发生损伤破裂而使髓核发生突出,尤其在椎间盘已有退变的基础上更容易发生椎间盘突出。由于脊髓各段的后关节面排列方向不同,其旋转轴心也各异。后关节面脊椎近似水平面,胸椎呈冠状面,而腰椎呈矢状面。同时由于各段椎间盘中髓核的位置不同,在脊柱运动时颈部和腰部旋转的轴心位于椎管后部与椎板联合处,胸部的旋转轴心在椎间盘中心。脊柱使人体保持直立位,同时承受挤压、牵拉、弯曲、剪切和旋转应力,主要有3个基本的生物学功能,即将头和躯干的负荷传递到骨盆,提供在三维空间的生理活动和保护脊髓。

2. **脊柱活动和脊柱的稳定性**   脊柱的活动通常是多个活动节段的联合动作。由于椎间盘和后关节的存在,使脊柱能沿横轴、矢状面和纵轴活动。正常脊柱能够前屈后伸、左右侧弯和轴向旋转。因小关节面的排列方向不同,不同节段的活动方向和幅度也不一样:颈椎关节面的方向接近水平,故能做较大幅度的屈伸、侧屈和旋转活动;胸椎的小关节面呈冠状位,又有胸廓的存在,使其活动受到一定的限制;腰椎的小关节面呈矢状面,与横截面成90°,与冠状面成45°,其伸屈活动幅度从上至下逐渐增大,而旋转、侧屈活动幅度则受限明显。另外,由于小关节面的排列各异,当脊柱水平旋转时,其轨迹的中心也不相同,颈椎的轨迹中心位于前方体外,胸椎的在前方体内,腰椎的位于后方体外。因此,只要小关节有少许错动,就可引起退变和损伤性关节炎。脊柱屈曲的最初50°~60°主要发生在腰段,随后骨盆前倾可提供进一步屈曲。躯干侧屈活动位于胸段与腰上段脊柱。颈椎和上胸椎侧屈时伴有旋转,棘突转向侧屈的凸侧;腰段则相反,侧屈时棘突转向侧屈的凹侧。

脊柱具有内源性稳定和外源性稳定。前者靠椎间盘和韧带,后者靠有关肌肉,特别是胸腹肌。内源性稳定时,椎间盘髓核内的应压力使相邻椎体分开,而纤维环及其周围韧带在抵抗髓核的分离压应力情况下,使椎体靠拢,这两种不同方向的作用力,使脊柱得到较大的稳定性。一般认为,脊柱外源性稳定较内源性稳定重要。失去内源性稳定,脊柱的变化较缓慢;失去外源性稳定,则脊柱不能维持其正常功能。如脊柱侧凸症,无论是麻痹性还是特发性,若失去外源性稳定,脊柱即开始出现原发性侧弯,继之出现代偿性侧弯,整个脊柱可发生明显的畸变。而失去内源性稳定时,脊柱的畸变往往不明显。脊柱的内源性或外源性稳定结构遭受破坏,均可影响脊柱的稳定性。

3. 脊柱负荷与应力分布 物体所支持的力,称为负荷。脊柱是负荷结构,虽然脊柱需承受牵拉、弯曲和旋转负荷,但它主要承受的是压缩负荷。外部负荷作用于脊柱,椎骨和椎间盘即产生应力和应变。由于椎骨的弹性模量明显大于椎间盘,因此,椎间盘更容易产生应变。

在大多数情况下,椎体和椎间盘承受了大部分负荷,小关节面仅承受 0~33% 的负荷。椎体承载后,负荷可从椎体上方的软骨终板,经过椎体皮质骨或松质骨,而传递到下方的软骨终板。

4. 椎间盘的生物力学 椎间盘构成脊柱整个高度的 20%~33%,其主要生物力学功能是对抗压缩力,但对脊柱活动也具有决定性影响。脊柱承受较小的负荷时,由于椎间盘的弹性模量大大小于椎体,很容易发生变形变,因而能起到吸收振动、减缓冲击和均布外力的作用。

二、单纯经后入路手术治疗脊柱结核的生物力学可行性

对于操作本术式过程中关节突关节和肋横突关节切除造成的脊柱部分稳定性减弱,在脊柱生物力学上是可接受的。

(一)胸椎

1. 与颈、腰椎相比,胸椎的活动性很小,小关节的稳定作用有限。

2. 胸廓的存在,提高了胸椎抗扭和抗屈曲的能力。也就是说胸廓对胸段脊柱有稳定支撑作用,分散了应力。

3. 后入路强大的内固定(椎弓根螺钉前、中、后三柱固定)短期内可以弥补其丢失的部分稳定,而椎体间植骨和椎板间及棘突间植骨融合后,脊柱得到重建,可获得长期稳定。

(二)腰椎

术中只是切除一侧的小关节,对后柱的结构破坏有限,同时腰椎的椎弓根螺钉相对于其他节段,更长、更粗,抗拔出力及抗扭曲力更强大,术后完全能够弥补部分小关节切除所导致的部分稳定性丢失。并且,若结核病灶相对局限,一侧的小关节可以只是部分切除,这样对整体稳定性的影响更小。

脊柱其他疾病,例如脊柱肿瘤,需对全脊椎切除,术中置入椎弓根螺钉,术后亦能到达满意的稳定效果,而本术式对脊柱结构的破坏相对有限,因而并不会对脊柱的稳定性产生实质性破坏。

从另一角度看,前入路病灶清除、椎间植骨同样也会加重对前中柱的破坏,也会人为破坏一部分稳定性。只能说外科手术属于侵入性治疗,对机体结构的破坏在所难免。

第三节 如何彻底清除病灶

本术式将相应病椎骨质破坏多、脓肿较大的一侧作为病灶清除侧,通过切除一侧关节突关节、横突、肋横突关节以及小段肋骨,创造了"极大"的操作空间,在硬脊膜囊外侧实现直视下椎体 270° 范围的操作,能较彻底地清除病灶,而不损伤脊髓。

清除病灶是脊柱结核手术治疗的主要目的之一,是使结核治愈、减少结核病灶复发的重要手段,也是使用内固定的安全保证。对有手术指征的脊柱结核要进行病灶清除术,而且病

灶清除应彻底,否则容易导致脊柱结核术后不愈合或复发。然而由于脊柱结核是全身结核病的局部体现,彻底病灶清除只是为了促使结核病灶静止和愈合,无法达到病灶局部的绝对无菌,因此彻底清除病灶是相对的,有效抗结核药物治疗和改善患者的全身状况是治疗脊柱结核的另一重要方面。

清除病灶应结合术前影像学检查(如 CT、MRI)及术中肉眼所见,并根据患者具体情况制订个体化病灶切除范围。一般来说病灶清除范围包括:

1. 结核病灶内外的寒性脓肿、结核肉芽组织、死骨、空洞、特别是坏死的和/或病变侵及的椎间盘,由于其不易被吸收,妨碍结核病变的愈合,随时可能导致结核复发,因此应尽早将其清除。

2. 对早期尚未形成明显硬化的结核病灶壁,由于病灶周围骨质疏松,对病灶壁的刮除要慎重,以防止健康骨质的丢失;对硬化壁大致可分为两种情况,即活动性病变的硬化壁和静止稳定性病变的硬化壁。

(1) 对活动性病变的硬化壁,因病灶内有脓液、干酪样物质、死骨、肉芽组织、坏死椎间盘、坏死液化组织等,病灶边缘硬化范围较小且硬化不完全,硬化区内可能有死骨或肉芽,这种硬化为不稳定硬化,随病变进展可演变为死骨、坏死液化组织、影响病灶治愈;另外由于硬化壁环绕封闭,使得抗结核药物难以进入病灶区,因此如果患者一般情况允许,应尽量手术清除,但由于此类硬化壁常不规则,因此在术中应结合影像学资料表现,切勿过多切除亚健康骨质;对于有诸多合并症或体质低下的患者,我们主张仅切除部分硬化壁至骨质创面出现点片状渗血(即满足植骨床的上、下端植骨接触面),保证局部的良好血运,以利于抗结核药物的渗透,而并不主张大范围切除硬化壁。因为大范围切除硬化壁可引起术中大出血,给患者造成较大的手术创伤,可能导致患者术后出现严重并发症。

(2) 静止稳定性病变的硬化通常多见于病变稳定、病程较长的病例,临床症状较轻,是一种慢性稳定性病变,硬化区通常较大,有时可涉及整个椎体。这种硬化为稳定性硬化,通常硬化可维系数年,患者若无症状无须手术治疗。

3. 在前纵韧带下方形成的影像学上表现为纵跨病变椎间隙的骨桥,尽管骨质硬而脆,但可起到一定的局部稳定作用,因而术中可予以保留。此外,对于小儿脊柱结核,由于前方彻底清除病灶及前入路融合会破坏脊柱前方的生长能力,降低脊柱的自我塑形潜能,因此我们主张术中尽量保留亚健康骨组织及有生机的生长板,以利于维持患儿术后椎体生长。

4. 对于多椎体脊柱结核,术前应先确定中心病灶(即脓肿大、椎体和椎间盘破坏严重,后凸成角大,脊柱不稳,脊髓受压的病灶)和卫星病灶(即相邻或不相邻于中心病灶的椎体或椎间盘前缘、后缘或椎体中心,不影响脊柱稳定性,无脊髓受压,病灶搔刮后不影响脊柱稳定性的病灶)。对中心病灶行彻底病灶清除(包括吸除脓液,刮除干酪样物质、肉芽、死骨、变性坏死组织,用骨刀切除病变椎体及硬化骨达亚正常松质骨)、椎管减压、固定、植骨重建其稳定性;对于卫星病灶,吸尽椎旁脓液,清除干酪样坏死组织及结核性肉芽组织后,将病灶用刮匙搔刮至正常骨面。

总之,脊柱结核病灶清除是脊柱结核外科治疗的主要目的之一,应根据术前影像学表现及术中肉眼所见等具体情况,制订出个体化病灶清除范围,采用相应的手术方法和技巧,以达到促进结核愈合、减少并发症、提高患者生活质量的目的。

第四节　如何避免结核在椎管内播散

本术式结核病灶从后方清除,肯定会造成椎管内污染,但是否会"引狼入室"导致结核性脑脊髓膜炎等结核感染中枢神经的并发症。其实这些担心没有太多必要,本术式的本质是"开门逐寇",即从后方打开关节突关节,直通病灶清除后残腔,再配以引流管,在患者平卧时形成良好的引流,更有利于病灶愈合,同时将引流管的深部置入椎间隙内,术后可以局部应用结核药物注射,更有利于结核药物渗入至局部组织,有利于结核细菌的杀灭和控制。

硬脊膜的解剖学特点是:由致密结缔组织构成,厚而坚韧,形成一长筒状硬脊膜囊。其上端附于枕骨大孔边缘,与硬脑膜相续;向下在S_2高度形成盲端,并借终丝附于尾骨。硬脊膜囊内有脊髓、马尾和31对脊神经根。每对脊神经根穿硬脊膜囊时,被其紧密包裹,并延续为神经外膜,与椎间孔周围的结缔组织紧密相连,起固定作用。由此可见,硬脊膜坚韧致密,结核菌难以穿过硬脊膜屏障而导致脊髓神经的感染。同时,本手术只是从硬脊膜囊外操作,不会将结核分枝杆菌带入神经组织。

当然,脊柱结核的治愈及术后不复发,主要取决于有效的抗结核化学药物治疗(简称化疗)。化疗若不严谨,治愈结核就无从说起,因此防止该类并发症的发生,有赖于正规化疗。

第五节　如何有效重建脊柱稳定性

Write等(1987年)最先提出脊柱稳定性的概念,认为在生理条件下脊柱各结构能够维持其相互间的正常位置关系,不会引起脊髓或者脊神经根的压迫和损害,称为"临床稳定",而当脊柱丧失这一功能时,称为"临床不稳定"。

影响脊柱稳定性的因素包括四大类:①结构性稳定器——椎体的形状与大小,关节面的形状、大小与方向;②动力性稳定器——韧带、纤维环、关节面软骨;③流体力学稳定器——髓核的膨胀度;④随意性稳定器——整体运动肌和局部稳定肌。以上四种因素的病理改变都可导致脊柱稳定性下降,如脊柱骨折导致结构性稳定器的破坏;腰部急性扭伤导致动力性稳定器的损坏;随着年龄增长,髓核的膨胀度逐渐下降;以及各种原因导致的肌肉功能下降。

1983年,Denis提出的脊柱三柱理论,为理解脊柱稳定性奠定了基础。三柱指的是:①前柱,由前纵韧带、椎体前半部分、纤维环的前半部分组成;②中柱,由后纵韧带、椎体后半部分和纤维环的后半部分组成;③后柱,由椎弓根、黄韧带、关节囊与棘间韧带组成。在生理负荷下,腰椎的前柱和中柱共同负荷70%。如果前柱损伤,脊柱的抗旋转能力丢失90%,说明前柱是脊柱运动功能单位中的主要抗旋转结构。脊柱的稳定赖于三柱结构的正常和平衡。而脊柱内源性稳定是由椎体、椎间盘、椎间小关节和韧带束承担的;外源性稳定是由腰背部和腹部肌肉的张力,以及胸、腹腔的压力来维持的。脊柱稳定性是实现其生理机能的先决条件,而创伤、感染及劳损等可使脊柱稳定性破坏。

如何在单纯经后入路手术清除脊柱结核病灶后重建脊柱的稳定性,尤其是如何重建前中柱,是影响该术式整体疗效的关键因素之一。选用自体髂骨或同种异体骨支撑重建前中柱,因受后方操作空间相对较小的限制,植入大骨块相对困难,且有损伤脊髓神经导致瘫痪加重的可能;若植入的骨块较小,其很难起到支撑重量的作用,势必导致骨块断裂、塌陷而引起后凸畸形加重、迟发性瘫痪等并发症,且异体骨存在机体对植骨块的排异反应有引起植骨不融合的风险。同时取自体髂骨也会增加手术时间及相关并发症的发生率。经后入路行常规的钛网置入,因钛网呈圆柱状,而手术操作通道有限,导致置入的钛网直径及横截面积有限,易发生钛网脱出、沉降等并发症;若置入大钛网,极易出现脊髓神经损伤。而与单纯一期经后入路手术相匹配的椎体间多枚分网异形钛网植骨技术具有以下特点和优势,能够很好地弥补以往前中柱重建方式的不足(图4-4~图4-7)。

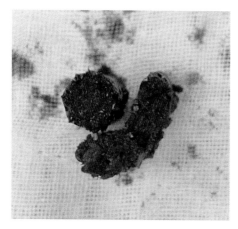

图4-4 预置入的2枚异形钛网

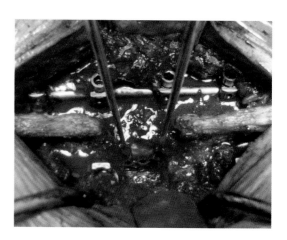

图4-5 经后方在前方椎体间置入钛网

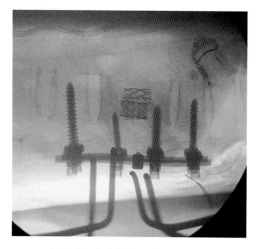

图4-6 术中置入2枚异形钛网

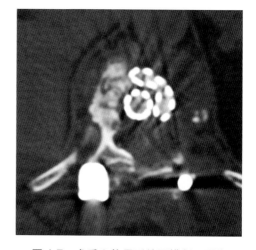

图4-7 术后2枚异形钛网横断面影像

1. 前中柱的重建,需要支撑物有足够的容积及接触面积。该技术能通过分次置入多枚钛网,保证前方支撑物有足够的植骨容积及骨面接触面积。

2. 该术式通过后方正中切口,对前方脏器及血管均无干扰,因而创伤小、并发症少。

3. 相对于自体髂骨或同种异体骨,钛网具有强度大、支撑力强、接触面摩擦力大的特点,不易出现植骨块断裂、脱出等并发症。

4. 该技术可以保留更多的亚健康骨,更有利于植骨融合。以往在病灶清除后,为便于植骨往往需把骨槽修整得较规整,而椎体间多枚分网异形钛网植骨技术,可以根据术中前方椎体间骨缺损的具体形状对钛网进行修整塑形,以保证能与前方缺损形状相匹配,这样可以保留更多的健康和亚健康骨,避免因病灶清除后骨缺损较大而引起脊柱稳定性下降、植骨不融合等问题。

5. **异形钛网植骨技巧** 在钛网与骨面接触的两端填充自体骨粒,而钛网的中间部分,填充自体骨或同种异体骨,这样既可以确保两端植骨区域自体骨与自体骨相接触达到满意的骨性融合,同时又可以避免自体骨不足、而需取髂骨产生的更大创伤及更多的并发症。

6. 术中置入钛网时,可以先适当撑开椎间隙,为其提供一个更有效的操作空间,在置入多枚钛网后,对该间隙适当加压卡紧钛网,可以避免钛网术后脱出、移位,具有更强的灵活性及可控性。

通过上述操作,椎体间多枚分网的异形钛网植骨技术既可以满足对前方足够的支撑、有效的脊柱稳定重建,又不会损伤脊髓、神经和血管。

(张宏其 唐明星)

参考文献

[1] 邵水金.正常人体解剖学[M].北京:中国中医药出版社,2012:8-26.

[2] 张宏其.脊柱结核病灶应清除到何种程度?[J].中国脊柱脊髓杂志,2010,20(10):798-799.

[3] 张宏其,郭虎兵,陈筱,等.单纯后路一期内固定、病灶清除、椎体间植骨融合治疗胸椎结核的临床研究[J].中国矫形外科杂志,2012,20(1):34-40.

[4] 张宏其,尹新华,黎峰,等.脊柱结核手术治疗并发症及相关危险因素的探讨[J].中国矫形外科杂志,2014,22(1):20-27.

[5] 张宏其,郭强,郭超峰,等.单纯后路、单纯前路或前后联合入路治疗成人腰椎结核的中期疗效比较[J].中华骨科杂志,2016,36(11):651-661.

[6] 张宏其,王龙杰,唐明星等.单纯后路、单纯前路或前后联合入路治疗成人胸椎结核的中期疗效分析[J].中华骨科杂志,2016,36(11):641-650.

[7] SHASHANK R. RAMDURG, DEEPAK K G, et al. Spinal intramedullary tuberculosis:A series of 15 cases[J].Clinical Neurology and Neurosurgery,2009,111(2):115-118.

[8] NATARAJAN MUTHUKUMAR MCH, GOVINDARAJU VENKATESH MBBS, SUYAMBU SENTHILBABU MBBS,et al. Surgery for intramedullary tuberculoma of the spinal cord:report of 2 cases[J].Surgical Neurology,2006,66(1):69-74.

第五章

如何全面认识和规范应用单纯经后入路病灶清除椎体间植骨术治疗脊柱结核

近年来,由于人口迁移、HIV 感染患者增多、耐药菌增加等原因,全球结核病发病率逐年上升,脊柱结核的发病率也随之增加。世界卫生组织预测,中国每年新增的结核确诊病例为880 万例;在中国,新增病例的 5%、所有结核病例的 25% 以上,被确诊为耐多药结核病,目前的两种或多种主要疗法都不能治愈该病。其中骨关节结核占结核病的 13%,脊柱结核占骨关节结核的 50%。

由于脊柱结核起病隐匿,就诊时,往往伴有明显的骨质破坏、脓肿形成及脊髓受压导致瘫痪等表现,在抗结核的前提下,外科手术是确保疗效和救治瘫痪不可或缺的手段。

随着外科技术的不断进步,脊柱结核的疗效也逐步获得提高;但对很多类型,尤其诸如上胸段、胸腰段、腰骶段及其他破坏范围广、脓液多、合并有骨质疏松的病例,采用现有的外科手术方法治疗,其疗效仍差、并发症多、创伤大。

目前常用的手术方法(即传统术式)有:①一期经前入路病灶清除、椎体间植骨融合内固定术,该术式经胸入路、经胸胸膜外入路、经腹入路、经腹膜外入路,手术创伤大,而且椎体受结核病灶的侵蚀、加之往往伴有骨质疏松,致椎体质量差,极易导致内固定松动、矫形效果差、大血管或内脏损伤等严重并发症;②经一期或分期前入路病灶清除椎体间植骨融合+后入路内固定植骨融合术,则手术创伤更大;若先行后入路矫形固定再行前入路病灶清除,则有在脓肿尚未清除的情况下,行矫形固定可能会使前方病灶对脊髓的压迫进一步加重,从而导致瘫痪加重;若先行前方病灶清除、植骨,再行后入路矫形固定植骨融合,则前方的植骨块可能移位、压迫脊髓而造成植骨失败或瘫痪。

基于传统术式的诸多缺陷,我们在国内外最早提出并报道了单纯经后入路病灶清除椎体间植骨术治疗脊柱结核的临床疗效,之后有不少学者亦陆续应用单纯经后入路术式治疗脊柱结核,虽然整体疗效满意,但仍存在不少问题,如手术适应证的选择及手术操作均存在较大差异。鉴于以上因素,笔者认为规范应用单纯经后入路病灶清除椎体间植骨术(以下简称单纯经后入路术式)治疗脊柱结核的适应证及各项关键技术势在必行。

一、单纯经后入路术式的适应证选择

脊柱结核 99% 的病灶位于前方椎体,传统观点认为:相对于前方入路,通过单纯后入路手术治疗脊柱结核的操作空间有限,单纯经后入路手术只能通过狭小的通道去完成前方病灶清除、植骨融合等,导致其操作难度较大;且后方手术不可避免地需要切除部分椎板及关节突,对脊柱后柱的稳定性有一定破坏。基于以上因素,结合团队大量的临床病例经验,笔者认为对于胸腰椎结核,单纯后入路手术的最佳适应证如下:①病灶累及单个间隙(特指需要手术治疗的间隙为 1 个）；②单纯附件结核或合并附件破坏；③椎管内结核病灶继发椎管狭窄需要充分进行椎管减压；④合并较为严重的后凸畸形；⑤心肺功能较差，难以耐受前入路手术，尤其是高龄患者；⑥严重的肺粘连，前入路手术显露困难。

另外需要指出的是，合并前方巨大流注脓肿的病例并非是单纯后入路手术的绝对禁忌。对于脓肿的处理，我们有以下几点建议：①对于和手术间隙相通的前方脓肿可以通过后入路手术，采用管道灌洗、负压抽吸进行较为彻底地清除，同时术后通过体位引流可以将残留的少量病灶更为彻底地清除；②对于孤立的较大脓肿，可以通过 B 超或 CT 引导进行微创置管引流；③对于上述两种方式都不能处理的脓肿，再考虑前方小切口清除病灶（此前入路手术不必到达脊柱，仅清除脓液即可）；完成前述操作后，对于这些合并前方巨大流注脓肿的病例，仍可采用单纯经后入路术式来治疗。

对于初期采用此技术，尤其是其他相关技术条件一般者而言，我们认为其理想的适应证是：单节段胸腰骶椎脊柱结核、椎旁脓肿不大、估计能较彻底清除的。其次要至少有如下情形之一：①明显骨质破坏造成椎体塌陷、椎体不稳；②脓肿、干酪样坏死物质压迫脊髓神经，神经症状明显或进行性加重的；③形成明显后凸畸形，或畸形进行性加重的；④形成大空洞、明显死骨的。对于有较大流注脓肿的脊柱结核，虽然术中能将大部分的脓液清除，但残留的脓液仍有可能导致术后出现结核复发、慢性窦道形成、植骨不融合等并发症的发生，一般不主张初学者使用此术式。

二、单纯后入路术式的各项关键技术

（一）内固定节段的选择

脊柱的结核病灶会破坏脊柱的稳定性，手术将会进一步损害脊柱的稳定性，因此牢固的内固定是确保术后能早期活动的关键。对于固定节段的选择，应采用个体化原则：①如果手术目标间隙的上、下椎体破坏不多，预计钉道完整，可以考虑单节段固定。因为结核累及的椎体往往表现为骨质硬化，其固定强度反而更大；②如果手术目标间隙上、下椎体破坏严重，或破坏累及椎弓根，则需要相应地向远端增加一个固定节段；病椎可以采用短螺钉固定，增加锚定点，分散应力。

（二）操作通道的建立

脊柱椎管容积小、缓冲空间小，操作稍有不慎就有可能损伤脊髓及神经，造成瘫痪等严重后果；而且结核病灶多侵犯脊柱前中柱，从后方向前"直接"操作的空间小，为扩大操作视野，部分学者认为可以咬除两侧椎板、关节突及椎弓根，亦有部分学者认为可以咬除一侧的椎板、关节突及椎弓根。如若将两侧小关节、棘突及椎板均切除，操作空间确实"足够"，但后柱正常结构遭受严重破坏，势必有出现内固定失败的风险；对于一侧椎弓根是否予以切除，我们认为：脊柱结核椎弓根很少被累及，大部分是完整的，且椎弓根并不妨碍前方的病灶清除，另外，从病变椎体的椎弓根置入短螺钉，可以起到"锚定点"的作用，更有利于后凸畸形的矫正及脊柱的稳定，故应尽量保留椎弓根。我们在此所提到的"单纯经后入路病灶清除椎体间植骨的术式"，术中应选择病椎骨质破坏多、脓肿较多的一侧作为病灶清除入路侧，其要点是：通过切除该侧椎板、关节突关节、肋横突关节以及对应的小段肋骨（必要时切除棘突），尽量保留该侧椎弓根的完整性，同时应保留对侧关节突关节及部分椎板；该术式的优点是能在一次手术、一个切口中完成病灶清除、椎体间植骨、畸形矫正及后方的内固定，可以在 270° 直视下减压、安全植骨及矫形，而不损伤脊髓，亦不会明显破坏后柱结构的完整性。

（三）病灶的清除程度

通过切除一侧关节突关节、横突、肋横突关节以及小段肋骨等相对很小的创伤，却建立了非常"有效"的操作通道、创造了"足够"的操作空间——在硬脊膜囊外侧实现了直视下椎体270°范围的操作，能较彻底地清除病灶并进行神经减压，而不损伤脊髓。本术式拓展的手术范围能够完全清除病灶中的脓液、干酪样物质、死骨、肉芽组织及坏死椎间盘等。通过我们中长期临床随访研究，该术式的治愈率与前后入路联合手术及前入路术式相比并无差异，说明本术式病灶清除范围已经足够。通过单纯经后入路术式清除病灶，需要明确病灶清除的广度和深度：两侧分别需要到达手术侧的椎旁、对侧的椎间盘内；前方需要突破前方纤维环，并通过刮除、灌洗、抽吸等方法清除与手术目标间隙对应的椎旁脓肿、病灶（包括对侧）。

（四）脊柱的稳定性重建

病灶清除后如何重建脊柱，尤其是如何重建前中柱，是影响单纯经后入路术式整体疗效的关键因素之一。通过切除一侧关节突关节、横突、肋横突关节及小段肋骨，创造了足够、有效的操作空间，能完全满足从后方向前方植入自体髂骨或同种异体骨，支撑重建前中、柱的要求；但同种异体骨因存在机体对植骨块的排异反应以致容易引起植骨不融合的风险，而取自体髂骨又会增加手术时间及相关并发症的发生，应用自体骨粒进行植骨，对于前中柱的重建既不确切又不牢靠。经后入路行常规的大钛网置入，因钛网呈圆柱状，而手术操作通道有限，导致置入的钛网直径及横截面积有限，易发生钛网脱出、沉降等并发症，若强行置入大钛网，极易出现脊髓神经损伤。为解决此问题，我们首次设计并采用了多枚分网异形钛网植骨技术，临床效果满意，其核心内容是：可以根据椎体间骨缺损的大小及形态，分次置入多枚分网异形钛网，能够很好地弥补以往前、中柱重建方式的不足。多枚分网异形钛网植骨技术，具有以下特点和优势。

1. 前中柱的重建，需要支撑物有足够的容积及接触面积，而该技术通过分次置入多枚钛网，可以保证前方支撑物有足够的植骨容积及骨面接触面积。

2. 该术式通过后方正中切口，对前方脏器及血管均无干扰，因而创伤小、并发症少。

3. 相对于自体髂骨或同种异体骨，钛网具有强度大、支撑力强、接触面摩擦力大的特点，不易出现植骨块断裂、脱出等并发症。

4. 该技术可以保留更多的亚健康骨，更有利于植骨融合。以往在病灶清除后，为便于植骨往往需要把骨槽修整得较规整，而椎体间多枚分网异形钛网植骨技术，可以根据术中前方椎体间骨缺损的具体形状对钛网进行对应的修整、塑形，以保证能与前方骨缺损的形状相匹配，这样可以保留更多的健康骨和亚健康骨，避免因病灶清除后骨缺损较大而引起脊柱稳定性下降、植骨不融合等问题。

5. 异形钛网植骨技巧   在钛网与骨面接触的两端填充自体骨粒，而钛网的中间部分，填充自体骨或同种异体骨，这样既可以确保两端植骨区域自体骨与自体骨相接触，容易达到满意的骨性融合，同时又可以避免因自体骨不足而需取髂骨产生的更大创伤及更多的并发症。

6. 术中置入钛网时，可以先适当撑开椎间隙，为其提供一个更加有效的操作空间，在置入多枚钛网后，对该间隙适当加压卡紧钛网，可以避免钛网术后脱出、移位，具有更强的灵活性及可控性。

对于关节突关节和肋横突关节切除造成的部分稳定性下降，我们认为对于脊柱整体结构的稳定性影响不大，主要与以下因素有关：①后入路强大的内固定（椎弓根螺钉前、中、后三柱固定)近期可以弥补其丢失的部分稳定性,而椎体间植入骨块、置入钛网、椎板间及棘突间植骨融合后,脊柱能得到即刻重建,植骨融合后又能获得长期稳定;②术中只破坏一侧小关节,另一侧关节保持完整,对于整体稳定性影响不大;③对于胸段脊柱结核,由于胸廓的存在,提高了胸椎的抗扭转和抗屈曲能力,分散了其应力;④同时,我们强调患者术后3~6个月内必须戴支具保护。

虽然单纯经后入路病灶清除椎体间植骨术式能够实现结核病灶清除、脊柱重建的目的,但是我们不能盲目选用该术式,因为该术式并不适用于所有类型的脊柱结核。我们认为选择该术式的前提是:单节段胸、腰、骶椎结核,椎旁脓肿不大,估计能较彻底清除的病例。有些两节段的病例,虽然椎旁脓肿比较大,但实施此术式的经验多了以后,相当部分的此类患者,根据对术前影像资料的分析和评判,结合术前CT、B超引导下穿刺或术中借助硅胶管抽吸器直接吸除之后,亦可行单纯经后入路病灶清除椎体间植骨术;若结核累及的脊柱节段较长、破坏椎体多,或合并有巨大的流注脓肿,传统的前入路及前后联合入路仍是不可替代的治疗方式。最后,必须强调的是,该术式的操作要点是切除一侧关节突关节、椎板,保留对侧结构的完整性,只要能够达到清除病灶、神经减压、脊柱结构重建的目的,术中不宜过度破坏脊柱后柱结构的完整性。

综上所述,大量的临床实践证明,我们所提出并倡导的单纯经后入路术式,对于胸腰椎结核是一种符合"微创理念"、安全、高效的手术方法;其临床应用也越来越广泛,已使大量脊柱结核患者免于前入路手术,使原需两次手术或一期手术两个切口的患者,仅需一次手术、一个切口,即可达到治疗的目的,节约了费用,最大限度地减轻了患者的痛苦,减少了并发症的发生。但需要指出的是:我们所提出的单纯经后入路术式,并非单纯手术入路的革新,更是包括了一系列的关键技术内涵,只有把握好单纯经后入路术式的适应证,并熟练掌握各项关键操作技术,才能真正充分发挥该术式的优越性,更好地造福于患者。如采用单纯经后入路术式疗效不佳或复发率高,在除外患者是耐多药结核病以及营养和抗结核药物治疗等方面的因素外,最可能的就是手术适应证的选择不正确,若手术适应证的选择正确,那就是术中操作不规范、操作没到位。

(张宏其)

参考文献

[1] 张宏其,唐明星,葛磊,等.单纯经后路一期前方病灶清除、植骨内固定矫形治疗伴后凸畸形的高胸段脊柱结核[J].医学临床研究,2008,25(11):1948-1951.

[2] 张宏其,郭虎兵,陈筱,等.单纯后路一期内固定、病灶清除、椎体间植骨融合治疗胸椎结核的临床研究[J].中国矫形外科杂志,2012,20(1):34-40.

[3] 张宏其,王昱翔,郭超峰,等.一期后路病灶清除植骨融合内固定矫形治疗伴后凸畸形的儿童胸腰段脊柱结核的临床初步报告[J].中国矫形外科杂志,2011,19(1):31-35.

[4] 张宏其,郭强,郭超峰,等.单纯后路、单纯前路或前后联合入路治疗成人腰椎结核的中期疗效比较[J].中华骨科杂志,2016,36(11):651-661.

[5] 张宏其,王龙杰,唐明星,等.单纯后路、单纯前路或前后联合入路治疗成人胸椎结核的中期疗效分析[J].中华骨科杂志,2016,36(11):641-650.

[6] TANG M X,ZHANG H Q,WANG Y X,et al. Treatment of spinal tuberculosis by debridement,interbody fusion and internal fixation via posterior approach only[J]. Orthop Surg,2016,8(1):89-93.

[7] ZHANG H Q,SHENG B,TANG M,et al. One-stage surgical treatment for upper thoracic spinal tuberculosis

by internal fixation,debridement,and combined interbody and posterior fusion via posterior-only approach[J].European Spine Journal,2013,22(3):616-623.

[8] ZHANG H Q,HUANG S,GUO H B,et al. A clinical study of internal fixation,debridement and interbody thoracic fusion to treat thoracic tuberculosis via posterior approach only[J]. Int Orthop,2012,36(2):293-298.

[9] 刘竞龙,孙俊凯,黄剑候.单纯后路手术治疗下腰椎脊柱结核的临床疗效分析[J].临床军医杂志,2015,43(3):247-250.

[10] 赵学权,关永林,王振东,等.单纯后路病灶清除植骨融合内固定术治疗脊柱结核[J].临床骨科杂志,2016,19(6):660-663.

[11] 教传西,王立祚.一期后路病灶清除植骨融合椎弓根螺钉内固定治疗胸腰椎结核[J].第三军医大学学报,2011,33(4):433-434.

[12] 李健,张振山,杨波,等.腰椎后路椎弓根钉置入并自体骨粒骨打压植骨治疗下腰椎结核[J].中国组织工程研究与临床康复,2011,15(39):7315-7318.

[13] 张宏其,陈筱,郭虎兵,等.单纯后路病灶清除椎体间植骨融合内固定治疗脊柱结核的适应证及疗效评价[J].中国矫形外科杂志,2012,20(5):196-199.

[14] 张宏其,唐明星,王昱翔,等.多枚分网异形钛网技术在单纯一期后路脊柱结核手术中的应用[J].中国矫形外科杂志,2014,22(15):1353-1358.

[15] 张宏其,郭超峰,唐明星,等.一期后路病灶清除、异形钛网椎间植骨融合治疗胸、腰椎结核[J].中华骨科杂志,2014,34(2):102-108.

[16] ZHANG H Q,ZENG K F,YIN X H,et al. Debridement,internal fixation,and reconstruction using titanium mesh for the surgical treatment of thoracic and lumbar spinal tuberculosis via a posterior-only approach:a 4-year follow-up of 28 patients[J]. J Orthop Surg Res,2015(10):150.

第二部分

各　论

第六章

单纯经后入路病灶清除椎体间植骨融合内固定术治疗胸段脊柱结核

第一节 概　　述

胸椎脊柱结核,因脊髓外椎管的缓冲间隙小,容易导致高位截瘫的不良后果,治疗相当棘手。同时,上胸椎周围结构复杂,前方有大血管、肺及胸骨,周围有肋骨、肩胛骨,解剖比较复杂、显露困难。

关于胸椎结核的手术治疗,目前常用的术式,例如一期前入路病灶清除、椎体间植骨融合内固定术;一期或分期前入路病灶清除、椎间植骨融合、后入路内固定术。对于上胸段脊柱结核,经胸腔的前方入路前方有胸骨的阻挡,T_6 以上有肩胛骨的阻挡,开胸手术对于 T_4 以上的椎体病变显露困难。目前,国内外主张的几种入路具有以下特点:肩胛下开胸入路需离断的肌肉及软组织多、创伤大;而胸骨劈开入路的结构复杂,手术过程中易损伤喉返神经、迷走神经、膈神经及胸导管等重要结构,且一旦损伤可能造成灾难性后果;经肋横突切口的手术入路,由于有肩胛骨的遮挡,病灶清除的视野有限,且病灶清除后,不便安装椎体钉,矫形效果及固定的稳定性均较差。

因此,传统对于胸椎脊柱结核治疗的手术入路多样,但都不能达到理想显露的效果,且创伤大、并发症多。而本章节采用的单纯经后入路手术,操作相对简单,后方无重要脏器结构,通过术中切除一侧的小关节及对应的部分肋骨,可以提供一个开阔的操作视野,在直视下完成病灶清除、矫形、植骨,且可以根据需要适当的延长固定节段以获得更牢靠的固定。

第二节 技 术 要 点

一、适应证

1. 首先是单节段胸椎结核,椎旁脓肿不大,估计能较彻底清除的。

2. 其次要至少有如下情形之一:①明显骨质破坏造成椎体塌陷、椎体不稳的;②脓肿、干酪样坏死物质压迫脊髓神经,神经症状明显或进行性加重的;③形成明显后凸畸形或畸形进行性加重的;④形成大空洞、明显死骨的。

3. 对于病灶以椎间盘为中心的、椎体病灶破坏在椎体中后 2/3 的及病灶偏于一侧的,尤其适用。

4. 上胸段病变,估计前入路手术风险极大的,也比较适用。

二、禁忌证

1. 一般情况差,有严重贫血、低蛋白血症等,或者心、肺、肝、肾等重要脏器功能低下,不能耐受手术者。

2. 伴有椎体前巨大脓肿,或远处流注脓肿,以及前侧窦道形成的。

3. 多节段结核,单纯后入路不能完成病灶清除及脊柱重建的。

三、手术方法

(一) 术前准备

1. **常规检查**　所有病例术前常规行 X 线、CT 和 MRI 检查以确定结核病灶位置、骨质破坏程度、脓肿大小、脊髓受压情况、局部后凸畸形情况等;抽血测血常规、肝肾功能、电解质、红细胞沉降率(erythrocyte sedimentation rate,ESR)、C 反应蛋白、T-SPOT 检测;拍摄胸部 X 线片,行心电图、心脏彩超检查以排除心肺手术禁忌疾病。

2. **术前药物治疗**

(1) 抗结核治疗:术前常规给予异烟肼 300mg、利福平 450mg、乙胺丁醇 750mg、吡嗪酰胺每次 750mg,均每天晨起空腹顿服;肌内注射链霉素,每次 750mg,每天 1 次。抗结核治疗 2~4 周,如果患者结核中毒症状明显,可加用异烟肼 200mg 静脉滴注,每天 2 次。

(2) 其他治疗:加强营养,积极纠正患者贫血及低蛋白血症;对于无瘫痪症状的患者,等红细胞沉降率恢复正常或明显下降时进行手术(一般需要红细胞沉降率<60mm/h);对于瘫痪进行性加重或完全性截瘫的患者需尽快手术治疗。

3. **麻醉**　气管内插管,全身麻醉。

4. **体位**　患者取俯卧位于弓形架上。

(二) 手术操作具体步骤

1. 切口为后正中切口,以病椎为中心,根据术前设计的固定节段,一般暴露病椎上、下各 1~3 个健康椎体的棘突、椎板、小关节及横突,病灶清除侧暴露到横突外侧 5cm 左右的肋骨。

2. 根据术前设定的固定节段,一般在病椎上、下 1~2 个健康椎体上各打入 2 枚椎弓根钉,病灶清除侧的对侧根据骨质破坏程度置入长短不一的螺钉,在病灶清除侧对侧安装钛棒、临时原位固定棒;术中可根据实际情况(例如骨质疏松程度),适当增加固定节段,但一般不超过病椎上、下 3 个椎体,上胸椎按情况可予横突钩固定或加强固定。

3. 按影像学检查提示,将相应病椎骨质破坏较多、脓肿较多、脊髓受压较严重的一侧作为病灶清除侧,对侧棒先锁紧,手术床可适当向对侧倾斜一定角度。

4. 去除该侧目标间隙(病灶累及椎间隙)下位椎体对应的横突及同序数肋骨及肋骨头共约 3~5cm(图 6-1A),结扎肋间血管,必要时切除该段肋间神经(一般情况尽量保留肋间神经,除非严重影响植骨重建)。

5. 切除病灶清除侧关节突关节、部分椎板至椎弓根内侧缘,保留对侧关节突关节的完整性,并小心剥离骨膜连同壁胸膜直至病椎侧前方(图 6-1B)。

6. 清除椎旁脓肿,以刮匙刮除坏死骨质,向后方刮除时力度要轻,以防器械突入椎管。

用大量过氧化氢(又称双氧水)及生理盐水冲洗,可用软质导管辅助冲洗,配合吸引清除深处脓液及坏死组织。

7. 将手术床摇平,安装椎间隙入路侧固定棒,松开临时原位固定棒,再依次按后凸矫形需要和/或生理曲度弯棒、置棒,锁紧螺钉。

8. 松开椎间隙入路侧固定棒,适当撑开病椎之间的间隙(一般撑开 2 格,2mm 即可,否则撑开过度会导致脊髓损伤),探查病灶残腔并修整,做成植骨槽,以过氧化氢及生理盐水冲洗,再放置链霉素(1g),置入相应大小的同种异体骨块或异形钛网(图 6-1C),确保置入牢固,再次安装椎间隙入路侧固定棒、适当抱紧卡紧植骨块。

9. 深部放置硅胶引流管一根,尖端直抵达椎间植骨块,在椎板后方及关节突间行植骨融合,并放置引流管一根,后逐层关闭伤口。

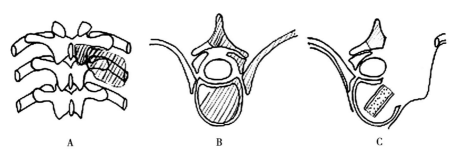

图 6-1　手术切除范围示意

图中阴影部分为可切除部分:A. 切除范围后面观,去除该侧目标间隙下位椎体的横突及同序数肋骨及肋骨头共约 5cm,结扎肋间血管,可切除该段肋间神经;B. 切除病灶侧关节突关节、椎板至椎弓根内侧缘,并小心剥离骨膜连同壁胸膜直至病椎侧前方;C. 为切除一侧关节突关节、肋横突关节及小段肋骨以后,向外推开胸膜,清除病灶后植入骨块,上方阴影部分为酌情切除部分。

(三)术后处理

术后应用抗生素 2~3 天,引流量<20ml/24h 时拔除伤口引流管,2 周拆除伤口缝线。尽早下床戴支具活动。术后异烟肼(isoniazid,INH,H)、利福平(rifampin,RFP,R)、吡嗪酰胺(pyrazinamide,PZA,Z)、乙胺丁醇(ethambutol,EMB,E)即 HRZE 四联药物抗结核治疗 2 个月,然后用 HRZ 三联抗结核药物治疗 9~15 个月。术后半年戴支具保护,忌弯腰负重。每个月门诊复查 1 次,监测 ESR 及肝、肾功能,每 3 个月行 1 次 X 线检查。

第三节　典型病例

1. **典型病例 1**　患者男性,47 岁。主因“背部疼痛,双下肢乏力 3 个月”入院。神经功能 ASIA 分级 C 级。以 $T_{5/6}$ 椎间破坏为中心的单节段结核,椎间盘完全破坏、相应椎体破坏,周围脓肿。手术取正中切口,从左侧行病灶清除及椎间植骨。使用钉棒系统固定,人同种异体骨支撑植骨。术前矢状面指数(sagittal index,SI)为 7°,术后 SI 为 0°,12 个月后植骨骨性融合,矫正角丢失 3°,神经功能 ASIA 分级恢复至 E 级(图 6-2)。

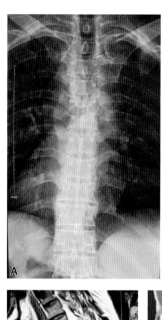

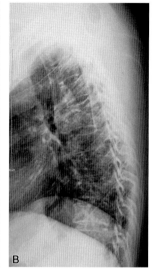

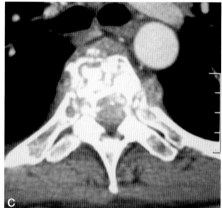

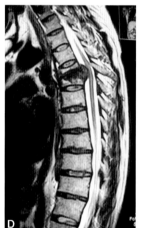

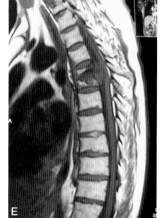

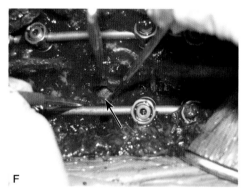

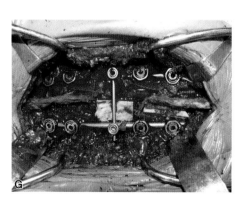

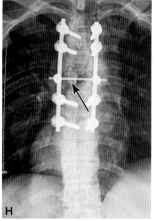

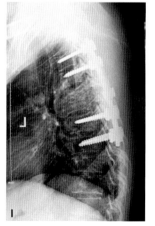

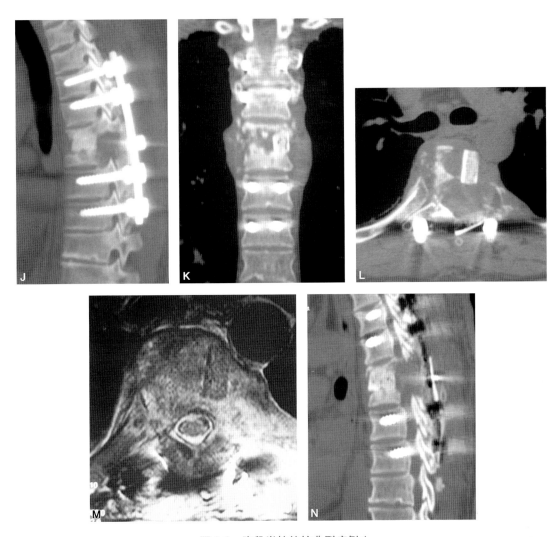

图 6-2　胸段脊柱结核典型病例 1

A、B. 术前正侧位 X 线片；C. 术前 CT；D、E 术前 MRI，见 $T_{5/6}$ 大部分骨质破坏，周围脓肿形成，压迫脊髓；F、G. 术中照片，F. 箭头示椎体间植骨块；G. 椎板间植骨，椎板重建；H. 术后 X 线正位片，箭头示椎体间植骨块；I. 术后 X 线侧位片；J~L. 术后 CT；M. 术后 MRI，示植骨块及固定位置良好；N. 术后 2 年 CT 复查，椎间植骨已融合。

2. **典型病例 2**　患者男性，47 岁。主因"腰背部疼痛，并双下肢不完全性瘫痪 2 个月"入院。神经功能 ASIA 分级 C 级。$T_{8/9}$ 骨质破坏，周围脓肿形成，压迫脊髓。使用钉棒系统固定，人同种异体骨植骨支撑。术前 SI 13°，矫形术后 SI 3°，6 个月后植骨骨性融合，矫正角度丢失 2°；神经功能恢复正常。（图 6-3）

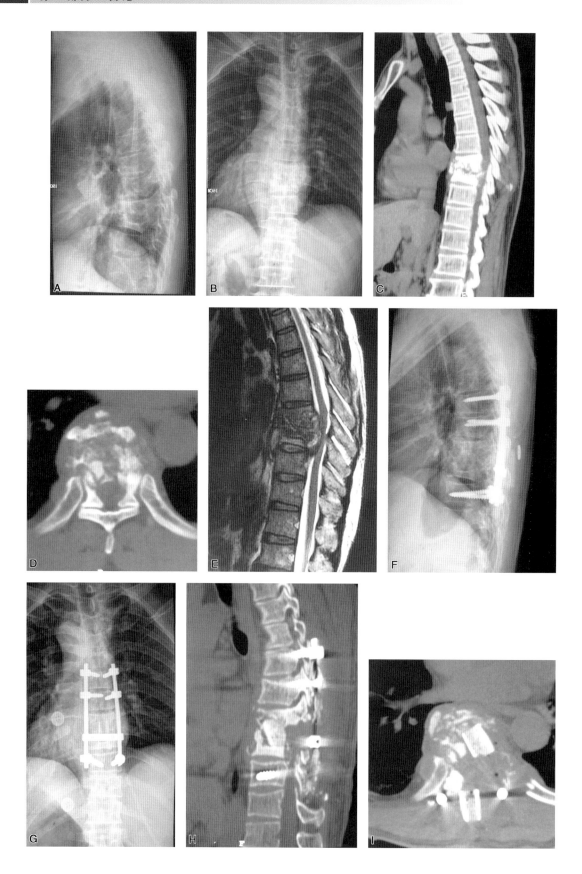

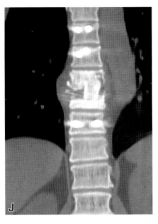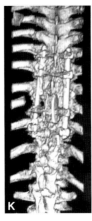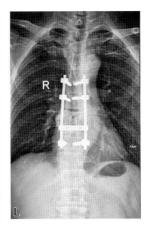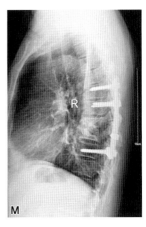

图 6-3 胸段脊柱结核典型病例 2

A、B. 术前 X 线片;C、D. 术前 CT;E. 术前 MRI,见 $T_{8/9}$ 骨质破坏,周围脓肿形成,压迫脊髓;F、G. 术后 X
线片;H~K. 术后 CT 影像见内固定物及植骨块位置良好;L、M. 术后 2 年 X 线复查,见植骨块骨性融合。

第四节　手术并发症及其防治

1. **脊髓损伤** 该类并发症发生率较低,但后果严重,应严加防范。主要是由于胸椎管容积小、缓冲空间小,术中操作稍有不慎就有可能损伤脊髓;或由于术前脓肿压迫脊髓,压迫解除后发生脊髓缺血再灌注损伤造成。术中操作时要仔细,注意手法的轻巧和准确,多可避免该并发症的发生;术中体感诱发电位监测,对脊髓损伤的避免亦有帮助。

2. **脊髓前动脉综合征(anterior spinal artery syndrome)** 多数继发于动脉疾病,尤其是主动脉,如严重的主动脉硬化、脊髓动脉栓塞、脊髓压迫、肋间动脉和腰动脉破坏或结扎、急性血流动力学障碍(休克)等。表现为病变水平以下中枢性瘫痪、分离性感觉障碍(痛觉和温觉缺失,而震动觉和位置觉保存)和膀胱直肠功能障碍。若疑有该并发症发生,应尽早行 MRI 检查以确诊。术中、术后补充有效循环血量,维持循环稳定;术中避免结扎多根肋间动脉。早期使用大剂量皮质激素可减轻脊髓的继发性损伤。可应用脱水剂、抗氧化剂和神经营养剂等治疗。

3. **胸膜损伤** 手术中切除肋横突关节、肋骨,推移胸膜时,可造成胸膜损伤,尤其局部粘连较重的,可造成气胸,但血胸及血气胸少见。术中多能发现,表现为损伤处漏气,可及时修补。术后若发现气胸量较大者,可行胸腔闭式引流术。

4. **内固定断裂、松动,植骨不融合等** 该类并发症的主要原因有:①抗结核治疗不力、佩戴支具时间过短、术后活动过早;②外力直接或间接作用于手术部位;③内固定器材选用不合理;④椎弓根螺钉本身设计缺陷;⑤术中破坏脊椎骨血供,使植骨延迟融合或不融合;⑥内置入物的排异反应。该类并发症多由于抗结核治疗不力造成,术后强有力的抗结核治疗十分关键,决定了整个治疗的成败,要有足够的强度和足够的疗程。要遵循"联合、足量、规律、长期"的用药原则。至于其他原因造成者可适当按情况避免。

5. **结核性脑脊髓膜炎** 该类并发症极少见,主要由于结核分枝杆菌进入蛛网膜下腔,感染软脊膜(脑膜),甚至脊髓、脑组织导致的中枢神经系统结核。主要见于体质虚弱、免疫功能低下、应用免疫抑制剂者、对抗结核药物耐药者,或未进行正规抗结核治疗等情况,结核分枝杆菌在手术中直接进入硬脊膜下,或术后由于血行播散感染脑脊髓膜、脑脊髓神经组织。虽发生率极低,但一旦发生则后果严重。术中应尽量避免撕裂硬脊膜,防止将结核分枝杆菌带入神经组织。术前抗结核治疗2~4周,控制结核活动后再手术,术后坚持行正规抗结核治疗,可减少其发生概率。

6. **结核全身播散**　由于结核活动未能控制、患者抵抗力极为低下等原因,术中结核分枝杆菌大量进入血液循环,机体不能及时将其清除,导致全身多器官结核,包括肺、脑、肾、胃肠道、胸腹膜等部位结核,病情严重者可导致死亡。防范方法主要在于术前正规抗结核治疗,控制结核活动,红细胞沉降率应尽量控制在60mm/h以下。严格选择适应证,抵抗力低下、对抗结核药物不敏感者应避免手术。

7. **复发**　术后病变治愈1年以后出现的原病灶复活。主要原因:①结核耐药或未能坚持按疗程正规抗结核;②病灶清除不满意,比如小病灶的遗漏,死骨、坏死椎间盘、干酪样坏死组织等未清除干净等;③其他部位的结核活动未能得到良好控制;④患者体质虚弱,免疫力低下。术前、术后正规抗结核治疗,术中尽量彻底清除病灶,治疗期间加强营养,注意调节患者免疫力,可减少复发。

第五节　优点及缺点

一、优点

1. 术中通过切除一侧关节突关节、横突、肋横突关节及小段肋骨,创造了"极大"的操作空间,在硬脊膜囊外侧实现直视下的椎体270°范围的操作,可有效避让脊髓。

2. 把病灶的彻底清除和有效的脊柱稳定性重建相结合。首先,后入路椎弓根螺钉系统内固定的可靠、稳固是毋庸置疑的,而且后入路矫正后凸畸形较前入路手术有明显的优势;其次,该手术能在后入路较彻底地清除病灶,能完全清除病灶中的脓液、干酪样物质、死骨、肉芽组织、坏死椎间盘和液化组织等。

3. 有利于脓液及坏死组织的引流,促进病灶愈合。从后方打开关节突关节,直通病灶清除后残腔,再配以引流管,在患者平卧位形成良好的引流,有利于病灶愈合。

4. 创伤小、并发症相对较少。一次手术,一个切口,即可完成病灶清除、脊髓减压、脊柱畸形矫正、前方椎体间植骨内固定,且术中对肺功能的要求相对较小,不需单肺通气,即使有严重的胸膜粘连也不影响手术的操作。

5. 术中无须变换体位,操作方便,没有因为变换体位造成植骨块滑脱及矫正度数丢失的风险。

二、缺点

1. 单纯经后入路病灶清除,相对前入路而言,病灶清除范围有限,不适应用于巨大脓肿及前方流注脓肿者。

2. 相对于前入路病灶清除,单纯经后入路手术病灶清除过程中对脊柱后柱有一定的破坏,对内固定稳定性要求较高。

3. 术中有可能切除单根肋间神经,多不会造成严重后果,以支配范围内感觉减退多见,极少数可能出现腹股沟疝(T_{12}切除者)。

4. 单纯经后入路手术,术中行前中柱稳定性重建过程中,需植入骨块或置入钛网,对于结核严重破坏范围超过2个节段的情况,单纯经后入路行前方脊柱重建非常困难,一般不建议采用该术式。

（张宏其　唐明星　吴建煌）

参考文献

［1］ HOUSHIAN S,POULSEN S,RIEGELS-NIELSEN P. Bone and joint tuberculosis in Denmark. Increase due to immigration［J］. Acta Orthop Scand,2000,71(3):312-315.

［2］ ALMEIDA A. Tuberculosis of the spine and spinal cord［J］. Europ J Radiology,2005,55(2):193-201.

［3］ HONG-QI ZHANG,YU-XIANG WANG,CHAO-FENG GUO,et al. One-stage posterior focus debridement,fusion,and instrumentation in the surgical treatment of cervicothoracic spinal tuberculosis with kyphosis in children:a preliminary report［J］. Child Nervous Syst,2011,27(5):735-742.

［4］ HARMS J,JESZENSZKY D,STOLZE D,et al. True spondylolisthesis reduction and more segmental fusion in spondylolisthesis［M］//The textbook of spinal surgery. 2nd ed. Philadelphia,PA:Lippincott-Raven,1997:1337-1347.

［5］ 王自立.病灶清除单节段融合固定治疗脊柱结核［J］.中国脊柱脊髓杂志,2009,19(11):807.

［6］ 张宏其,唐明星,葛磊,等.单纯经后路一期前方病灶清除、植骨内固定矫形治疗伴后凸畸形的高胸段脊柱结核［J］.医学临床研究,2008,25(11):1948-1951.

［7］ FARCY J P,WEIDENBAUM M,GLASSMAN SD. Sagittal index in management of thoraco-lumbar burst fractures［J］. Spine,1990,15(9):958-965.

［8］ 王旭,刘寿坤,袁翠华.胸腰椎结核前路手术的并发症及其防治［J］.中国脊柱脊髓杂志,2007,17(8):575-578.

［9］ PANJABI M M,WHITE Ⅲ A. Physical properties and functional biomechanics of the spine［M］//WHITE Ⅲ A,PANJABI M M. Clinical biomechanics of the spine. Philadelphia:JB Lippincott,1990:1-84.

［10］ RAMDURG S R,GUPTA D K,SURI A,et al. Spinal intramedullary tuberculosis:a series of 15 cases［J］. Clinl Neurol Neurosurg,2009,111(2):115-118.

［11］ NATARAJAN M M,GOVINDARAJU V M,SUYAMBU S M,et al. Surgery for intramedullary tuberculoma of the spinal cord:report of 2 cases［J］. Surg Neurology,2006,66(1):69-74.

［12］ 张宏其,郭虎兵,陈筱,等.单纯一期后路病灶清除椎体间植骨融合内固定治疗胸椎结核的临床研究［J］.中国矫形外科杂志,2012,20(1):34-40.

［13］ 唐明星,张宏其,王昱翔,等.单纯经后路病灶清除椎体间植骨术治疗脊柱结核的大样本临床研究［J］.中国矫形外科杂志,2018,26(2):101-106.

［14］ 张宏其,王龙杰,唐明星,等.单纯后路、单纯前路或前后联合入路治疗成人胸椎结核的中期疗效分析［J］.中华骨科杂志,2016,36(11):641-650.

［15］ LONGJIE W,HONGQI Z,MINGXING T,et al. Comparison of Three Surgical Approaches for Thoracic Spinal Tuberculosis in Adult:Minimum 5-Year Follow-Up［J］. Spine(Phila Pa 1976),2017,42(11):808-817.

第七章

单纯经后入路病灶清除椎体间植骨融合内固定术治疗胸腰段脊柱结核

第一节 概 述

通常认为,手术治疗胸腰段脊柱结核的主要目的是清除病灶、解除脊髓压迫、恢复脊柱的稳定性、矫正畸形和阻止畸形的进一步发展。而胸腰段生理弧度变直,恰好位于活动度较小、稳定性较强的胸椎后凸与活动度较大、稳定性相对较差的腰椎前凸之间。在应力增加的情况下,胸腰段椎体结核往往产生较严重的后凸畸形合并脊髓损伤。

之前对于胸腰段脊柱结核的手术选择争议较大。单纯前入路手术和前后入路联合手术是当时常用的术式,而对于单纯经后入路病灶清除、植骨融合内固定式,很多人还存有疑虑。前入路手术可以直观地行病灶清除,然而,实际操作过程中很难做到"彻底"清除病灶,难免会残留少量死骨和亚健康骨;并且前入路手术暴露过程中有损伤血管、输尿管和污染胸腹腔的可能;更重要的是,由于病史长,慢性消耗,骨质疏松,单独前方内固定容易松动、下陷,畸形矫正丢失,甚至植骨块移位导致神经受压。目前,由于椎弓根钉是三柱固定,较前入路钉板(棒)的前中柱固定力量更强,且内固定物不必暴露于病灶区,加之后入路融合后可以获得脊柱360°融合,在恢复脊柱稳定性和矫正脊柱后凸畸形上有明显优势。

很多学者认为单纯经后入路术式破坏了脊柱的前、中、后三柱,植骨不融合进一步加重了脊柱不稳,不利于病灶的愈合。笔者通过10余年来的尝试、研究及随访发现,并没有出现传统观点所担心的并发症。之所以未导致脊柱失稳,笔者分析是由于术式本身所致,从后入路置入修整后的骨块,椎板、小关节间及棘突间植骨本身就重建了脊柱三柱,同时保留的亚健康骨组织经正规抗结核治疗后转为正常骨组织,为脊柱的稳定提供基础。而前后入路联合术式对于脊柱后凸畸形的矫形效果有限且前入路的解剖结构比较复杂,极易伤及脊柱毗邻的解剖结构,出现相应的并发症,甚至危及患者生命。因而无论是一期或是分期前后入路联合术式,其创伤大,手术时间长,治疗周期长,患者感染的机会和治疗费用都会增加。此外,单纯经后入路术式还有利于体位引流,使伤口内的分泌物完全彻底地引出,有效防止了伤口液体的残留,从而有利于减少病灶复发及窦道的形成。因此,单纯经后入路术式能在同一切口内完成病灶清除、植骨融合及钉棒内固定,节约了手术时间、减少了伤口感染概率以及患者术中出血量,并缩短了住院时间。

采用单纯经后入路一期完成病灶清除、植骨和矫形内固定术治疗胸腰段结核,对于病变位于一侧或以一侧为主者,病灶清除并无困难;如果病变较广泛,对侧病灶不能在直视下清除,只能借助器械和术者手感操作,病灶清除只能做到相对彻底。但研究发现这种病灶清除虽然不够"彻底",但是并不影响植骨融合效果。以往的研究也证实,治愈脊柱结核的根本方法是规范的抗结核药物治疗和身体免疫状态的改善,手术治疗只是一项辅助措施。至于病灶内置入钛质内固定系统,研究也显示,无论将其应用于结核渗出期、增殖期还是坏死期,均是安全有效的。同样笔者也报道了在病灶中直接置入钛板、钛笼并未增加结核的扩散和复发率。

第二节　技　术　要　点

一、适应证

1. 胸腰段结核病灶较局限,累及不超过 2 个椎体者。
2. 病灶清除后不需要长节段大块植骨以恢复前中柱高度者。
3. 合并后凸畸形,椎旁脓肿仍局限于病损区而未向远处流注或合并背部、椎旁附近窦道者。
4. 硬脊膜及神经根受压严重并存在椎管狭窄,且病变主要局限于椎间隙及椎体后方者。
5. 多节段有脓液,但仅有一个目标节段脓液多、椎体破坏严重者。
6. 有大量死骨或骨空洞形成者。

二、禁忌证

1. 开放性肺结核患者。
2. 危重老年患者,体质虚弱,有严重器质性病变,严重贫血、低蛋白血症等,术前经治疗后仍难以纠正,难以耐受麻醉、手术者。
3. 伴有椎旁、腰大肌巨大脓肿并向远处流注范围较广以及前侧窦道形成者。
4. 多节段结核,单纯经后入路不能完成病灶清除者。

三、手术方法

1. **术前准备**　所有患者均排除活动性及急性粟粒性肺结核。行血、尿、便常规检查,及肝肾功能、心电图、胸部 X 线、红细胞沉降率等检查。入院后即给予异烟肼 300mg、利福平450mg、乙胺丁醇 750mg,吡嗪酰胺 750mg 均每天晨起空腹顿服;链霉素 750mg 肌内注射每天1 次,全部应用 2~4 周;对其并发疾病经内科协助治疗后,待病情稳定,复查红细胞沉降率示逐渐降低或不再升高,结核中毒症状控制良好后可安排手术。但对于结核中毒症状严重、瘫痪有加重,急需行椎管减压的患者不强求红细胞沉降率必须完全降至正常,只要红细胞沉降率有明显下降即可,可于术前 3 天左右加用异烟肼静脉滴注。

2. **麻醉**　气管内插管,全身麻醉。

3. **体位**　患者取俯卧位于弓形架上。

4. **手术操作具体步骤**　C 臂透视定位后取后正中切口,暴露病变累及椎体头、尾侧至少各 1 节脊椎,双侧至椎板小关节及横突外侧;根据情况在病椎及相邻正常椎体安置椎弓根螺钉,一侧上临时棒予以固定,避免减压、病灶清除时,因脊柱不稳而导致脊髓损伤。彻底清除结核病灶包括:残存椎间盘,硬化骨,脓液、肉芽组织和死骨,用刮匙刮至骨面渗出鲜血。清除病灶时,于椎体破坏严重的一侧依据需要切除横突、关节突、椎弓根、椎板,必要时于胸椎处切除邻近的肋骨 3~5cm 和肋骨颈、肋骨头,为使视野开阔,可切断并结扎胸段病椎相应该侧的一根肋间神经,用神经剥离子将硬脊膜保护好,以防操作时对其造成推动和牵拉。小心显露椎管前侧及周围的结核病灶,应尽量刮除干净病灶。为使病灶清除相对彻底,术中使用导尿管伸入脓腔进行加压冲洗,并用负压抽吸。同法清理另一侧病灶。双侧棒予以矫形固定后,确认脊髓无挤压,病灶清除后于残留的骨质缺损处植入足够长度的自体骨、或同种异体块状骨、或填充有自体碎骨粒和同种异体骨粒的钛网。术中再次透视确认后凸畸形矫正、椎体高度恢复满意及内固定位置满意,记录抽吸器中出血量后彻底冲洗术区,严格止血后于后方棘突间植入同种异体块状骨一块,并于打毛的椎板及关节突处植入自体碎骨粒或异体松质骨。术野内加入异烟肼0.2g,链霉素1.0g后置管引流,逐层缝合切口视频1。

视频1

视频1　单纯经后入路病灶清除椎体间植骨术治疗脊柱结核典型病例

　　5. 术后处理　术后加强营养,予以一般支持及内科治疗,将血糖、血压等稳定于正常范围;常规使用下肢气压治疗预防下肢深静脉血栓;抗结核治疗应规律、全程、足量、联合服用抗结核化疗药物12~24个月,平均18个月;出院后1个月内每周复查肝功能及红细胞沉降率,如有异常须做针对性处理,1个月后每月复查1次;每3个月复查1次胸部X线片及病椎正侧位X线片,以了解结核的转归;植骨块是否有松动、脱落、移位;植骨是否融合;内固定是否有松动、移位、断裂等。根据植骨融合情况尽早佩戴支具下地活动。

第三节　典型病例

　　1. 典型病例1　患者男性,28岁。主因"腰背部疼痛2个月"入院。2个月前无明显诱因出现腰背部疼痛,在当地医院对症治疗后,症状进行性加重,近1个月有明显盗汗症状,起病以来体重下降3kg。入院时神经功能ASIA分级E级。入院诊断为"胸腰段结核合并椎旁脓肿"。入院后积极抗结核治疗,在抗结核治疗14天后,采用单纯经后入路结核病灶清除、椎间病灶清除、钉棒内固定术治疗,切除左侧的T_{12}下关节突、L_1上关节突,保留右侧关节突关节,经后方一个切口、一次手术清除结核病灶,同时行椎体间异形钛网支撑植骨。手术后患者腰背部疼痛症状有明显改善,出院时ASIA分级E级,抗结核治疗19个月后结核完全治愈(图7-1)。

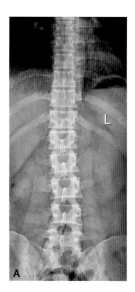
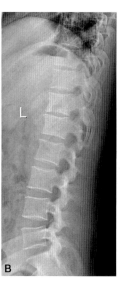
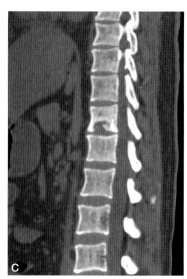

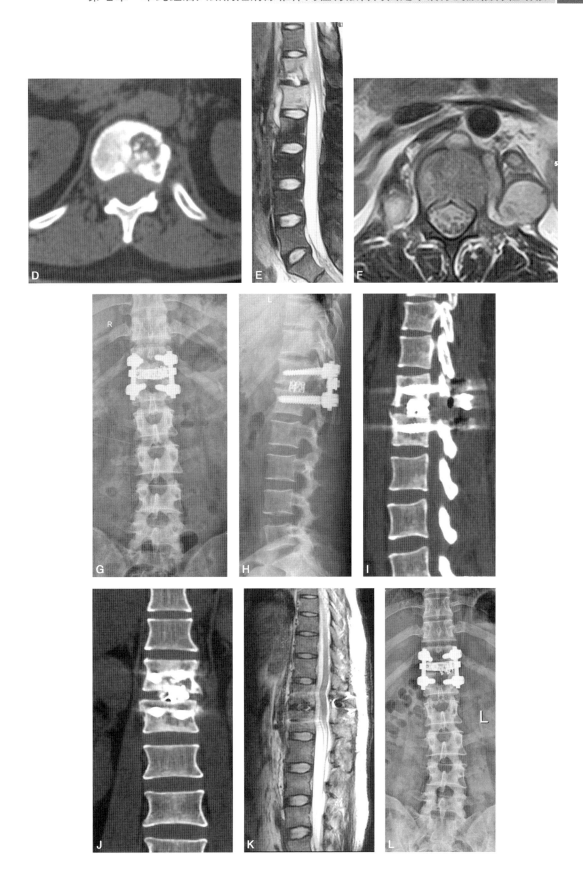

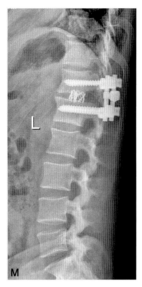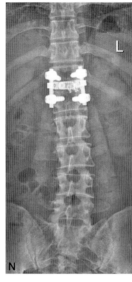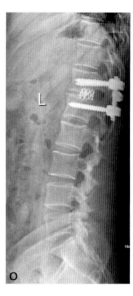

图 7-1　胸腰段脊柱结核典型病例 1

术前病椎正(A)侧(B)位 X 线片示 $T_{12} \sim L_1$ 椎体骨质破坏、椎间隙变窄；术前 CT(C、D)、MRI(E、F)示 $T_{12} \sim L_1$ 椎体破坏、死骨形成及椎旁脓肿；术后正(G)侧(H)位 X 线片、CT(I、J)、MRI(K)示内固定及椎体间钛网位置良好、支撑牢靠；术后 3 个月正(L)侧(M)位 X 线片示内固定位置可、无松动移位；术后 19 个月正(N)侧(O)位 X 线片示植骨融合良好、内固定无松动。

2. **典型病例 2**　患者男性,55 岁。主因"背部疼痛,双下肢乏力 4 个月"入院。4 个月前无明显诱因出现背部疼痛、下肢乏力症状,且进行性加重,近 2 个月有明显盗汗症状,起病以来体重下降 4kg。入院时神经功能 ASIA 分级 D 级。入院诊断为"胸腰段结核"。入院后积极抗结核治疗,患者瘫痪仍进行性加重,在抗结核治疗 10 天后,采用单纯经后入路结核病灶清除、椎间病灶清除、钉棒内固定术治疗,切除左侧的 T_{11} 下关节突、T_{12} 上关节突及部分左侧第 12 肋骨内侧 3cm,保留右侧关节突关节,经后方一个切口、一次手术清除结核病灶,同时行椎体间异形钛网支撑植骨。手术后患者背部疼痛症状及下肢神经功能有明显改善,出院时 ASIA 分级改善至 E 级,抗结核治疗 18 个月后结核完全治愈(图 7-2)。

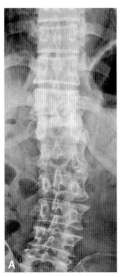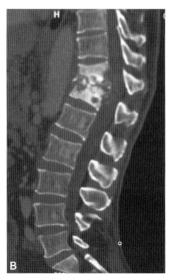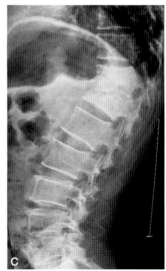

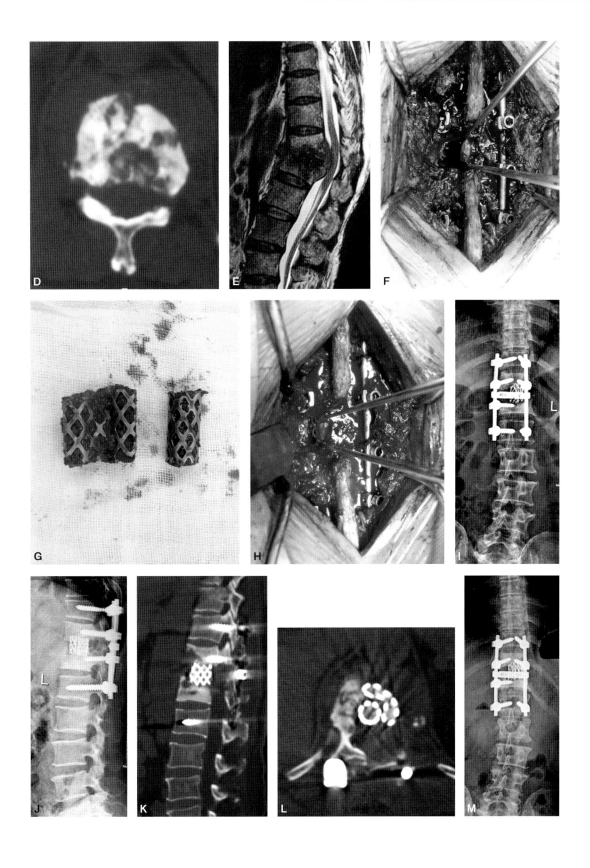

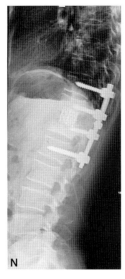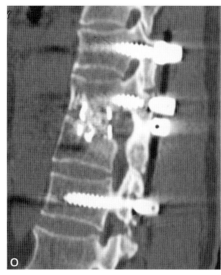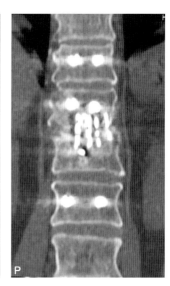

图7-2 胸腰段脊柱结核典型病例2

术前正(A)侧(B)位X线片示$T_{11/12}$椎体骨质破坏并后凸畸形;术前CT(C、D),MRI(E)示$T_{11/12}$椎体破坏、塌陷、椎间隙变窄、死骨形成并脊髓受压;F~H.术中病灶清除、椎管减压、椎体间异形钛网置入、后凸畸形矫正;术后正(I)侧(J)位X线片及CT(K、L)示病灶清除彻底,脊髓受压解除,后凸畸形明显矫正,内固定及椎体间钛网位置良好;术后3个月正(M)侧(N)位X线片示内固定位置可、无松动移位;O、P.术后4年CT示椎体间钛网植骨骨性融合。

第四节 手术并发症及其防治

1. **胸膜损伤** 术中需避免损伤胸膜,以防术后出现血气胸、胸腔积液、肺不张等,如已发生,术中应立即修补缝合,术后亦可行胸膜腔穿刺或胸腔闭式引流、加强抗结核等处理。

2. **肠系膜上动脉综合征** 术后患者上腹胀痛、恶心甚至呕吐,一般采用禁食、胃肠减压等处理。

3. **脊髓损伤** 发生率较低,但后果严重,应严加防范。主要由于胸腰段椎管容积小、缓冲空间小,术中操作稍有不慎可能损伤脊髓,而且伴有脊柱后凸畸形或脓肿压迫脊髓,当压迫解除后可发生脊髓缺血再灌注损伤。因此操作时要仔细,注意手法的轻巧和准确,多可避免;术中监测躯体感觉诱发电位(somatosensory evoked potential,SEP)和运动诱发电位(motor evoked potential,MEP),对脊髓损伤的避免也有帮助。

4. **脊柱不稳** 在将结核病灶清除、减压充分的基础上,对能保留的椎体骨质尽量保留,以防骨缺损太大,影响稳定性的重建。

5. 术前需抗结核治疗2周,复查红细胞沉降率示逐渐降低或不再升高再行手术,以防术中、术后结核播散。

6. **术后结核复发、窦道形成** 多发生在术后2~3年,其主要原因有术中病灶清除不彻底,术后未正规抗结核治疗,脓肿引流不充分,手术时机不当,或合并其他细菌感染、全身情况恶劣、严重营养不良。因此应在彻底清除病灶的基础上规律、全程、适足量、联合服用抗结核药物12~24个月,平均18个月。术后常规静脉予以广谱抗生素预防感染,并且加强营养,予以对症支持及内科治疗,控制血糖等指标稳定于正常范围。

7. 术后长期卧床易导致压疮、坠积性肺炎、下肢深静脉血栓、肌萎缩、骨质疏松加重等并发症,术后需鼓励患者勤翻身、叩背咳痰、雾化治疗等,早期指导患者于床上行四肢功能锻炼及康复治疗,术后常规使用下肢气压治疗预防下肢深静脉血栓,尽早佩戴支具下地活动。

第五节　优点及缺点

1. 经后入路手术通过一次手术、一个切口,即完成病灶清除、脊髓减压、椎间植骨、后凸畸形矫正和椎弓根螺钉内固定,术中不必改变体位和重新铺单,手术创伤小、并发症少、手术时间短、出血少、恢复快,属于相对意义上的脊柱结核"微创"手术。

2. 经后入路行椎体间植骨的同时,行后入路椎板间和棘突间植骨,脊柱可在360°范围获得融合。

3. 对胸腹腔及其脏器无干扰;对年轻未生育男性和女性患者,由于切口隐蔽,对生殖系统干扰小,有特殊优势。

4. 由于显露范围有限,病灶清除后遗留的骨缺损又不规则,植入大小合适并具有牢固支撑作用的骨块时需耐心仔细地操作。利用椎弓根内固定系统将椎间隙适当撑开,以方便植入骨块,随后将椎间隙适当加压以利于植骨块稳定。切除后段肋骨包括肋骨小头有利于显露病灶和植骨,切下的肋骨可用于桥接关节突切除后遗留的间隙。

5. 此术式仅适用于发病较早、病变节段较短、不需要长节段大块植骨的患者。

6. 如多节段骨质破坏、脓液向远端流注范围较广或椎体破坏严重致病灶清除后前、中柱缺损过大而需长节段大块植骨时,术中植骨、矫形和稳定都难以实现,一般不宜选择一期单纯经后入路手术,而更适合采用前入路或前后入路联合手术。因此,术前CT和MRI检查应对病椎破坏情况做出仔细的判断后,依照患者个体情况选择较为适宜的术式。

（张宏其　邓盎　王锡阳）

参考文献

[1] JIN D,QU D,CHEN J,et al. One-stage anterior interbody autografting and instrumentation in primary surgical management of thoracolumbar spinal tuberculosis[J]. Eur Spine J,2004,13(2):114-121.

[2] WANG Z,YUAN H,GENG G. Posterior mono-segmental fixation,combined with anterior debridement and strut graft,for treatment of the mono-segmental lumbar spine tuberculosis[J]. Int Orthop,2012,36(2): 325-329.

[3] ZHANG H Q,LIN M Z,LI J S,et al. One-stage posterior debridement,transforaminal lumbar interbody fusion and instrumentation in treatment of lumbar spinal tuberculosis:a retrospective case series[J]. Arch Orthop Trauma Surg,2013,133(3):333-341.

[4] SAHOO M M,MAHAPATRA S K,SETHI G C,et al. Posterior-only approach surgery for fixation and decompression of thoracolumbar spinal tuberculosis:a retrospective study[J]. J Spinal Disord Tech,2012,25(7): E217-E223.

[5] PU X,ZHOU Q,HE Q. A posterior versus anterior surgical approach in combination with debridement,interbody autografting and instrumentation for thoracic and lumbar tuberculosis[J]. Int Orthop,2012,36(2): 307-313.

[6] MA Y Z,CUI X,LI H W. Outcomes of anterior and posterior instrumentation under different surgical procedures for treating thoracic and lumbar spinal tuberculosis in adults[J]. Int Orthop,2012,36(2):299-305.

［7］张宏其,沈恺颖,王昱翔,等.一期后路病灶清除椎间植骨融合内固定术治疗跳跃型胸腰椎结核［J］.脊柱外科杂志,2011,9(1):17-22.

［8］张宏其,郭虎兵,陈筱,等.单纯一期后路病灶清除椎体间植骨融合内固定治疗胸椎结核的临床研究［J］.中国矫形外科杂志,2012,20(1):34-40.

［9］张宏其,陈筱,郭虎兵,等.单纯后路病灶清除椎体间植骨融合内固定治疗脊柱结核的适应证及疗效评价［J］.中国矫形外科杂志,2012,20(3):196-199.

第八章

单纯经后入路病灶清除椎体间植骨融合内固定术治疗腰段脊柱结核

第一节 概　述

长期以来,经前入路行结核病灶清除及植骨融合、同期经前入路或后入路行内固定是治疗腰椎结核的经典手术,其治疗的安全性和有效性已得到广泛认可;但前入路手术亦存在创伤大、入路复杂、并发症较多等缺点。近些年来,随着内固定技术的不断进步及对脊柱结核认识的深入,采用单纯经后入路一期手术治疗成人腰椎结核的临床报道逐渐增多。相较前入路手术,后入路手术可显著降低手术创伤,简化手术入路。2004 年起,笔者所在医院在国内率先开展了脊柱结核单纯经后入路手术的临床研究,积累了较多的临床病例。本章将阐明单纯经后入路手术治疗腰椎结核的适应证、关键技术及中期临床疗效。

第二节 技 术 要 点

一、适应证

1. 单节段腰椎结核(一个运动单元)。
2. 至少有如下情形之一:①明显骨质破坏造成椎体塌陷、椎体不稳。②脓肿、干酪样坏死物质压迫脊髓神经,难以吸收。③形成明显后凸畸形或畸形进行性加重。④形成大空洞、明显死骨。⑤合并继发性椎管狭窄,腰腿痛剧烈。⑥无法耐受前入路开腹手术的病例。

二、禁忌证

1. 一般情况差,有严重贫血、低蛋白血症等,或心、肺、肝、肾等重要脏器功能低下,不能耐受手术者。
2. 伴有椎体前巨大脓肿,或远处流注脓肿,以及前侧窦道形成者。
3. 多节段结核,单纯后入路不能完成病灶清除及脊柱重建者。

三、手术方法

（一）术前准备

1. **术前检查**　所有病例术前除常规利用 X 线、CT 及 MRI 检查确定结核病灶位置、骨质破坏程度、脓肿大小、脊髓受压情况及局部后凸畸形等情况,抽血测血常规、肝肾功能、电解质、红细胞沉降率、C 反应蛋白及 T-SPOT 检测,另外行胸部 X 线片、心电图、心脏彩超检查排除心肺手术禁忌疾病。

2. **术前规范四联抗结核治疗**　给予异烟肼 300mg、利福平 450mg、乙胺丁醇 750mg、吡嗪酰胺 750mg 均每天晨起空腹顿服。术前用药 2~4 周。待患者全身中毒症状明显改善，红细胞沉降率有下降趋势，全身一般情况能耐受手术，即可安排手术。

（二）麻醉

气管内插管，全身麻醉。

（三）体位

患者取俯卧位于弓形架上。

（四）**手术操作具体步骤**

C 臂透视定位后，采用后正中切口逐层切开，骨膜下剥离显露病变节段及其上、下各 1 个正常节段。在病椎上、下方各 1 个正常节段分别置入椎弓根螺钉，视病椎骨质破坏特点及情况，选择置入一侧或双侧较短椎弓根螺钉（经过椎弓根即可）。

切除病变椎间隙对应的上位椎棘突及椎板。根据影像学资料，选择病灶破坏严重和/或脓肿较大的一侧作为操作侧。切除操作侧间隙对应的椎板及椎间关节，充分暴露该侧椎间盘、椎间孔及上、下节段神经根。向中线适当牵开硬脊膜囊及神经根，进一步扩大操作通道。用尖刀片切开操作侧椎间盘至椎间孔，然后用各种角度刮匙彻底刮除间隙及上、下椎体内的结核病灶。对于合并较多椎前椎旁脓肿的病例，小心切除部分前方及侧方的纤维环，以便进一步清除椎旁、椎前的结核病灶。若对侧病灶清除不满意，可再在对侧咬除部分椎板（但需要保留完整的椎间关节），分离牵开硬脊膜囊后，进一步清除病变间隙及椎旁的结核病灶。病灶清除完成后，在软管内注入生理盐水灌洗椎旁及椎前部分，进一步清除残留病灶。

病灶彻底清除后，用骨刀将椎间植骨床修整。根据椎间缺损形态及长度，截取 1~2 段钛网，以自体骨粒充填（来自切除的健康椎板和棘突骨），若自体骨不足，可将自体骨充填在两端，钛网中间混入同种异体骨。安装非操作侧固定棒，并适度撑开螺钉进一步扩大植骨通道，神经拉钩适度牵开硬脊膜囊及神经根，通过操作侧椎间孔-椎管通道依次置入钛网。C 臂正、侧位透视确认钛网位置安放满意后，加压对侧钛棒以卡紧钛网，然后安装操作侧固定棒，抱紧螺钉进一步固定前方钛网。在固定节段椎板及椎间关节准备植骨床，充分植入自体骨及同种异体骨。术毕放置引流管，逐层缝合切口。

（五）术后处理

术后继续术前抗结核方案共计 18 个月。引流量<20ml/d 方可拔除引流管。术后卧床 4~6 周后佩戴胸腰支具下床活动，间隔 3 个月门诊随访 1 次，复查血常规、红细胞沉降率、肝肾功能、腰椎 X 线片及腰椎三维 CT。

第三节　典型病例

患者女性，42 岁。主因"腰骶部疼痛 6 个月，双下肢放射性疼痛，间歇性跛行 1 个月"入院。6 个月前无明显诱因出现腰骶部疼痛，未予重视，当地医院给予对症治疗。近 1 个月出现双下肢放射性疼痛、间歇性跛行、下肢乏力症状，且进行性加重。入院时神经功能 ASIA 分级 D 级，疼痛 VAS 评分 7 分。入院诊断为"腰椎结核，继发性腰椎管狭窄症"。入院后积极四联抗结核治疗，在抗结核治疗 5 天后，采用单纯经后入路结核病灶清除、椎间植骨钉棒内固定术治疗。在 $L_{4/5}$、S_1 双侧分别置入椎弓根螺钉，切除右侧 L_4 下关节突、椎板棘突，保留

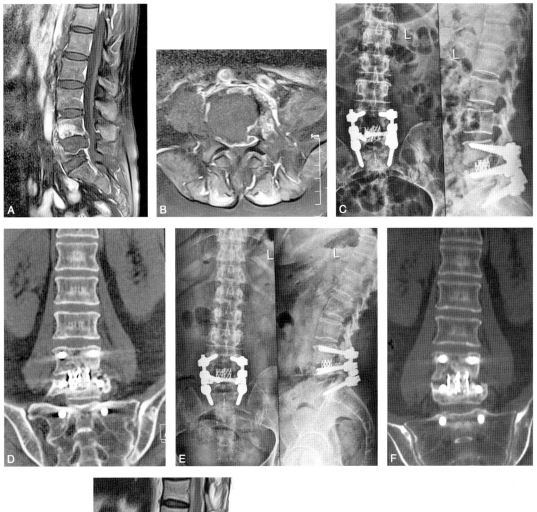

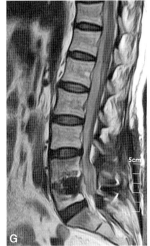

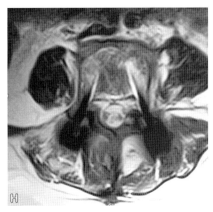

图 8-1　腰椎脊柱结核典型病例

A、B. 术前 MRI 显示 $L_{4/5}$ 椎体及椎间盘破坏,椎旁脓肿,继发性椎管狭窄;C. 术后 2 周 X 线片,显示内固定及钛网位置满意;D. 术后 2 周 CT 示椎间两段钛网植骨,位置佳,与植骨床贴合满意;E. 术后 2 年 X 线片,内固定及钛网无断裂、移位;F. 术后 2 年 CT 见钛网植骨与上下椎体牢固融合;G、H. 术后 2 年 MRI 示结核痊愈、无复发,椎管狭窄完全解除。

左侧 $L_{4/5}$ 关节突关节,清除椎管内及前方病灶,通过右侧的椎间孔通道,依次置入 2 节充填自体骨的钛网。出院时 ASIA 分级改善至 E 级,VSA 评分为 3 分。抗结核治疗 2 年后结核完全治愈(图 8-1)。

第四节　手术并发症及其防治

1. **脑脊液漏**　脑脊液漏最常见于两个时段,一是清除黏附在硬脊膜囊上的结核干酪样病灶时,二是置入钛网时。预防方法主要是在清除病灶时操作要轻柔,找到正常的硬脊膜囊平面后再向病灶部位操作;在置入钛网时牵拉要适度,注意观察钛网边角是否有钩挂硬脊膜囊。如果发生硬脊膜囊破裂,尽可能在术中直接缝合修补。

2. **马尾、神经根损伤**　往往是由于粗暴操作和过度牵拉所致。预防方法主要是注意操作要规范,牵拉要适度。

3. **结核播散、复发**　发生原因包括:结核病灶脓肿清除不彻底、结核耐药、患者营养状况差及抵抗力弱所致。预防方法包括:术中尽可能清除绝大多数病灶,包括椎体旁病灶;加强患者的营养支持并规范抗结核治疗。

4. **内固定断裂、松动,钛网下沉等**　该类并发症的主要原因有:①抗结核治疗不力、佩戴支具时间过短、术后活动过早;②内固定节段选择不合理;③植骨床和钛网接触面不踏实,钛网下沉移位等。术中合理选择固定节段,同时处理好植骨床及植骨接触面,术后合理抗结核治疗、坚持佩戴支具保护,可以有效预防此并发症发生。

第五节　优点及缺点

一、优点

1. **手术创伤小**　相比较前入路手术,单纯后入路手术无论切口和路径都具有创伤小的优点。同时后入路手术不干扰腹腔,对患者术后早期的饮食影响甚微。

2. **手术操作简单,容易掌握**　脊柱后入路手术操作是脊柱外科医师最熟悉的入路。显露方便简单,具体操作与 TLIF 手术类似,易于掌握和推广普及。

3. **手术相关并发症少**　由于手术入路简单直接、手术创伤小、失血量减少、手术时间缩短,手术相关并发症(如腹腔内脏损伤等)大大减少。

4. **患者满意度高**　单纯经后入路手术仅需一次手术、一个切口即可达到治疗目的,术后恢复快,患者的满意度自然就高。

二、缺点

1. **病灶清除难度较大**　单纯经后入路手术往往经过一侧清除结核病灶,所以我们要选择病灶较多的一侧进入,保留对侧椎板及椎间关节。术中清除对侧病灶不能在直视下完成,建议用大角度不同方向的刮匙配合适当的硬脊膜囊牵开,以彻底清除对侧病灶。

2. **修整植骨床、置入多枚异形钛网难度较大。**

3. **不能有效清除某些流注脓肿。** 对于与病灶相延续的单侧巨大流注脓肿,可以在同期手术中行负压抽吸盥洗;对于一些与手术节段远隔的流注脓肿,则需要同期或分期前入路手术清除,或在 CT、B 超引导下经皮置管引流。

(张宏其　郭超峰　吴建煌)

参考文献

[1] JIN D,QU D,CHEN J,et al. One-stage anterior interbody autografting and instrumentation in primary surgical management of thoracolumbar spinal tuberculosis[J]. Eur Spine J,2004,13(2):114-121.

[2] WANG Z,YUAN H,GENG G,et al. Posterior mono-segmental fixation,combined with anterior debridement and strut graft,for treatment of the monosegmental lumbar spine tuberculosis[J]. Int Orthop,2012,36(2):325-329.

[3] 崔旭,马远征,李宏伟,等.前路和后路内固定治疗胸腰椎结核的疗效比较[J].中华医学杂志,2012,92(19):1325-1329.

[4] ZHANG H Q,LIN M Z,LI J S,et al. One-stage posterior debridement,transforaminal lumbar interbody fusion and instrumentation in treatment of lumbar spinal tuberculosis:a retrospective case series[J]. Arch Orthop Trauma Surg,2013,133(3):333-341.

[5] HE B,HU Z,HAO J,et al. Posterior transpedicular debridement,decompression and instrumentation for thoracic tuberculosis in patients over the age of 60[J]. Arch Orthop Trauma Surg,2012,132(10):1407-1414.

[6] 张宏其,沈恺颖,王昱翔,等.一期后路病灶清除椎间植骨融合内固定术治疗跳跃型胸腰椎结核[J].脊柱外科杂志,2011,9(1):17-22.

[7] 罗一,邓展生,陈静,等.有限减压及椎板重建在单节段胸椎结核手术治疗中的应用[J].中国修复重建外科杂志,2012,26(12):1409-1414.

[8] 张宏其,唐明星,王昱翔,等.多枚分网异形钛网技术在单纯一期后路脊柱结核手术中的应用[J].中国矫形外科杂志,2014,22(15):1353-1358.

[9] 金大地.关于脊柱结核手术入路的选择[J].中国脊柱脊髓杂志,2012,22(9):771.

[10] ZHANG H Q,LI J S,ZHAO S S,et al. Surgical management for thorac-ic spinal tuberculosis in the elderly:posterior only versus com-bined posterior and anterior approaches[J]. Arch Orthop Trauma Surg,2012,132(12):1717-1723.

[11] 张宏其,陈筱,郭虎兵,等.单纯后路病灶清除椎体间植骨融合内固定治疗脊柱结核的适应证及疗效评价[J].中国矫形外科杂志,2012,20(3):196-199.

[12] 张宏其.胸椎结核后入路手术的优点与适应证[J].中国脊柱脊髓杂志,2012,22(9):773-774.

[13] PIER P M,MAURO C,MAURIZIO P,et al. TLIF for symptomatic disc degeneration:A retrospective study of 100 patients[J]. European Spine Journal,2011,20(1):57-60.

[14] 聂林,侯勇,张庆国,等.PLIF 手术在腰椎滑脱中的应用探讨[J].中国矫形外科杂志,2005,13(7):497-499.

第九章

单纯经后入路病灶清除椎体间植骨融合内固定术治疗腰骶段脊柱结核

第一节 概 述

腰骶段脊柱结核约占脊柱结核的 2%~3%。由于腰骶段脊柱结核在生物力学和解剖学方面与其他节段的脊柱结核有较大不同。在生物力学方面,腰骶段由活动度较大的腰椎前凸和无活动的骶椎后凸的转折部位构成,躯干重量集中于该段,对稳定性要求高。另外,因 S_1 椎体上面向前倾斜,L_5 椎体承受躯干重量,有向前下滑脱的趋势。正常的 L_5/S_1 小关节突、椎间盘是对抗 L_5 椎体向前滑脱剪力的主要结构,若其被破坏将会大大增大 L_5 椎体向前滑脱的机会。术中因需清除病灶、切除椎间盘,故使椎间剪切应力主要由内固定及后方小关节对抗,因此对内固定要求较高,也会加速小关节的退变。另外,S_1 椎体破坏后,其远端骶椎截面积骤然减小,使植骨块放置变得异常困难,极大地增加了植骨融合难度,且腰骶椎前方局部解剖复杂,腰椎前方左侧为腹主动脉,右侧为下腔静脉。腹主动脉降至第 4 腰椎水平分出髂总动脉。L_4 椎体前方及两侧和 S_1 椎体的侧方均为腹主动脉,下腔静脉,髂总动、静脉和骶中动、静脉所覆盖。所以施行腰骶段脊柱前入路手术,较其他部位有明显的不同。

第二节 技 术 要 点

一、适应证

1. 椎体破坏和塌陷导致脊柱稳定性丧失者。
2. 有大量椎旁寒性脓肿形成者。
3. 椎管内脓肿导致有严重或进行性加重的神经受压症状者。
4. 有严重或进行性加重的脊柱后凸畸形者。
5. 病灶局限在单节段 L_4~S_1 的脊柱结核,所谓单节段脊柱结核一般指一个椎间相邻的上和/或下终板、椎体,也就是椎体的一个运动单元。

二、禁忌证

1. 多节段的脊柱结核。
2. CT 或 MRI 提示有椎旁或硬脊膜外巨大脓肿形成者。
3. 患者全身情况不佳,无法耐受手术。

三、手术方法

1. **术前准备**　所有患者行胸部 X 线片检查排除活动性及急性粟粒性肺结核。术前常规抗结核治疗 2 周。给予异烟肼 300mg、利福平 450mg，乙胺丁醇 750mg，吡嗪酰胺 750mg，均每天晨起空腹顿服；链霉素 750mg 肌内注射每天 1 次，应用 3~4 周。对患者合并疾病经内科协助治疗。同时予以口服或静脉滴注保肝、维生素类及营养支持药物，每 1~2 周复查肝、肾功能。术前加强营养，待患者贫血及低蛋白血症纠正后，红细胞沉降率恢复正常或明显下降时进行手术。依据 X 线、CT、MRI 等资料确定关键椎体，同时 CT 测量相应椎弓根大小，并决定手术方案。

2. **麻醉**　全身麻醉，气管内插管。

3. **体位**　患者取俯卧位于弓形架上。

4. **手术操作具体步骤**　以病椎为中心，向上、下延伸 1~2 个椎体，沿棘突做纵切口，切开皮肤、皮下组织后，在正中部切开棘上韧带，用骨膜剥离器剥开两旁骶棘肌（拟行植骨融合的节段采用骨膜下剥离，不准备融合的节段则采用骨膜外剥离），显露完毕后放好两个自动拉钩。椎弓根螺钉置入相邻正常椎体内（病椎椎弓和椎体上部无破坏者螺钉置入病椎内）。若 S_1 椎体破坏严重，则应将固定节段延长至 S_2 椎体或置入双侧髂骨钉。显露椎管，分离并保护神经根，取两根长度合适的钛棒预弯成适度前凸后安置，以恢复椎体高度及矫正后凸畸形。C 臂透视确认后凸畸形矫正满意及内固定位置满意后，切除病变节段横突及关节突关节，用刮匙将脊髓前方一侧病灶清除，包括吸净脓液，刮除肉芽、死骨及干酪样坏死物质使椎管内脊髓获得彻底减压，搔刮椎体剩余骨质，直至表面有活动性出血渗出，不要求彻底清除硬化骨。术中使用导尿管伸入脓腔进行加压冲洗，并用负压抽吸（对侧清除时步骤同上）。病灶清除后于残留的骨质缺损处植入足够长度的自体骨或同种异体骨（钛网亦可），为了防止置入物移位，可适当抱紧双侧钛棒，同时注意对相对应的神经根进行保护。术中再次透视，确定后凸畸形矫正满意、椎体高度恢复满意及内固定位置满意后用过氧化氢及生理盐水反复冲洗术野，同时对病变节段行椎板、关节突处植骨融合。病灶区放置链霉素 1.0g，异烟肼 0.2g，放置引流后关闭切口。清除的病灶组织送病理学检查。另外对于合并有明显腰大肌脓肿的患者先行侧前入路清除腰大肌脓肿后再二期行后入路病灶清除、植骨融合内固定术。

5. **术后处理**　术后观察引流量<20ml/24h 予以拔管，行后入路手术后常规治疗包括：应用抗生素及神经营养药物。术后继续三联（异烟肼、利福平、乙胺丁醇）抗结核治疗 12~18 个月，评价结核治愈情况后再决定是停药还是继续用药。同时定期复查肝、肾功能，并加强营养支持治疗。所有患者术后佩戴支具保护 6~12 个月。前 12 个月每 3 个月复查站立位正侧位 X 线片，必要时复查 CT。观察结核治愈和植骨融合情况，1 年后每半年左右再复查一次 X 线片，以决定是停药还是继续用药。

第三节　典型病例

1. **典型病例 1**　患者女性，65 岁。主因"腰骶部疼痛 11 个月"入院。11 个月前无明显诱因出现腰骶部疼痛，近 1 个月有明显盗汗症状，起病以来体重下降 3kg。入院后在抗结核治疗 14 天后，采用单纯经后入路结核病灶清除、椎间植骨融合、钉棒内固定术治疗，切除右侧的 L_5 下关节突、L_5 右侧大部分椎板、S_1 上关节突，保留左侧关节突关节，经后方一个切口、一次手术清除结核病灶，同时行椎体间自体颗粒骨及同种异体骨粒填充的异形钛网支撑植骨。手术后患者腰骶部疼痛症状明显改善，抗结核治疗 2 年后结核完全治愈（图 9-1）。

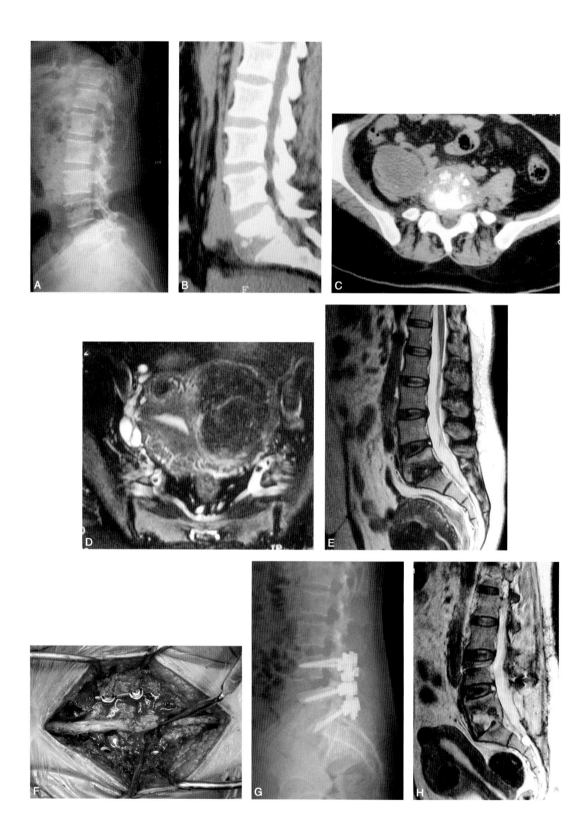

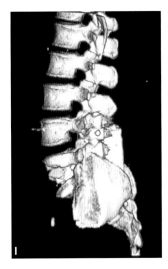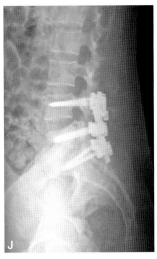

图 9-1　腰骶段脊柱结核典型病例 1

A~E. 术前 X 线片、CT 及 MRI 示 L$_5$/S$_1$ 椎体骨质破坏严重,骶前及椎管内脓肿形成,硬脊膜囊受压明显;F. 术中行后入路病灶清除,植骨融合钉棒内固定术;G~I. 术后复查示椎体间植骨位置良好,椎管减压充分;J. 末次随访 X 线片示椎体间植骨融合,钉棒系统未见断裂。

2. **典型病例 2**　患者女性,65 岁。主因"腰骶部疼痛 11 个月"入院。11 个月前无明显诱因出现腰骶部疼痛,近 1 个月有明显盗汗症状,起病以来体重下降 3kg。入院后在抗结核治疗 14 天后,采用单纯经后入路结核病灶清除、椎间植骨融合、钉棒内固定术治疗,切除右侧的 L$_5$ 下关节突、L$_5$ 右侧大部分椎板、S$_1$ 上关节突,保留左侧关节突关节,经后方一个切口、一次手术清除结核病灶,同时行椎体间自体颗粒骨及同种异体骨粒填充的异形钛网支撑植骨。手术后患者腰骶部疼痛症状明显改善,抗结核治疗 2 年后结核完全治愈(图 9-2)。

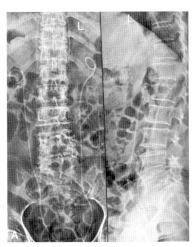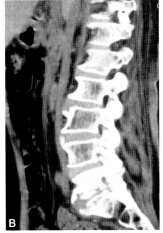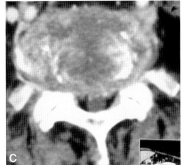

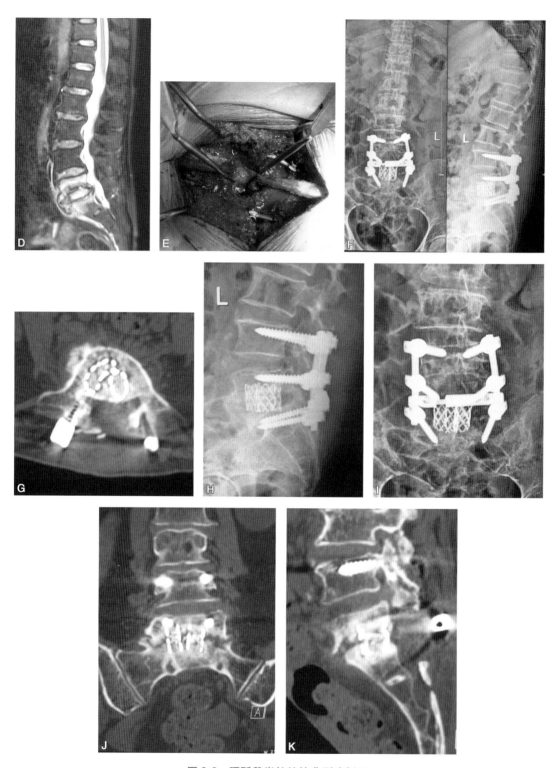

图 9-2　腰骶段脊柱结核典型病例 2

A~D. 术前 X 线片、CT 及 MRI 示 L_5/S_1 椎体骨质破坏严重,骶前及椎管内脓肿形成,硬脊膜囊受压明显;E. 术中行单纯后入路病灶清除、椎间钛网植骨融合钉棒内固定术;F~G. 术后复查 X 线片、CT 示椎管减压充分,椎体间钛网植骨位置良好;H~K. 末次随访 X 线及 CT 示椎体间植骨融合,钉棒系统未见断裂。

第四节 手术并发症及其防治

1. **神经受损** 术中应防止脊髓过度牵拉、硬脊膜破裂,以免出现神经受损。术前参考CT 及 X 线等影像学资料,尽量避免术中出现置钉损伤脊髓。

2. **硬脊膜破裂、脑脊液漏**

(1) 原因:增生或骨化的后纵韧带或其他周围组织与硬脊膜粘连,在分离粘连或强行切除增生骨化物时造成硬脊膜损伤所致;在椎管内操作的过程中,盲目钳夹后粗暴撕拉可造成硬脊膜囊撕裂。

(2) 预防措施:术前充分评估致压物与硬脊膜的粘连程度;仔细分离粘连组织。

(3) 处理措施:裂口较小时可将外流的脑脊液洗净后,再用纤维蛋白胶或明胶海绵覆盖;裂口较大则需用细的不可吸收缝线严密缝合硬脊膜囊;若裂口较大,直接缝合困难者,可采用人工硬脊膜修补。缝合后放置明胶海绵、筋膜、肌肉交替重叠以加强硬脊膜囊。术后一旦有脑脊液漏应静卧、加压包扎、勤换敷料、加大抗生素的用量以预防感染;若术后持续存在脑脊液漏,可应用乙酰唑胺减少脑脊液产生,或者从蛛网膜下隙行脑脊液分流以降低脑脊液压,有助于控制脑脊液漏。如上述治疗无效,则需要手术治疗。

3. **结核复发** 术后一定配合规律、系统的抗结核治疗。通过术后继续抗结核治疗,使得亚健康骨转为正常骨组织,防止结核复发。

4. **植骨块或钛网相关并发症** 早期植骨块或钛网相关并发症主要包括植骨块或钛网移位、脱出、椎体骨折、脊柱曲度异常。

(1) 原因:①严重的脊柱结核及老年患者有骨质疏松存在;②植骨块厚度太薄、骨质过少,骨块出现吸收;③椎间隙前部撑开过大,骨块承受压力过大,出现骨质吸收或骨折;④广泛椎体切除后,手术部位不稳和后方张力带结构破坏共同作用的结果。

(2) 预防措施:在手术中应根据情况确定植骨块或钛网的大小及长度。植骨块或钛网不能过短,否则不能恢复椎间前部的高度和正常生理曲度;但也不能为了恢复生理前曲而过分撑开椎间前部。植骨块或钛网过长者,术后早期脊柱曲度恢复满意,但植骨块两端承受压力过大,反而容易造成植骨块的骨端坏死、吸收、塌陷或移位,引起脊柱后凸畸形。

5. **内固定断裂、松动,植骨不融合等** 该类并发症的主要原因有:①抗结核治疗不力、佩戴支具时间过短、术后活动过早;②外力直接或间接作用于手术部位;③内固定器材选用不合理;④椎弓根螺钉本身设计缺陷;⑤术中破坏脊椎骨血供,使植骨延迟融合或不融合;⑥内置入物的排异反应。该类并发症由于抗结核不力造成的较多见,因此术后强有力的抗结核治疗十分关键,将决定整个治疗成功与否,要求有足够的强度、足够的疗程。要遵循"联合、足量、规律、长期"的用药原则。其他原因造成者可适当按情况避免。

第五节 优点及缺点

一、优点

1. 避免了前入路清除病灶时所引起的并发症。
2. 能有效恢复脊柱的生理曲度,矫正后凸畸形,减少内固定松动、断裂。

3. 由于引流管是从身体的后部置入,有利于体位引流,使伤口引流更加彻底,有效地避免了伤口引流液的残留,进一步防止了伤口感染。

4. 此手术入路解剖简单,手术创伤小,避免了对腹腔脏器及血管的干扰,术中、术后并发症较少。

5. 一次手术,一个切口,即可完成病灶清除、椎体间植骨融合及内固定,手术时间短。

6. 术中无须变换体位,操作方便,没有因为变换体位造成植骨块滑脱及矫正度数丢失的风险。

二、缺点

1. 显露局限,不能在直视下清除病灶,很难达到彻底清除病灶的目的,只能做到相对彻底清除病灶。

2. 防止硬脊膜破裂,病灶内有大量结核分枝杆菌,硬脊膜破裂后容易导致结核分枝杆菌扩散,出现结核性脑膜炎等严重并发症。

3. 术中需要切除一侧关节突关节,如果没有牢固的植骨融合和内固定,会影响腰椎的稳定性。

4. 不适用于长节段脊柱结核。

(张宏其　王昱翔　王锡阳)

参考文献

[1] REZAI A R, LEE M, COOPER P R. et al. Modern management of spinal tuberculosis [J]. Neurosurgery, 1995, 36(1):87-98.

[2] RAJASEKARAN S, SHANMUGASUNDARAM T K, PRABHAKAR R. et al. Tuberculosis Lesions of the Lumbosacral Region: A 15-Year Follow-Up of patients treated by Ambulant Chemotherapy [J]. Spine, 1998, 23 (10):1163-1167.

[3] XU J Z, JIANG Z H, ZHOU Q. The outcome of allograft and anterior instrumentation in the treatment of lumbosacral junction tuberculosis [J]. Chinese Journal and Spinal Cord, 2006, 16(12):897-900.

第十章

单纯经后入路病灶清除椎体间植骨融合内固定术治疗跳跃型脊柱结核

第一节 概　述

脊柱结核一般表现为单独的连续椎体受累,多节段、多椎体跳跃受累者并不常见。两处以上不相邻的椎体或其附件同时发生结核称为跳跃型脊柱结核。据报道,跳跃型脊柱结核的发生率差异较大,高低不一,且多数属于个案报道。专门针对跳跃型脊柱结核治疗的报道甚少,手术术式的选择也尚未统一,存在争议。采用全脊柱 MRI 检查可提高跳跃型脊柱结核的检出率。当患者体征与已明确的病灶明显不符合时应加拍脊柱全长 X 线片,有条件者拍摄全脊柱 MRI 以做到早期诊断与治疗。

对于跳跃型脊柱结核的治疗应遵循脊柱结核的基本治疗原则,是以抗结核药物治疗为主、手术治疗为辅的综合治疗方案。对诊断确切、临床症状不重、骨破坏轻、脓肿不大、不伴有脊柱畸形或不稳、无神经功能受损及对抗结核药物敏感的病例可采用非手术治疗。而对于病灶破坏所造成的后凸畸形、脊髓或神经根受压和脊柱失稳等则需要行手术治疗,但不一定每个部位都行病灶清除,应根据患者的具体情况确定。

第二节 技 术 要 点

一、适应证

1. 合并椎管内脓肿严重压迫神经者。
2. 病灶骨破坏、椎旁脓肿最好以一侧为主,另一侧较轻。
3. 合并较为严重的后凸畸形或脊柱不稳者。
4. 后方附件结核及脓肿形成者。

二、禁忌证

1. 骨质破坏轻、脓肿不大、无脊柱畸形、不稳或神经功能损伤者。
2. 病变仅为椎体或椎间盘轻微破坏,合并椎旁较大脓肿者。
3. 患者有严重骨质疏松或多器官功能障碍,难以耐受手术。

三、手术方法

1. **术前准备**　术前行脊柱 X 线片、CT 及 MRI 检查,了解病变类型、范围及破坏程度;完善胸部 X 线片、心电图、心肺功能等检查,排除心肺手术禁忌疾病,行呼吸功能锻炼;完善血常规及肝肾功能检查,排查并纠正重度贫血、低蛋白血症;监测红细胞沉降率、C 反应蛋白、结核抗体、PPD 皮试,了解结核炎症反应程度。对于无法明确诊断者,需要与脊柱肿瘤、脊柱化脓性炎症等相鉴别,行穿刺活检及细菌培养。

术前 2 周的正规抗结核治疗,联合应用异烟肼 300mg、利福平 450mg、乙胺丁醇 750mg 和吡嗪酰胺 750mg,每天 1 次。待全身中毒症状明显减轻,全身营养状况好转,即可手术。合并神经功能障碍的患者术前至少化疗 1 周,若瘫痪症状明显,在足量规范抗结核治疗后,若无其他禁忌证,应尽早手术治疗,挽救神经功能。对合并活动期肺结核患者,务必做好防护隔离工作。

2. **麻醉**　全身麻醉,气管内插管。

3. **体位**　患者取俯卧位于弓形架上。

4. **手术操作具体步骤**　充分暴露两个手术切口的预计范围。首先对上位病变相应节段做后正中切口,显露双侧椎板等附件。在与病灶相邻的正常椎体安置椎弓根螺钉;对于病椎,若椎弓根骨质无明显破坏,亦可置入较短的椎弓根螺钉,临时固定非减压侧,避免在减压及病灶清除时因脊柱不稳而导致脊髓损伤。切除病椎棘突,去除手术侧间隙对应的椎板及关节突关节,胸椎则需切除下位椎体的肋骨及肋骨头(约 5cm)。为使视野开阔,可切断并结扎患椎相应侧的 1 根肋间神经,用神经剥离子将硬脊膜保护好,以防操作时对其造成推动和牵拉。彻底清除结核病灶,包括残存椎间盘、硬化骨、脓液、肉芽组织和死骨,用刮匙刮至骨面渗出鲜血。小心显露椎管前侧及周围的结核病灶,并刮除干净。为使病灶清除相对彻底,术中使用导尿管伸入脓腔进行加压冲洗,并用负压抽吸。予双侧棒矫形固定后确认脊髓无挤压。病灶清除后根据缺损形态及长度,截取并设计充填自体骨或自体骨块、同种异体骨块的钛网。术中再次透视,确定后凸畸形矫正满意、椎体高度恢复满意及内固定位置满意后,用过氧化氢及生理盐水反复冲洗术野。同时选择适当大小的自体骨或同种异体骨对内固定节段行棘突间骨块植骨融合术,或在未清除病灶一侧的椎板处及关节突间予以自体骨或同种异体松质骨条植骨融合。术野内加入异烟肼 0.3g、链霉素 1.0g 后置管引流,逐层缝合切口。以同样方法处理下位病变节段。清除的病灶组织送病理检查。

5. **术后处理**　术后常规行生命体征监护,加强营养支持。引流量<50ml/24h 时可拔除伤口引流管。术后 3~6 个月佩戴支具保护,术后继续术前方案抗结核治疗 18 个月,抗结核治疗的同时予以护肝药物保护肝功能,定期复查肝功能。术后定期门诊复查,监测肝肾功能、红细胞沉降率,观察临床症状是否缓解、评估神经功能及植骨融合情况。

第三节　典型病例

患者男性,21 岁。主因“胸背部疼痛 1 年,双下肢乏力 6 个月”入院。1 年前无明显诱因出现胸背部疼痛,活动时加重,6 个月前出现双下肢乏力症状,且进行性加重,近 3 个月有明显盗汗症状,起病以来体重下降 4kg。入院时神经功能 ASIA 分级 B 级。既往体健。入院诊断为“跳跃型胸椎结核”。入院后积极抗结核治疗,瘫痪进行性加重,采用单纯经后入路结核病灶清除、椎间植骨融合、钉棒内固定术治疗 T_4 节段胸椎结核,后入路植骨融合钉棒内固定术治疗 T_9 节段胸椎结核。手术后患者胸背部疼痛症状缓解,双下肢神经功能明显改善,出院时 ASIA 分级恢复至 C 级,12 个月后神经功能 ASIA 分级恢复至 E 级,抗结核治疗 18 个月后结核完全治愈(图 10-1)。

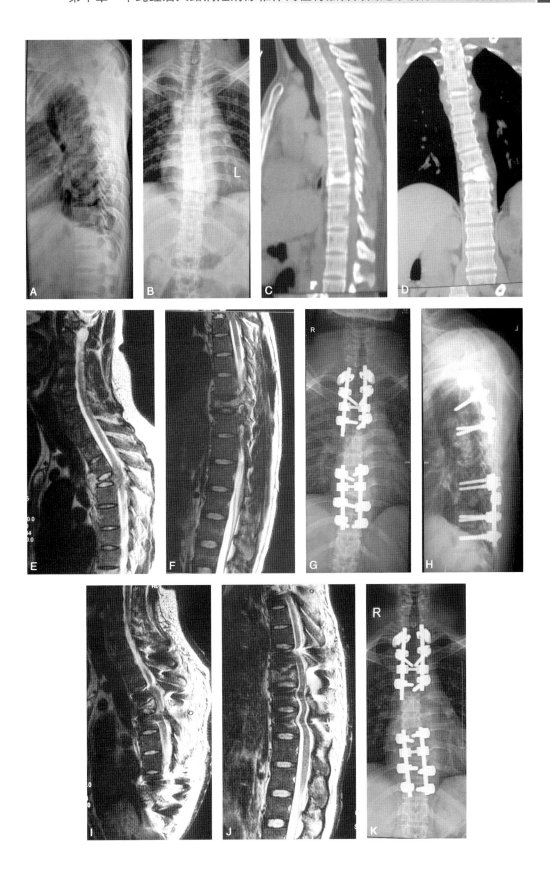

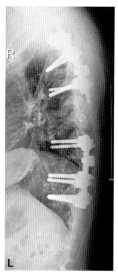
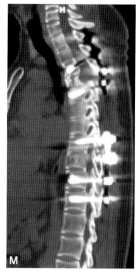
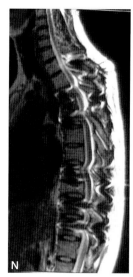

图 10-1　典型病例

A~F.术前 X 线片、CT 及 MRI 检查提示 T_4、T_9 椎体破坏、塌陷,后凸畸形,脊髓受压;G~J.术后 X 线片、MRI 复查示钉棒固定良好,后凸畸形被矫正,脊髓压迫被解除;K~N.术后 2 年随访 X 线片、CT、MRI 示局部愈合满意,钉棒位置可,后凸角度较术后无明显丢失,脊髓无压迫,未见病灶复发。

第四节　手术并发症及其防治

1. **内固定失败**　通过精准置钉,病椎置钉,增加稳定性,充分、牢固、稳定植骨,抗骨质疏松治疗可预防。

2. **神经损伤**　在行胸椎病灶清除时,可切除部分肋骨并切断同序列的肋间神经,以扩大手术视野,减少对脊髓的牵拉,便于术中清除病灶;在行前方病灶清除和矫形时特别要注意对脊髓的保护;术中应用躯体感觉诱发电位(somatosensory evoked potentials,SEP)和运动诱发电位(motor evoked potentials,MEP)全程监测脊髓功能。

3. **结核复发**　通过全程规范化的抗结核药物治疗,注意耐药菌的药物调整,术中清除病灶及脓肿彻底,营养支持治疗可预防。

第五节　优点及缺点

一、优点

1. 一期经后入路手术能在一个手术体位下一次性完成暴露、病灶清除、植骨融合和后入路器械固定,减少了术中出血和手术麻醉时间,对患者的创伤小。

2. 手术入路无复杂解剖结构,手术相关并发症少。

3. 其对后方椎管、硬脊膜、神经根等结构减压充分,特别适用于术前存在神经症状的患者。

4. 后入路器械内固定能有效的矫正后凸畸形,预防术后后凸畸形加重。

5. 避免前入路手术对于胸腔及腹腔等前方组织、器官的干扰。

二、缺点

1. 前方病灶较大时较难做到彻底地清除。

2. 存在术中操作加重脊髓损伤的风险(尤其是胸椎)。

3. 对于合并椎旁巨大流注脓肿,单纯经后入路无法完全清除,可采用如下方式解决:①术前、术后B超或CT引导下经皮置管抽脓、灌洗、引流及局部抗结核治疗;②术中可借导管灌洗及抽吸清除与椎间隙及椎旁相通的腰大肌脓肿;③对于前两种方式仍无法清除的脓肿,可前方小切口排脓。

(张宏其　刘少华　葛磊)

参考文献

[1] JIN D,QU D,CHEN J,et al. One-stage anterior interbody autografting and instrumentation in primary surgical management of thoracolumbar spinal tuberculosis[J]. Eur Spine J,2004,13(2):114-121.

[2] HUANG J,ZHANG H,ZENG K,et al. The clinical outcomes of surgical treatment of noncontiguous spinal tuberculosis:a retrospective study in 23 cases[J]. PLoS One,2014,9(4):e93648.

[3] YANG P,ZANG Q,KANG J,et al. Comparison of clinical efficacy and safety among three surgical approaches for the treatment of spinal tuberculosis:a meta-analysis[J]. Eur Spine J,2016,25(12):3862-3874.

[4] 张宏其,郭强,郭超峰,等.单纯后路、单纯前路或前后联合入路治疗成人腰椎结核的中期疗效比较[J].中华骨科杂志,2016,36(11):651-661.

[5] ZHANG H Q,LIN M Z,SHEN K Y,et al. Surgical management for multilevel noncontiguous thoracic spinal tuberculosis by single-stage posterior transforaminal thoracic debridement,limited decompression,interbody fusion,and posterior instrumentation(modified TTIF)[J]. Arch Orthop Trauma Surg,2012,132(6):751-757.

[6] 薛海滨,马远征,陈兴,等.跳跃型脊柱结核的外科治疗[J].中华骨科杂志,2009,29(9):827-831.

[7] WANG Y X,ZHANG H Q,LI M,et al. Debridement,interbody graft using titanium mesh cages,posterior instrumentation and fusion in the surgical treatment of multilevel noncontiguous spinal tuberculosis in elderly patients via a posterior-only[J]. Injury,2017,48(2):378-383.

[8] 张宏其,沈恺颖,王昱翔,等.一期后路病灶清除椎间植骨融合内固定术治疗跳跃型胸腰椎结核[J].脊柱外科杂志,2011,9(1):17-22.

[9] 赵晨,蒲小兵,周强,等.后路病灶清除、椎间植骨融合内固定治疗复杂性胸、腰椎结核[J].中华骨科杂志,2014,34(2):109-115.

[10] 张宏其,王龙杰,唐明星,等.单纯后路、单纯前路或前后联合入路治疗成人胸椎结核的中期疗效分析[J].中华骨科杂志,2016,36(11):641-650.

[11] SAHOO M M,MAHAPATRA S K,SETHI G C,et al. Posterior-only approach surgery for fixation and decompression of thoracolumbar spinal tuberculosis:a retrospective study[J]. J Spinal Disord Tech,2012,25(7):e217-e223.

[12] D'SOUZA A R,MOHAPATRA B,BANSAL M L,et al. Role of posterior stabilization and transpedicular decompression in the treatment of thoracic and thoracolumbar TB:a retrospective evaluation[J]. Clin Spine Surg,2017,30(10):e1426-e1433.

[13] 张宏其.胸椎结核后入路手术的优点与适应证[J].中国脊柱脊髓杂志,2012,22(9):773-774.

[14] 张宏其,郭虎兵,陈筱,等.单纯一期后路病灶清除椎间植骨融合内固定治疗胸椎结核的临床研究[J].中国矫形外科杂志,2012,20(1):34-40.

[15] 张宏其,陈筱,郭虎兵,等.单纯后路病灶清除椎间植骨融合内固定治疗脊柱结核的适应证及疗效

评价[J].中国矫形外科杂志,2012,20(3):196-199.

[16] 张宏其.脊柱结核病灶应清除到何种程度?[J].中国脊柱脊髓杂志,2010,20(10):798-799.

[17] 刘少华,张宏其,郭超峰,等.单纯后路病灶清除钛网椎间植骨融合内固定治疗合并椎管脓肿的胸腰段脊柱结核[J].中国骨与关节损伤杂志,2019,34(7):682-685.

[18] 张宏其,郭超峰.唐明星,等.一期后路病灶清除、异形钛网椎间植骨融合治疗胸、腰椎结核[J].中华骨科杂志,2014,34(2):102-108.

第十一章

单纯经后入路病灶清除椎体间植骨融合内固定术治疗儿童脊柱结核

第一节 概 述

目前,我国结核病疫情严重,2004 年结核发病数首次超过病毒性肝炎而成为第一位传染病。儿童作为易感人群,其骨与关节结核病的发病例数有上升趋势。尤其是生长发育期的小儿脊柱一旦受结核感染,其受到的影响在远期要比成人的脊柱严重。

儿童脊柱结核主要破坏前方椎体,椎体结核一旦发生可以导致难以避免的后遗症——椎体楔形变。此外,由于其后方结构继续正常生长,脊柱后凸畸形往往会有明显进展,从而进一步导致瘫痪。另外,在 20 岁以下的人群纤维标本内可发现血管及淋巴管的存在,在 7 岁以下患儿的终板软骨标本中可发现血管的存在,这种解剖结构的特点提示儿童及青少年结核无论是首先发生于椎体还是椎间隙,与成人相比都更容易在不同节段间传播。同时,儿童及青少年椎前筋膜及骨膜与椎体相连更疏松,一旦冷脓肿形成则很容易在椎前筋膜及骨膜下的潜在腔隙内扩散,因此对于一个生长期儿童,椎体形态缺损及解剖形态特点所伴随的潜在危险是不容忽视的,早期诊断治疗十分必要。

临床上对于儿童脊柱结核的诊断主要依据其结核临床症状及影像学检查结果。这类患儿多因腰背部症状而就诊,由于病变发展缓慢、患儿主诉不清,很容易漏诊误诊,从而导致发现晚、治疗不及时,就诊时往往出现明显的脊柱后凸畸形和瘫痪症状。对于此类伴有脊柱后凸畸形的患儿,影像学检查则常表现为典型的进展性脊柱后凸畸形的高危 X 线特征:①后凸顶椎区的关节突关节半脱位或脱位;②后凸征:残留的椎体向后方成角;③冠状面上椎体发生平移;④前倾征:病灶上方第 1 个正常的椎体前缘与在病灶下方第 1 个正常椎体上缘相接触。Rajasekaran 认为,若上述 4 个高危 X 线特征中存在 2 个,则脊柱后凸畸形为进展性脊柱后凸畸形。

严重的结核性脊柱后凸畸形不仅影响外观,会引起不良的心理影响,而且可导致继发性心肺功能障碍;另外结核会破坏脊柱的稳定性造成脊柱不稳,而脊柱后凸及脊柱不稳均可导致迟发性神经损害。手术治疗这类患儿一般比较棘手,不但要处理结核病灶、解除脊髓压迫,而且要同时矫正脊柱后凸畸形并预防术后脊柱后凸畸形的加重。

第二节 技 术 要 点

一、适应证

一般来说,儿童脊柱结核若能早期诊断、保守治疗,效果将会比较满意。只有在保守治疗失败或早期误诊,且具有下列条件时应考虑手术治疗:

1. 病灶局限在单节段的 $T_1 \sim S_1$ 的脊柱结核,所谓单节段脊柱结核(一般指一个椎间相邻的上和/或下终板、椎体,也就是椎体的一个运动单元)。少量椎旁或硬脊膜外脓肿形成,CT 或 MRI 提示有明显椎管占位者。

2. 有明显死骨或骨空洞形成者。

3. 椎体及椎间盘遭到破坏引起脊柱不稳者。

4. 脊髓受压造成不同程度的神经功能障碍者。

5. 严重或进行性加重的脊柱后凸畸形者。

二、禁忌证

1. 多节段的脊柱结核患者。

2. CT 或 MRI 提示椎旁或硬脊膜外巨大脓肿形成者。

3. 患者全身情况不佳,无法耐受手术。

三、手术方法

1. **术前准备**　所有患者行胸部 X 线片检查均排除活动性及急性粟粒性肺结核。术前常规抗结核治疗3~5周。异烟肼每天 $5 \sim 10mg/kg$,每天剂量$<300mg$;利福平每天 $5 \sim 10mg/kg$,每天剂量$<300mg$;乙胺丁醇每天 $15mg/kg$,每天剂量$<500mg$。同时给予口服或静滴保肝、维生素类及营养支持药物,每 1~2 周复查肝、肾功能。术前加强营养,待患儿贫血及低蛋白血症被纠正后,红细胞沉降率恢复正常或明显下降时进行手术。依据 X 线、CT、MRI 等资料确定关键椎体(同时 CT 测量相应椎弓根大小)并决定手术方案。

2. **麻醉**　气管内插管,全身麻醉。

3. **体位**　患者取俯卧位于弓形架上。

4. **手术操作具体步骤**　以病椎为中心向上、下延伸 1~2 个椎体沿棘突做纵行切口。切开皮肤、皮下组织后,在正中部切开棘上韧带,用骨膜剥离器剥开棘突两旁的骶棘肌(拟行植骨融合的节段采用骨膜下剥离,不准备融合的节段则采用骨膜外剥离),显露完毕后放好两个自动拉勾。用 C 臂对病椎进行定位,在术前确定的关键椎分别置钉,椎体病灶相对较轻的一侧上临时棒予以固定,避免减压及清除病灶时,因脊柱不稳导致脊髓损伤。用棘突剪剪掉要切除的棘突,咬除椎板及黄韧带,露出硬脊膜外脂肪。咬下一块骨质后应检查其下方是否有软组织粘连,分离粘连后才可将骨块取出。清除病灶时,于椎体破坏严重的一侧依据需要切除横突、关节突、椎弓根、椎板,必要时切除邻近的肋骨 1~5cm 和肋骨颈、肋骨头,必要时可切断并结扎病椎相应侧的一根肋间神经,用神经剥离子将硬脊膜保护好,以防操作时对其造成推动和牵拉,小心显露椎管前侧及周围的结核病灶并刮除干净。为使病灶清除相对彻底,术中使用导尿管伸入脓腔进行加压冲洗,并用负压抽吸。考虑到患儿术后椎体生长的需要,不强调将病灶清除扩大化,应尽可能地保留骨骺。双侧交替换棒予以矫形固定,并确认脊髓无挤压,于残留的骨质缺损处植入自体骨或者同种异体块状骨。再次透视确认脊柱后凸畸形矫正满意,以及内固定位置满意后,用过氧化氢及生理盐水反复冲洗术野。同时选择适当大小的自体骨或同种异体骨,对病椎节段进行后方融合。局部应用链霉素 1.0g、异烟肼 0.2g,放置引流,关闭切口。清除的病灶组织送病理检查。另外,对于合并有明显腰大肌脓肿的患儿应先行侧前方胸腹联合入路清除腰大肌脓肿后再二期行后入路病灶清除、植骨融合内固定术。

5. **术后处理**　术后观察引流量$<20ml/24h$ 时予以拔管,并予后入路手术后常规治疗,包括应用抗生素及神经营养药物。术后继续三联(异烟肼、利福平、乙胺丁醇)抗结核治疗12~

18 个月,评价结核治愈情况后决定停药或继续用药。同时定期复查肝、肾功能,并加强营养支持治疗。所有患者术后佩戴支具保护 6~12 个月。前 12 个月,每 3 个月复查站立位正侧位 X 线片,必要时复查 CT。观察结核治愈和植骨融合情况,1 年后每半年左右复查一次 X 线片,决定是停药或是继续用药。

第三节　典型病例

　　患儿男性,10 岁。主因"腰背部疼痛 6 个月,伴腰背部后凸畸形 2 个月"入院。6 个月前无明显诱因出现腰背部疼痛,2 个月前出现腰背部后凸畸形。有明显盗汗症状,起病以来体重下降 3kg。入院时神经功能 ASIA 分级 D 级。入院抗结核治疗 14 天后,采用单纯经后入路结核病灶清除、椎间植骨融合、钉棒内固定术治疗,切除右侧 T_{12} 下关节突、T_{12} 右侧大部分椎板、L_1 上关节突,保留左侧关节突关节,经后方一个切口、一次手术清除结核病灶,同时于椎体间行人同种异体骨块支撑植骨。手术后患者腰背部疼痛症状及下肢神经功能明显改善,出院时 ASIA 分级改善至 E 级,抗结核治疗 2 年后结核完全治愈(图 11-1)。

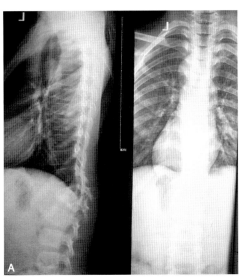
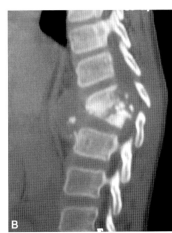
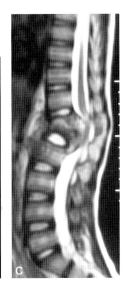
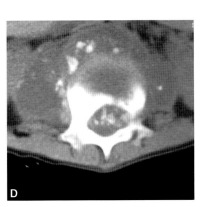
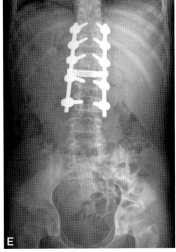
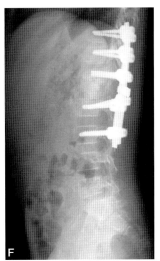

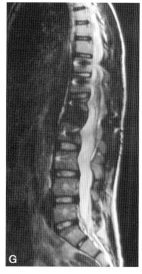
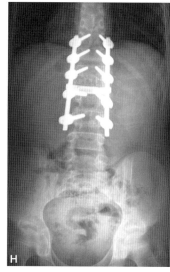
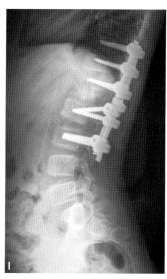
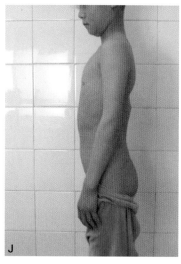
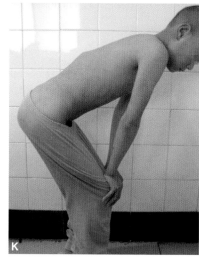
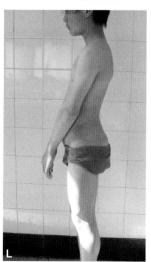

图 11-1　儿童脊柱结核典型病例

A~D. 术前 X 线、CT、MRI 示 $T_{12}L_1$ 椎体结核伴脊柱后凸畸形,后凸角45°,有椎旁脓肿形成、脊髓受压;E、F. 术后脊柱后凸畸形明显被矫正,后凸角为 2°;G. 随访 MRI 示病灶得以清除,椎管容积恢复;H、I. 术后 30 个月复查,植骨融合,内固定无松动,无明显矫正丢失;J、K. 术前外观;L. 术后 30 个月随访,外观较术前有明显改善。

第四节　手术并发症及其防治

1. **神经受损**　术中防止脊髓过度被牵拉、硬脊膜破裂,特别是胸椎结核,以免出现神经受损。术前参考 CT、X 线等影像学资料,尽量避免术中出现置钉损伤脊髓。

2. **继发性脊柱后凸畸形**　勿过早取出内固定,以免术后出现继发性脊柱后凸畸形。一般推荐患儿骨质愈合、畸形稳定后再考虑取出内固定。

3. **自发性融合**　拟行植骨融合的节段术前暴露采用骨膜下剥离,非融合节段采用骨膜外剥离。

4. **结核复发**　术后一定配合规律、系统的抗结核治疗。通过术后继续抗结核治疗,使得亚健康骨转为正常骨组织,防止结核复发。

第五节 优点及缺点

一、优点

1. 避免了前入路病灶清除时所引起的并发症。

2. 有利于脊柱后凸畸形的矫正。

3. 由于引流管是从身体的后部置入,有利于体位引流,使伤口引流更加彻底,有效地避免了伤口引流液的残留,进一步防止了伤口感染。

4. 此手术入路解剖简单、手术创伤小,避免了对胸腔及腹腔的干扰,术后并发症较少。

5. 一次手术、一个切口,即可完成病灶清除、椎体间植骨融合及内固定,手术时间短。

6. 术中无须变换体位,操作方便,没有因为变换体位造成植骨块滑脱及矫正度数丢失的风险。

二、缺点

1. 从后入路行病灶清除,脊髓不可避免地会暴露于术野,对胸髓要避免牵拉,以免出现下肢的运动功能障碍。

2. 防止硬脊膜破裂,病灶内有大量结核分枝杆菌,硬脊膜破裂后容易导致结核分枝杆菌扩散,出现结核性脑膜炎等严重并发症。

3. 在切除肋骨后,向侧方分离胸膜时会撕裂胸膜,可能会出现气胸。

4. 暴露时可能会切除肋间神经。

5. 后入路手术过多破坏骨膜可能会出现邻近节段的自发性融合。

6. 不适用于长节段脊柱结核。

(张宏其 王昱翔 王锡阳)

参考文献

[1] ANIL K J,ISH K D. Tuberculosis of the spine:a review[J]. Clin Orthop Relat Res,2007(460):39-49.

[2] RAJASEKARAN S. The problem of deformity in spinal tuberculosis[J]. Clin Orthop,2002(398):85-92.

[3] NENE A,BHOJRAJ S. Results of nonsurgical treatment of thoracic spinal tuberculos is in adults[J]. Spine,2005,5(1):78-79.

第十二章

单纯经后入路病灶清除椎体间植骨
融合内固定术治疗老年脊柱结核

第一节 概　　述

近年来,随着我国经济的不断发展,国内生活质量和医疗水平均有了长足进步,随着人口老龄化现象越来越明显,老年脊柱结核发病有增加的趋势。以往由于老年人一般情况差,合并症多,手术治疗容易引起并发症等原因造成手术危险性大、难度高,老年脊柱结核患者多采取非手术治疗或单纯病灶清除术,融合率低、复发率高,严重影响患者的生活质量。近年来随着医疗技术及理念的不断更新,老年脊柱结核的治疗不再只以控制结核感染、清除局部病灶、延长患者寿命为目的,而是着力于完全治愈感染,矫正及预防畸形发生,神经功能恢复和提高患者生活质量上。

老年人器官功能均处于衰退状态,机体抵抗力降低、免疫功能低下、应激代偿能力减弱、并发症多、病情复杂,因此对老年患者术前做全面细致的检查非常重要。在术前给予积极的内科治疗,力争达到或接近正常状态。术中行心电监护、血气分析,并保持血压相对稳定。术后注意电解质调整,常规行雾化吸入,必要时予以静脉营养支持,减少并发症。

术中植骨对于老年患者尤为重要,常用自体骨,如自体髂骨和肋骨,但其支撑力不够,若单独使用术后往往会出现吸收和塌陷,遗留脊柱畸形,特别是对于骨质疏松比较常见的老年患者,植骨块质量无法保证,虽然自体骨移植无排斥反应、愈合率高、愈合时间相对较短,但易出现供骨区疼痛、麻木、感觉异常、血肿形成、感染、疝等并发症,对老年患者术后恢复增加了负担和风险。为避免取自体骨引起的并发症、减少手术时间和创伤,或在自体骨量不足的情况下,我们倾向于应用同种异体骨,或者使用填充自体碎骨粒和同种异体骨粒的钛网置入前中柱缺损区。

对伴随严重畸形的脊柱结核患者,单纯清除病灶可达到稳定和根治结核的目的,但既不能改善脊柱后凸畸形,也不能阻止后凸畸形进一步加重。由于病灶清除植骨术后不能有效改善脊柱后凸畸形,术后植骨块容易吸收、下沉和滑脱,后凸畸形复发率较高,尤其是合并有骨质疏松的老年患者。对脊柱结核尚未治愈,且合并后凸畸形者,一般需要一期采取前入路手术行病灶清除、脊髓减压及植骨后,再二期行后入路矫形手术,或者一期通过前后联合入路完成病灶清除、椎间植骨、经椎弓根固定和后凸畸形矫正。但一期前入路或分期前后入路联合手术可能存在以下不利因素:①创伤大、耗时长,对一般状况不良患者具有较大的风险;②在分期手术过程中,植骨后未经内固定,需要较长时间的卧床制动,等待植骨融合后方能进行后入路矫形,易引起众多并发症。前入路手术后如果使用内固定,无论一期或分期手术,都将会影响后入路矫形手术;③累及上胸椎的病变,不仅前入路手术困难,而且病灶清除后难以保证植骨稳定,多需长期卧床制动后再行二期手术,尤其是对于曾经手术过的患者。而单纯经后入路病灶清除椎体间植骨融合内固定术治疗老年脊柱结核,只需要一个切口,一次手术,就能达到清除结核病灶、矫正后凸畸形、神经减压及脊柱重建的目的,显著减少了手术创伤及手术并发症。

第二节　技术要点

一、适应证

1. 前入路手术后,再次手术困难,同时合并较严重脊柱畸形需要矫形者。

2. 病灶清除后不需要长节段大块植骨以恢复前中柱高度者。

3. 稳定性或非稳定性老年胸腰椎结核合并轻、中度脊柱后凸或侧后凸畸形,单纯前入路手术不能达到良好矫形效果或矫形困难者。

4. 合并脊柱后凸或侧后凸畸形,椎旁脓肿仍局限于病损区而未向远处流注或合并背部、椎旁附近窦道者。

5. 多节段有脓液,但仅有一个目标节段脓液多、椎体破坏严重者。

二、禁忌证

1. 开放性肺结核患者。

2. 危重老年患者,体质虚弱,有严重器质性病变,严重贫血、低蛋白血症等,术前经治疗后仍难以纠正,难以耐受麻醉及手术。

3. 骨质破坏超过 2 个节段且局部失去稳定性,脓液向远端流注范围较广者。

三、手术方法

1. **术前准备**　所有患者均排除活动性及急性粟粒性肺结核。行血、尿、便、肝肾功能、心电图、胸部 X 线片、红细胞沉降率等常规检查。入院后即给予异烟肼 300mg、利福平 450mg、乙胺丁醇 750mg,均每天晨起空腹顿服,链霉素 750mg 肌内注射每天 1 次,全部应用 2~4 周,并对其合并疾病经内科协助治疗,使其体温低于 37.5℃、红细胞沉降率低于 60mm/h、血压低于 140/90mmHg、血糖低于 11.0mmol/L、结核分枝杆菌培养阴性、食欲好转、体重增加时,可考虑行手术治疗。

2. **麻醉**　全身麻醉。

3. **体位**　患者取俯卧位于弓形架上。

4. **手术操作具体步骤**　一期行单纯经后入路病灶清除、椎管减压、椎间植骨内固定术:C 臂透视定位后取后正中切口,暴露病变累及椎体头、尾侧至少各 2 节脊椎,双侧至椎板小关节及横突外侧;病灶相邻正常椎体安置椎弓根螺钉,一侧上临时棒予以固定,避免减压及清除病灶时,因脊柱不稳而导致脊髓损伤。彻底清除结核病灶包括:残存椎间盘、硬化骨、脓液、肉芽组织和死骨,用刮匙刮至骨面渗出鲜血。清除病灶时,于椎体破坏严重的一侧依据需要切除横突、关节突、椎弓根及椎板,必要时于胸椎处切除邻近的肋骨 3~5cm 和肋骨颈、肋骨头,为使视野开阔,可切断并结扎胸段病椎相应该侧的一根肋间神经,用神经剥离子将硬脊膜保护好,以防操作时对其造成推动和牵拉。小心显露椎管前侧及周围的结核病灶,刮除干净,为使病灶清除相对彻底,术中使用导尿管伸入脓腔进行加压冲洗,并用负压抽吸。同法清理另一侧病灶。双侧棒予以矫形固定后,确认脊髓无挤压,病灶清除后于残留的骨质缺损处植入足够长度的自体骨或同种异体块状骨,或填充自体碎骨粒和同种异体骨粒的钛网。术中再次透视见脊柱后凸畸形矫正满意、椎体高度恢复满意及内固定位置满意,记录抽吸器中出血量后彻底冲洗术区,严格止血后于后方棘突间植入同种异体块状骨一块,并于打毛的椎板及关节突处植入自体碎骨粒或异体松质骨。术野内加入异烟肼 0.2g,链霉素 1.0g 后置管引流,逐层缝合切口。

5. **术后处理** 抗结核治疗应规律、全程、适量,联合服用抗结核化疗药物 12~24 个月,平均 18 个月;术后加强营养,予以一般支持及内科治疗,将血糖、血压、心率等稳定于正常范围;常规使用下肢气压治疗预防下肢深静脉血栓;出院后 1 个月内每周复查肝功能及红细胞沉降率,如有异常须做针对性处理,1 个月后每月复查 1 次;每 3 个月复查 1 次胸部 X 线片及病椎正侧位 X 线片,以了解结核的转归及植骨块是否有松动、脱落、移位;植骨是否融合;内固定是否有松动、移位、断裂等,并根据植骨融合情况尽早佩戴支具下地活动。

第三节 典型病例

1. **典型病例 1** 女性患者,65 岁。主因"腰部疼痛,双下肢疼痛麻木 3 个月"入院。3 个月前无明显诱因出现腰痛、双下肢疼痛麻木症状,且进行性加重,近 1 个月有明显盗汗症状,起病以来体重下降 3kg。入院时神经功能 ASIA 分级 D 级。入院诊断为"腰骶椎结核合并严重骨质疏松"。入院后积极抗结核治疗,在抗结核治疗 14 天后,采用单纯经后入路结核病灶清除、椎间病灶清除、钉棒内固定术治疗,经后方一个切口、一次手术清除结核病灶,同时行椎体间异形钛网支撑植骨。手术后患者腰痛症状及下肢疼痛麻木等神经功能有明显改善,出院时 ASIA 分级改善至 E 级,抗结核治疗 18 个月年后结核完全治愈(图 12-1)。

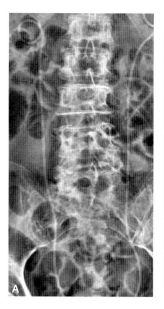
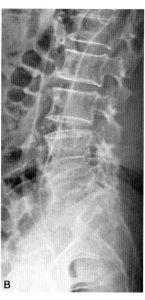
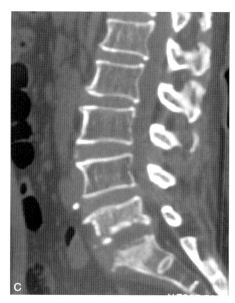

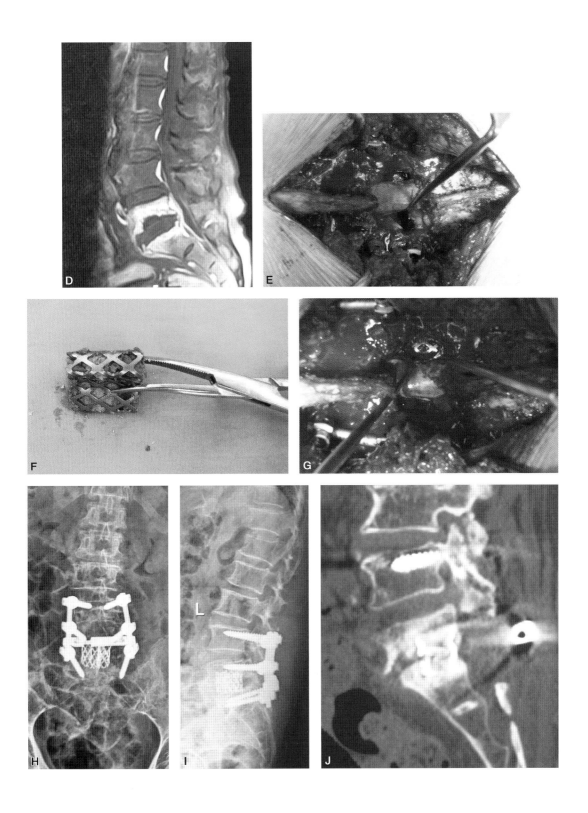

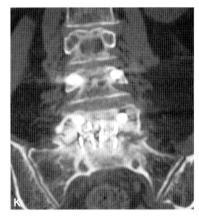
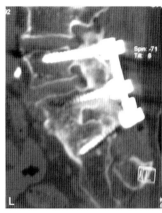
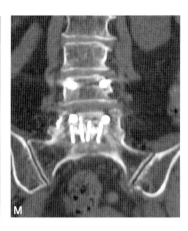

图 12-1　老年脊柱结核典型病例 1

A~D. 术前正侧位 X 线片及 C、MRI 示 L_5~S_1 椎体骨质破坏、椎体塌陷、椎间隙变窄；E~G. 术中病灶清除、椎管减压、椎体间异形钛网置入；H~K. 术后 6 个月正侧位 X 线片及 CT 示内固定及椎体间钛网位置良好、支撑牢靠,无松动移位；L、M. 术后 2 年 CT 示椎体间植骨骨性融合。

　　2. **典型病例 2**　女性患者,74 岁,胸腰段结核合并骨质疏松。主因"腰背部疼痛,左下肢乏力 2 个月"入院。2 个月前无明显诱因出现腰背痛、下肢乏力症状,且进行性加重,近 1 个月有明显盗汗症状,起病以来体重下降 4kg。入院时神经功能 ASIA 分级 D 级。入院后积极抗结核治疗,在抗结核治疗 14 天后,采用单纯经后入路结核病灶清除、椎间病灶清除、钉棒内固定术治疗,切除左侧的 L_1 下关节突、L_2 上关节突,保留右侧关节突关节,经后方一个切口、一次手术清除结核病灶,同时行椎体间异形钛网支撑植骨。手术后患者腰背痛症状及下肢神经功能有明显改善,出院时 ASIA 分级改善至 E 级,抗结核治疗 9 个月后椎体间植骨骨性融合(图 12-2)。

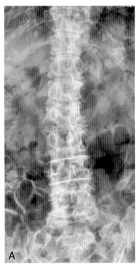
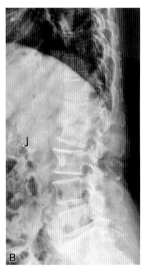
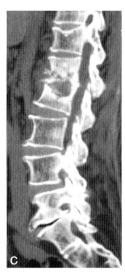
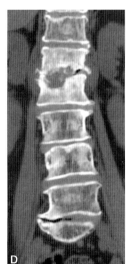

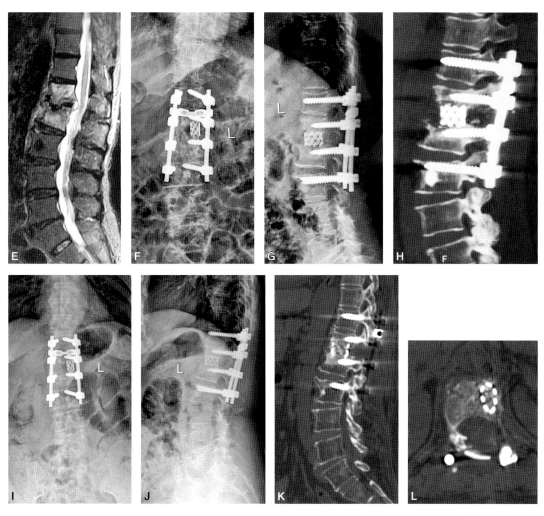

图 12-2 老年脊柱结核典型病例 2

A、B. 术前正侧位 X 线片示 $L_{1~2}$ 椎体骨质破坏、椎间隙变窄;C~E. 术前 CT、MRI 示 $L_{1/2}$ 椎体破坏、死骨形成并脊髓受压;F~H. 术后正侧位 X 线片及 CT 示内固定及椎体间钛网位置良好、支撑牢靠;I、J. 术后 3 个月正侧位 X 线片示内固定位置可、无松动移位;K、L. 术后 9 个月 CT 示椎体间钛网植骨骨性融合。

第四节 手术并发症及其防治

1. 将结核病灶清除,减压充分,对能保留的椎体骨质尽量保留,以防骨缺损太大,影响稳定性重建。

2. 术前需抗结核治疗 2 周,复查红细胞沉降率逐渐降低或不再升高时再安排手术,以防术中、术后结核播散。

3. 术后结核复发、窦道形成多发生在术后 2~3 年,其主要原因有:术中病灶清除不彻底、脓肿引流不充分;手术时机不当;术后未进行正规抗结核治疗;合并有其他细菌感染;全身情况恶劣;合并严重营养不良等。因此应在彻底清除病灶的基础上规律、全程、适量、联合服用抗结核药物 12~24 个月,平均 18 个月。术后常规予以静脉滴注广谱抗生素预防感染,并加强营养,予以对症支持及内科治疗,将血糖等稳定于正常范围。

4. 对于老年脊柱结核患者,骨质疏松比较常见,植骨块质量无法保证,支撑力不够,单独使用术后往往会出现吸收和塌陷,导致植骨不融合、内固定失败等并发症。因此建议使用同种异体双面皮质骨作为替代,或者使用填充自体碎骨粒和同种异体骨粒的钛网置入前中柱缺损区。

5. 对于胸椎结核患者,术中需避免损伤胸膜,以防术后出现血气胸、胸腔积液、肺不张等并发症。如已发生,可通过胸膜腔穿刺或胸腔闭式引流、加强抗结核治疗后治愈。

6. 老年患者长期卧床易导致压疮、坠积性肺炎、下肢深静脉血栓、肌萎缩、骨质疏松加重等并发症。预防方法:术后需鼓励患者勤翻身、叩背咳痰、雾化治疗;早期指导患者于床上行四肢功能锻炼及康复治疗;术后常规使用下肢气压治疗预防下肢深静脉血栓,尽早佩戴支具下地活动。

第五节　优点及缺点

1. 单纯前入路病灶清除植骨术后不能有效改善脊柱后凸畸形,术后植骨块容易吸收、下沉和滑脱,后凸畸形复发率较高,尤其是合并有骨质疏松的老年患者。而在稳定性或非稳定性老年胸腰椎结核合并轻、中度脊柱后凸或侧后凸畸形的患者,通过一期单纯经后入路病灶清除、椎管减压、椎间植骨内固定术能得到有效的治疗,且创伤小、手术时间短、出血少、并发症少、恢复快,老年患者多能耐受,能同时达到清除病灶、减压神经、矫正后凸畸形的目的。

2. 此术式仅适用于发病较早、病变节段较短、不需要长节段大块植骨的患者。

3. 如为多节段骨质破坏、脓液向远端流注范围较广,或椎体破坏严重致病灶清除后前、中柱缺损过大而需长节段大块植骨时,术中植骨、矫形和稳定都难以实现,一般不宜选择一期单纯经后入路手术,而更适合采用前入路或前后入路联合手术。因此,术前 CT 和 MRI 检查应对病椎破坏情况做出仔细判断后再依照患者个体情况选择较为适宜的术式。

（张宏其　邓盎）

参考文献

[1] GOLDSCHMIDT R B. The challenge of tuberculosis[J]. Current Orthopaedics,2000,14(1):18-25.

[2] JAIN A K,DHAMMI I K. Tuberculosis of the spine-A review[J]. Clinical Orthopaedics and Related Research,2007(460):39-49.

[3] MOON M S. Tuberculosis of spine-Contemporary thoughts on current issues and perspective views[J]. Current Orthopaedics,2007,21(5):364-379.

[4] AL-SEBAI M W,AL-KHAWASHKI H,AL-ARABI K,et al. Operative treatment of progressive deformity in spinal tuberculosis[J]. International Orthopaedics,2001,25(5):322-325.

[5] VMOON M S. Development in the management of tuberculosis of the spine[J]. Current Orthopaedics,2006,20(2):132-140.

[6] DAI L Y,JIANG L S,WANG W et al. Single-stage anterior autogenous bone grafting and instrumentation in the surgical management of spinal tuberculosis[J]. Spine,2005,30(20):2342-2349.

[7] ZHAO J,LIAN X F,HOU T S,et al. Anterior debridement and bone grafting of spinal tuberculosis with one-stage instrumentation anteriorly or posteriorly[J]. International Orthopaedics,2007,31(6):859-863.

［8］ GOVENDER S. Spinal infections. Journal of Bone and Joint Surgery-British Volume［J］. 2005,87B（11）:
1454-1458.

［9］ MOON M S. Tuberculosis of the Spine:Controversies and a New Challenge［J］. Spine. 1997,22（15）:
1791-1797.

［10］ HE B,HU Z,HAO J,Posterior transpedicular debridement,decompression and instrumentation for thoracic
tuberculosis in patients over the age of 60［J］. Arch Orthop Trauma Surg,2012,132(10):1407-1414.

单纯经后入路病灶清除椎体间植骨融合内固定术治疗伴脊柱后凸畸形的脊柱结核

第一节 概　　述

脊柱结核是最常见的骨关节结核,结核病变合并的椎体塌陷极易引起脊柱后凸畸形,严重时可造成神经损害。经单纯后入路途径行结核病灶清除、内固定和矫正脊柱后凸畸形的方法是一种创伤小、疗效佳的方法。该术式入路简单,既能避免前入路手术对胸腔及腹腔脏器的干扰,又能有效矫正脊柱后凸畸形,且术中及术后并发症相对较少。

第二节 技 术 要 点

一、适应证

1. 胸、腰椎脊柱结核,合并脊柱后凸畸形者。
2. 椎管内脓肿或死骨致椎管狭窄、脊髓压迫者。
3. 病灶骨破坏、椎旁脓肿以一侧为主,另一侧病变较轻者。
4. 椎体及椎间盘破坏引起脊柱不稳者。
5. 后方附件结核及脓肿形成者。

二、禁忌证

1. 颈椎结核合并脊柱后凸畸形者。
2. 治愈型结核合并脊柱后凸畸形者。
3. 患者有严重骨质疏松或多器官功能障碍,难以耐受手术者。

三、手术方法

1. 术前准备　术前行脊柱 X 线片、CT 及 MRI 检查,了解病变类型、范围及破坏程度;完善胸部 X 线片、心电图、心肺功能等检查,排除心肺手术禁忌疾病,行呼吸功能锻炼;完善血常规及肝、肾功能检查,排查并纠正重度贫血、低蛋白血症;监测红细胞沉降率、C 反应蛋白,结核抗体,结核菌素试验,了解结核炎症反应程度。对于无法明确诊断者,需要与脊柱肿瘤、脊柱化脓性炎症等相鉴别,行穿刺活检及细菌培养。

卧床休息,脊柱制动,对于高胸段脊柱结核予以颅环弓牵引,术前 2 周的正规抗结核治疗,异烟肼、利福平、乙胺丁醇和吡嗪酰胺联合应用,待全身中毒症状明显减轻,全身营养状况好转,即可手术。合并神经功能障碍的患者术前至少抗结核治疗 1 周,若瘫痪症状明显,在足量、规范抗结核治疗后，若无其他禁忌证，应及早手术治疗，挽救神经功能。对合并活动期肺结核的患者，务必做好防护隔离工作。

2. **麻醉**　气管内插管，全身麻醉。

3. **体位**　患者俯卧于弓形架。

4. **手术操作具体步骤**　以病变椎体为中心向上、下延伸 2~3 个椎体，通过 C 臂透视确认，显露病椎及其上、下各 2 个正常节段。于病变椎体邻近的上、下 2 个椎体置入椎弓根螺钉，对于病椎，若椎弓根骨质未被明显破坏，亦可置入较短的椎弓根螺钉。选择病变严重、骨质破坏明显、椎旁脓肿较多的一侧作为手术侧。临时固定非减压侧，切除病椎棘突，去除手术侧间隙对应的椎板及关节突关节，胸椎则需切除下位椎体的肋骨及肋骨头（约 5cm）。切除黄韧带，显露硬脊膜囊及上、下位神经根。在椎间隙水平牵开硬脊膜予以保护，并保护相邻的上、下位神经根。对于胸椎，为使视野开阔，可切断并结扎患椎单侧的肋间神经，用神经剥离子将硬脊膜保护好，以防操作时对其造成推动和牵拉。先清除椎管内脓肿，减轻脊髓的压迫，再通过侧后方清除椎间隙病灶，利用椎间隙空间向上、下方彻底清除上、下椎体内病灶，直至健康骨质。减压侧固定棒预弯成术前计划的矢状面外形，对侧临时固定棒行相似调整，两侧交替固定，逐渐矫正脊柱后凸畸形，如果有关节突自发性融合，则在矫形操作前行关节突松解。暂时锁紧非减压侧螺钉，松开并去除减压侧固定棒。用过氧化氢及生理盐水反复冲洗术野，探测病灶清除后遗留骨缺损的形状和大小，修整植骨床，取自体髂骨块行椎体间植骨；或取适当长度和直径的钛网，用自体骨填充钛网，若自体骨不足，钛网两端填充自体骨，钛网中间部分可填充同种异体骨。重新安装减压侧固定棒，两侧交替适当加压后完全锁紧螺钉。再次透视，确定脊柱后凸畸形矫正满意、椎体高度恢复及内固定位置满意后，在病变节段行椎板、关节突及棘突间植骨融合。病灶区放置链霉素 1.0g，异烟肼 0.3g，放置引流，关闭切口。清除的病灶组织送病理学检查。

5. **术后处理**　术后常规行生命体征监护，加强营养支持。引流量小于 20ml/24h 拔除伤口引流管。术后 3~6 个月佩戴支具保护，术后继续术前抗结核治疗方案 18 个月，抗结核治疗的同时予以护肝药物保护肝功能，定期复查肝功能。

术后 3 个月、6 个月、9 个月、12 个月及 18 个月对所有病例进行随访，以后每隔 1 年随访 1 次。随访内容包括临床症状的缓解、实验室指标（红细胞沉降率及肝肾功能）、神经功能评估、后凸角测量和植骨融合情况。

第三节　典型病例

患者女性，46 岁。主因"腰背部疼痛 5 年，双下肢乏力 3 个月"入院。5 年前无明显诱因出现腰背部疼痛，活动时加重，当地医院诊断为胸腰椎骨质破坏，予抗结核治疗后疼痛好转。3 个月前出现腰背部疼痛加重，无法站立，伴双下肢乏力，神经功能 ASIA 分级 C 级。既往有陈旧性肺结核病史。诊断为"胸腰椎结核并后凸畸形"。入院后积极抗结核治疗，并行 CT 引导下腰大肌脓肿穿刺引流，患者瘫痪症状进行性加重。采用单纯经后入路病灶清除、椎体间植骨融合、钉棒内固定术治疗，切除 T_{12} 棘突、T_{12} 右侧椎板及下关节突、L_1 右侧上关节突，保留左侧关节突关节，经后方一个切口、一次手术清除结核病灶，同时行椎体间钛网支撑植骨，脊柱后凸矫正术。手术后患者腰背部疼痛症状缓解，下肢神经功能明显改善，出院时 ASIA 分级恢复至 D 级。术后 6 个月随访时神经功能 ASIA 分级恢复至 E 级，抗结核治疗 18 个月后结核完全治愈。（图 13-1~图 13-3）

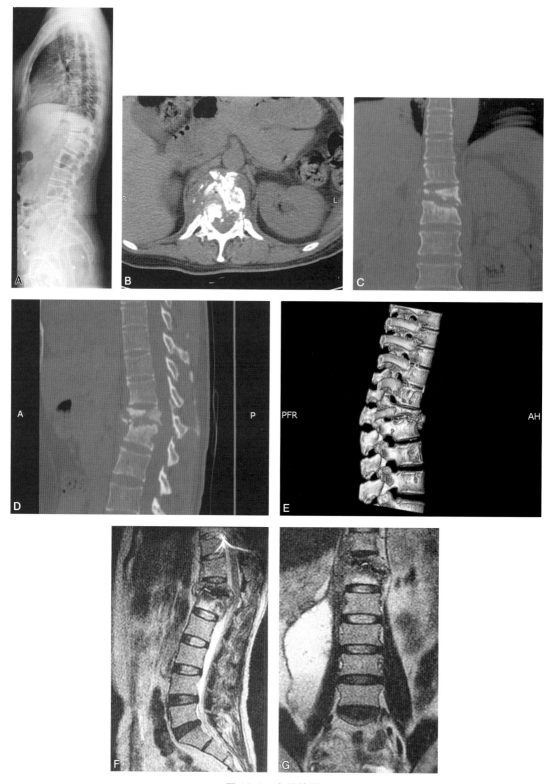

图 13-1 术前检查

A. 术前 X 线检查提示 T_{12} 椎体塌陷, 胸腰段脊柱后凸畸形; B~E. 术前 CT 提示 T_{12} 及 L_1 椎体破坏,
塌陷, 后凸畸形, 椎管受压; F~G. 术前 MRI 显示椎体塌陷、椎管受压、右侧腰大肌脓肿。

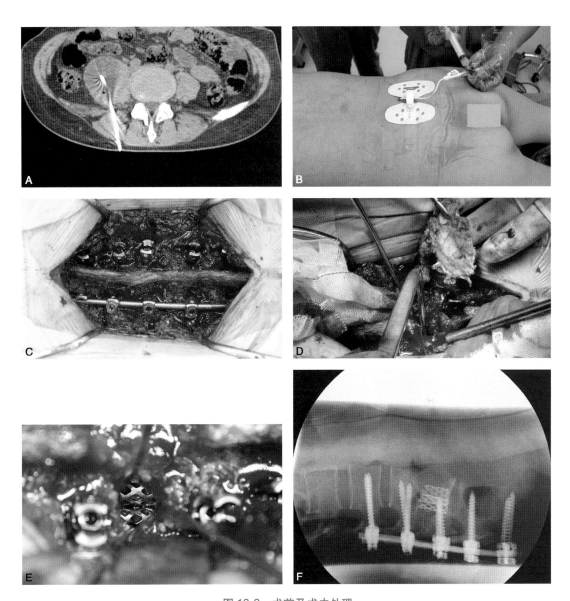

图 13-2　术前及术中处理

A、B. 术前行 CT 引导下穿刺引流并局部小剂量异烟肼输注；C. 术中临时固定一侧钛棒；D、E. 从右侧对结核病灶进行清除、并依次置入 2 枚异型钛网；F. 透视确定钛网位置良好。

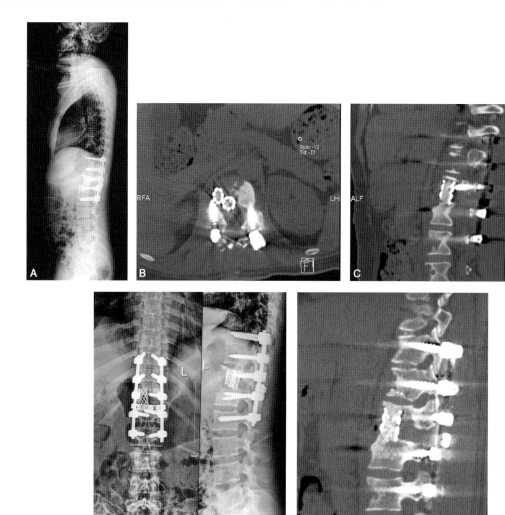

图 13-3　术后及随访

A. 术后 X 线复查示钛网位置良好,后凸畸形矫正;B、C. 术后 CT 检查示钛网位置良好,植骨面贴合牢固;D. 术后 2 年随访 X 线示钛网位置良好,未见明显下沉及松动,未见明显后凸畸形;E. 术后 2 年随访 CT 钛网植骨融合。

第四节　手术并发症及其防治

1. **神经损伤**　在行胸椎病灶清除时,可切除部分肋骨并切断同序列的肋间神经,以扩大手术视野,减少对脊髓的牵拉,便于术中清除病灶;操作仔细、手法轻巧、准确,在行前方病灶清除和矫形时特别注意对脊髓的保护;矫形过程不宜过快,对于严重脊柱后凸畸形患者需反复交替换棒逐渐矫形,避免对脊髓的牵拉;术中应用躯体感觉诱发电位(somatosensory evoked potentials,SEP)和运动诱发电位(motor evoked potentials,MEP)全程监测脊髓功能。

2. **大血管损伤**　清除前方病灶时,避免暴力操作,避免在椎旁软组织中盲目操作,损伤前方主动脉和腔静脉,引起大出血致休克死亡。

3. **胸膜损伤**　操作应轻柔,行骨膜下剥离。如果损伤胸膜,须及时修补损伤,术后密切观察。一般发生气胸或血胸较多,应及时予以引流。

4. **内固定失败的防治**　术中做到置钉精准、病椎置钉,增加稳定性,植骨充分、牢固、稳定,术前、术后抗骨质疏松治疗,术后佩戴支具保护。

5. **结核复发**　全程规范化抗结核药物治疗,注意耐药菌的药物调整,术中清除病灶及脓肿彻底,术后营养支持治疗。

第五节　优点及缺点

一、优点

1. 一期行后入路手术能在一个手术体位、一个切口、一次手术同时完成病灶清除、神经减压、椎体间植骨、矫形固定等步骤,创伤小。

2. 手术入路无复杂解剖结构,手术相关并发症少。

3. 其对后方椎管、硬脊膜、神经根等结构减压充分,病灶清除干净。

4. 后入路器械内固定能有效的矫正脊柱后凸畸形,预防术后脊柱后凸畸形加重。

5. 对胸腹腔及其脏器无干扰。

二、缺点

1. 前方病灶较大时较难做到彻底地清除。

2. 存在术中操作加重脊髓损伤的风险(尤其是胸椎)。

3. 对于合并椎旁巨大流注脓肿,单纯经后入路手术无法完全清除。

4. 椎体间植骨技术要求高,需要较丰富的经验积累。

(张宏其　刘少华　吴建煌)

第十四章

CT引导下经皮穿刺置管
灌洗治疗脊柱结核

第一节 概 述

2017年全球的结核病潜伏感染人群约为17亿人,潜伏感染率为23%,中国结核新发患者总数占全球的8.9%,结核病的发生率和流行率位居全球第三。脊柱是肺外结核的常见部位,在全球范围内,脊柱结核约占全部结核病例的1%~5%,占骨关节结核的50%。在国内,特别是边远地区,脊柱结核仍然是常见多发病,加上起病隐匿,早期诊断较为困难,其致残率很高。随着HIV感染率上升及结核菌耐药性增加等因素的影响,当下,脊柱结核的诊断与治疗仍然面临严峻的挑战。

自19世纪以来,外科医师开始探索使用手术方法治疗脊柱结核,经过长期的摸索和总结,目前针对脊柱结核的根治手术已经十分成熟,无论是前入路、后入路或者是前后入路联合手术,均可获得较为满意的疗效。但对于小儿、高龄老人、合并多种疾病或结核术后复发的患者,由于其一般状况较差或局部手术条件不足,传统手术往往受到诸多限制,部分患者无法耐受传统开放手术;或者无法彻底清除体内的脊柱结核病灶;或者体内结核病灶多次复发,甚至丧失开放手术清除病灶的条件。上述情况下,CT引导下经皮穿刺置管灌洗术可以作为传统开放手术的补充或者替代,利用其创伤小、定位准确、治疗可持续等优点,对特殊人群中的脊柱结核患者进行诊断、引流、灌洗和局部化疗等。

第二节 技 术 要 点

与传统开放手术比较,CT引导下经皮穿刺置管灌洗术的最大优势在于创伤较小。绝大部分患者可在局部麻醉下进行穿刺,术后可长期带引流管活动,有利于患者术后早期快速康复。但与传统手术不同的是,CT引导下经皮穿刺置管灌洗术主要是针对患者体内封闭的脓腔进行引流和灌洗,对脊柱稳定性的重建在短期内无明显效果,因此治疗效果的好坏在很大程度上取决于选择合适的病例。

一、适应证

1. 单纯化疗疗效不明显者。
2. 神经功能损伤Frankel分级在C级以下者。
3. 没有明显的脊柱不稳者(后凸角<30°)。
4. 活动期脊柱结核患者。

5. 存在过去病灶清除术适应证范围内的病理改变者：如脊柱结核脓肿、空洞、死骨、窦道形成、病灶清除和内固定术后复发等。

6. 无法耐受开放手术的脊柱结核患者，可先行脓肿穿刺引流，为治愈结核或终末手术创造条件。

二、禁忌证

单纯椎体破坏，未形成脓腔或脓肿的患者，我们认为不需要行置管和灌洗，规律的抗结核治疗往往就可以获得治愈。

而出现下列情况的患者，也不可单独采用 CT 引导下经皮穿刺置管灌洗术治疗脊柱结核。

1. 椎体破坏严重、有大块死骨（直径≥8cm）。

2. 伴有严重的脊柱后凸畸形或脊柱不稳。

3. 椎管受累继发截瘫者，应采取手术减压治疗者。

4. 合并硬脊膜损伤的患者。

三、手术方法

（一）术前准备

1. 鼓励患者进食含高纤维素、高热量、高蛋白的饮食以增强机体免疫力；常规用四联抗结核药物治疗 2~4 周，利福平 0.45g、异烟肼 0.30g、乙胺丁醇 0.75g 每天清晨空腹顿服，链霉素 0.75g 肌内注射。术前 3 天加用异烟肼 0.4g，每天 1 次，静脉滴注。化疗期间，密切关注抗结核药物的不良反应。

2. 所有患者术前行高分辨率三维 CT 检查，并完善各项术前检查。对于重度贫血患者予以少量多次输血，以纠正贫血。手术前进行高分辨率三维 CT 扫描定位，选择进针的角度及深度（图 14-1）。

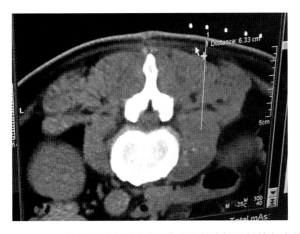

图 14-1　CT 引导椎旁脓肿穿刺定位，辅助医师选择进针的角度及深度

置管注意事项：①椎旁脓肿和/或流注脓肿，可根据脓肿的位置放置引流管，一般放置在脊柱周围或者腰大肌、髂窝的脓腔内；②原发病灶骨质破坏不严重者单纯置管即可；有死骨和坏死组织者需先清除死骨、坏死组织后再置管冲洗；③连续性多椎体结核可在原发病灶较重的一个间隙和流注脓肿处放置引流管，跳跃型脊柱结核可在多部位置管引流，或根据病情需要多次引流。

（二）麻醉

依据患者的配合程度可选择气管内插管全身麻醉（小儿）或局部麻醉（成人）。

（三）体位

患者取侧卧位或俯卧位。

（四）手术操作步骤

常规的消毒铺单,利用 CT 薄层扫描确定具体进针点,在体表皮肤做好标记,同时测量以确定进针深度,选择不同型号的穿刺针。胸椎从横突上方进入椎间隙和椎旁脓肿;腰椎从 Kambin 三角进入椎间隙,从腰大肌皮肤投射点直接进入脓肿。图 14-2 以腰椎为例,从 Kambin 三角（安全三角椎弓根外侧入路）进针穿刺,穿刺点皮肤切开 0.5cm 左右的切口。穿刺针在 CT 引导下先经皮用同轴套管针穿刺目标间隙及椎旁脓肿,注入少量造影剂（图 14-3A）,使其轮廓显示清晰;置入导丝于脓腔内,在导丝引导下再逐级置入扩张管,扩张管逐级扩张达 5.0mm 工作套管（图 14-3B）,从扩张管中清除脓液、肉芽及坏死组织及部分死骨,同时送病理检查或者做细菌培养+药物敏感实验;然后在扩张管内放置双腔管,然后用丝线固定于皮肤。图 14-3C 案例置入 8.5F 多孔双腔管,用异烟肼+生理盐水反复冲洗引流,尽量将病灶冲洗彻底。留置双腔管,同时移除导丝（引流管一般根据病灶部位、病情程度选择,一般胸椎选用直径 4.12mm、腰椎选用直径 4.76mm 的双腔引流管。引流管的数目根据脊柱病灶和脓肿的多少而定,从 2 根到 5 根不等,具体数目根据病灶脓肿多少及椎体破坏程度而定）。术后常规局部抗结核药物灌洗。引流脓肿期间坚持口服抗结核药物。

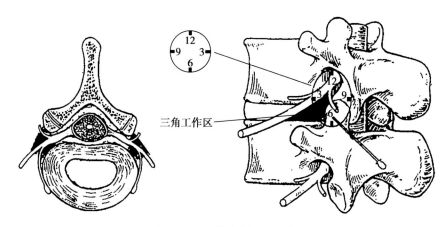

图 14-2　腰椎穿刺入路示意

如果把椎间孔比作一个钟表,上顶端（头侧）定为 12 点,下顶端定为 6 点,腹部（前）
确定为 3 点,背部（后）确定为 9 点（不管哪一侧）,6～9 点位置正好是"工作三角区"。
在腰椎间外孔 6 点位置治疗,非常安全,而接近 3 点位置,则为腰动脉,较危险。

（五）术后处理

术后继续强化全身抗结核药物治疗 9～12 个月。局部灌注（0.2g 异烟肼+20ml 生理盐水）冲洗病灶,最后局部注入 0.1g 异烟肼,每天 2 次,一般症状消失,灌洗液体清亮,红细胞沉降率、C 反应蛋白、体温正常后改为 1 天 1 次,一般治疗 2～4 周后复查 CT 或 MRI 观察脓肿消退情况。所有患者根据病情及红细胞沉降率、C 反应蛋白及冲洗液颜色等决定停止冲洗的时间。停止冲洗后,仍需继续通过灌洗管将脓腔分泌物抽出,抽出的引流液<2ml,持续

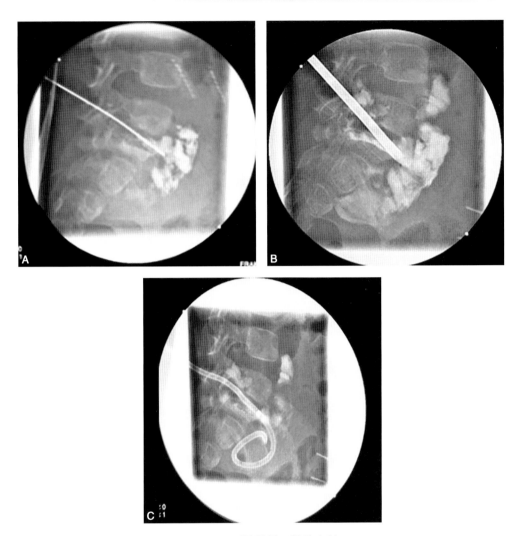

图 14-3　CT 引导下脓肿穿刺
A. 置入导丝;B. 扩张管逐级扩张达 5.0mm 工作套管;C. 置入灌洗用的双腔管。

3 天以上,且影像学显示脓肿已消除,方可考虑拔管。注意无菌操作,防止交叉感染。在冲洗灌注的过程中,严格登记出入量,避免冲洗时入量超过流出量导致医源性流注脓肿。灌洗期间定期复查红细胞沉降率、C 反应蛋白和肝功能。

所有患者均佩戴胸腰骶(椎)支具(thoracolumbosacral orthosis,TLSO)治疗,平均 3 个月根据患者佩戴情况进行调整,根据实际生长情况一般佩戴支具治疗 6~18 个月。对于脊柱稳定性好,疼痛轻、椎体破坏程度较轻的患者在定制的外固定支具保护下,灌洗期间适当下地活动(术后 24 小时),但是仍应以卧床为主;其他患者灌洗期间要求严格卧床 14~21 天,当患者疼痛减轻、椎体稳固观察 24 小时后,可在支具外固定的保护下适当地下地活动,避免参加对抗性运动或者剧烈运动。

第三节　典型病例

患儿女性,2 岁 6 个月。主因"患儿步态异常 3 月余,伴消瘦、食欲差、哭闹、喜蹲;午后低热,夜间盗汗"入院。其母有"肺结核"病史。查体:躯干不自主向后倾斜,腹部前凸,拾物试验阳性。影像学检查:L₅S₁椎体破坏伴冷脓肿形成。考虑诊断为脊柱结核。入院后积极完善相关检查及术前准备,行CT引导下经皮穿刺置管引流,并定期予以抗结核药物灌洗脓腔。患者治愈出院。术后长期随访,患儿症状完全缓解,无复发征象。(图14-4)

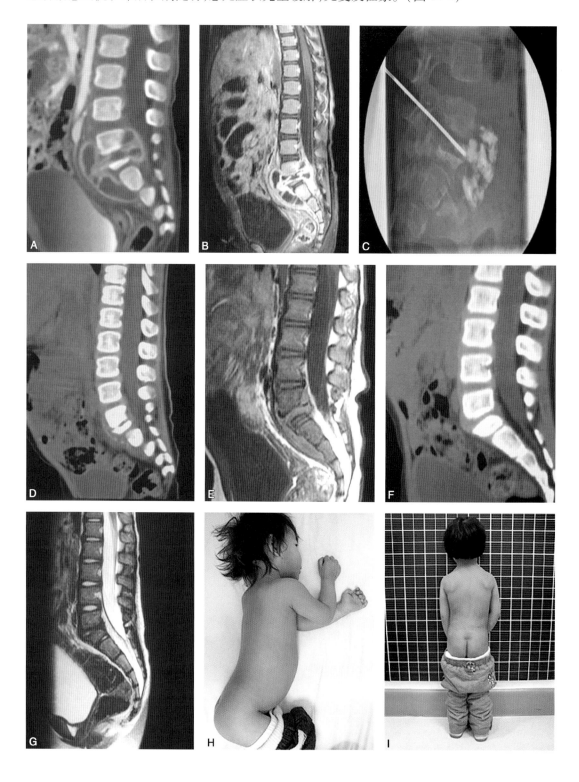

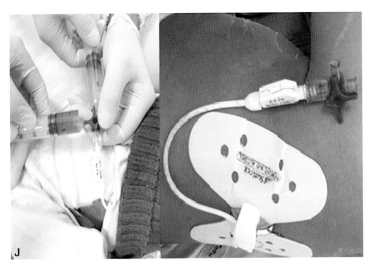

图 14-4　CT 引导下经皮穿刺置管灌洗治疗脊柱结核典型病例

A. 术前矢状位 CT 片示 S_1 椎体上缘骨质破坏严重,椎体高度严重减低,L_5~S_2 椎体周围大量脓肿形成;B. MRI 示 L_5~S_2 周围大量脓肿形成,脓肿壁薄而且均匀;C. 术中 CT 定位,穿刺针经皮由 L_5/S_1 椎间隙进入椎体后缘病灶;D. 术后 1 年 CT 片示 L_5/S_1 椎间隙变窄,S_1 椎体增高;E. MRI 脓肿完全消失;F. 末次随访时 CT 示 S_1 椎体高度明显增加,椎间趋于稳定;G. MRI 未见病灶复发,L_5/S_1 可见椎间盘影;H. 术前患儿状况:喜蹲、卧床;I. 术后患儿状况:置管疤痕小,伤口已愈合;J. 灌洗治疗中及治疗后引流管的固定位置。

第四节　手术并发症及其防治

1. **穿刺针误入硬脊膜囊**　该并发症可引起结核扩散等严重后果,故操作时要考虑到结核椎体破坏后解剖结构的特殊性,及时根据 CT 扫描调整穿刺角度,或者选择相对结构更为完整的一侧进针。

2. **局部感染及窦道形成**　操作时应注意无菌原则,置管处需定时消毒换药,引流管需固定牢靠,不需要灌洗时应充分消毒并予纱布包裹,防止逆行性感染。灌洗过程中切忌暴力推注,治疗后期由于脓腔逐步闭塞,灌洗的阻力会较前增大,应定期复查 CT 或 MRI,及时调整灌洗的次数及液量,防止医源性流注脓肿及新发窦道形成。

3. **引流管不畅或堵塞**　可能是有坏死物堵塞或者伤口内液体压力过大所致。预防的方法:摆管时术中尽量清除可及范围内的死骨及其他坏死物,手术结束前及术后就各冲洗一次,定期复查影像学,及时调整引流管位置,必要时降低冲洗量或重新置管。

4. **引流管脱离或拔出**　术中应牢固固定引流管(建议双线固定),术后要对患者及其家属进行健康宣教,尤其是患儿和配合度差的患者,夜间自行拔管的不良事件时有发生。这时候要根据病情决定是否重新置管,切勿盲目将引流管送回体内,以防损伤其他脏器或者形成新的医源性"灌洗腔"。

5. **冲洗液由伤口渗出或漏出**　最常见的原因是引流管不畅、伤口内液体压力过大所致。防治的措施是保持引流管通畅,必要时降低冲洗量或拔出引流管。

6. 如果灌洗治疗后临床症状不缓解,或者临床症状有加重者,应及时改变治疗方法,予以传统开放手术行病灶清除及植骨内固定。

第五节   优点及缺点

1. **创伤小、适应证广泛**   脊柱结核患者早期症状轻微,易被忽视,多数脊柱结核患者确诊时均伴有不同程度的寒性脓肿形成。部分患者脓肿较大,难以吸收,随着病变进展还可以在腹腔、盆腔甚至椎管内流注,增加了病情的复杂程度及治疗的难度。采用传统手术治疗上述患者时,往往需要采用经胸或经腹入路行结核病灶清除,手术创伤大、并发症多、患者术后卧床时间长。对于小儿、高龄老人、合并多种疾病或结核术后复发的患者,由于其一般状况较差或局部手术条件不足,传统手术往往受到诸多限制,部分患者无法耐受传统开放手术,甚至丧失开放手术清除病灶的条件。上述情况下,CT 引导下经皮穿刺置管灌洗术可以作为传统开放手术的补充或者替代,在局部麻醉下对脓肿病灶进行穿刺和引流。CT 引导下经皮穿刺置管灌洗术是介于非手术治疗和开放手术之间最低限度的侵入性操作,不需要进行治疗前的充分化疗准备,可即刻诊断、即刻引流,最重要的是可以避免开放性手术带来的医源性损伤,不会损伤病灶周围的椎体和神经,患者可保留较完善的功能,此外也不会损伤肌肉组织,造成肌源性痛。此法操作简单,对局部内环境干扰小,且患者易于耐受,术后早期部分患者还可以佩戴治具下床活动,更加有利于患者的康复。对于那些椎体破坏严重,暂时没有开放手术条件的患者,CT 引导下经皮穿刺置管灌洗术还可以改善局部结核感染状况,治疗体内流注的脓肿,消除体内封闭的脓腔,为终末手术创造条件。因此,除了合并硬脊膜损伤的脊柱结核患者之外,CT 引导下经皮穿刺置管灌洗术几乎可以用于所有合并了冷脓肿的脊柱结核患者。但需要注意的是,出现了椎体破坏严重、脊柱不稳、脊柱后凸畸形、脊髓神经受压等情况的患者,仍需联合传统手术行椎管减压、脊柱内固定或矫形。

2. **定位准确、治疗有可持续性**   与传统开放手术相比,本法在 CT 引导下进行,更容易发现一些小的甚至是包裹性的病灶。CT 扫描可以迅速、实时的指引穿刺抽吸,直观地观察手术过程中的情况变化,能及时地调整手术方案,既可避免损伤大血管、肠管和神经,又能保证针尖能穿刺到病变部位,置入"猪尾巴"管或双腔同轴引流管,并用异烟肼+生理盐水灌洗,使病变部位能保持较高的抗结核药物浓度。研究表明,病灶持续的局部药物灌注药物浓度是全身用药的 1 000~50 000 倍,因此持续病灶内给药能比较彻底地清除脓肿、肉芽组织及死骨,减轻对神经的压迫,能最大限度地杀灭结核分枝杆菌,有利于病灶愈合,重建脊柱稳定性。在持续灌洗的过程中,需定期复查影像学,密切观察脓腔缩小的情况,还可及时调整引流管的位置与灌洗的量和次数,为病灶的清除或终末手术创造更好的条件。

3. **个体化治疗方案**   虽然 CT 引导下经皮穿刺置管灌洗术创伤小、费用低,但由于需要持续的灌洗和多次的影像学检查,因此采用此类术式治疗的患者术后住院时间较长。但是此类患者可以不需要进行术前的充分化疗准备,因此总体治疗时间与传统手术相比无明显差异。需要注意的是,由于每个脊柱结核患者体内脓肿的情况不一样,因此置管的部位、时间、灌洗量、用药种类、复查的时间及调整灌洗管的方法都不尽相同。简而言之,需要对每个患者拟定个体化治疗方案,才有可能取得良好的临床疗效。因此 CT 引导下经皮穿刺置管灌洗术的学习曲线可能较传统手术更长,年轻医师不仅需要多练习手术技巧,更需要密切的随访和观察患者,及时调整治疗方案,在不断的摸索中积累经验,才能最大限度地发挥 CT 引导下经皮穿刺置管灌洗术的优势,切实为脊柱结核患者服务。

(张宏其   高琪乐)

参考文献

[1] World Health Organ. Global Tuberculosis Report 2017[M]. Geneva：World Health Organ. 2017.

[2] 张宏其,田慧中.脊柱结核手术学[M].广州：广东科技出版社,2014：286-290.

[3] 张西峰,王岩,刘郑生,等.经皮穿刺病灶清除灌注冲洗局部化疗治疗脊柱结核脓肿[J].中国脊柱脊髓杂志,2005,15(9)：528-530.

[4] 薛辛东.结核病儿科学[M].北京：人民卫生出版社,2005：226.

[5] 宋敏,李子平,刘文,等.儿童脊柱结核的CT表现[J].影像诊断与介入放射学杂志,2009,18(5)：262-267.

[6] TURGLLT M. Spinal tuberculosis(Pott's disease)：its clinical presentation,surgical management and outcome. A survey study on 694 patients[J]. Neurosurg Rev,2001,24(2)：8-13.

[7] 戈朝晖,王自力,魏敏吉,等.异烟肼在脊柱结核患者不同组织中的分布[J].江苏医药,2009,53(6)：669-672.

[8] 武士科,高文山.CT引导经皮穿刺置管局部给药在高龄脊柱结核中的应用[J].中国脊柱脊髓杂志,2011,21(10)：875-876.

[9] ALWALI A A. Spinal brace in tuberculosis of spine[J]. Saudi Med J,2002,23(12)：1483-1488.

[10] 张宏其,王龙杰,唐明星,等.脓肿清除术联合置管小剂量灌洗处理胸腰椎结核术后复发的临床疗效[J].中国矫形外科杂志,2016,24(5)：401-405.

[11] 张宏其,胡雄科,尹新华,等.经皮穿刺引流联合后路病灶清除椎间植骨内固定治疗胸腰段脊柱结核伴巨大脓肿[J].中国骨与关节损伤杂志,2015,30(11)：1130-1132.

[12] 张宏其,尹新华,刘少华,等.CT引导下经皮穿刺置管灌洗治疗小儿腰骶段结核[J].中国脊柱脊髓杂志,2013,23(6)：504-507.

[13] YIN X H,ZHANG H Q,HU X K,et al. Treatment of pediatric spinal tuberculosis abscess with percutaneous drainage and low-dose local antituberculous therapy：a preliminary report[J]. Childs Nerv Syst, 2015, 31(7)：1149-1155.

第十五章

单纯经后入路病灶清除椎体间植骨融合内固定术治疗寰枢椎结核

第一节 概 述

上颈椎结核虽然发病率低,但可造成上颈椎不稳,侵犯颈脊髓、神经根及椎动脉等重要结构,潜在危险极大。及时行病灶清除、硬脊膜囊减压、恢复颈椎正常序列并重建其稳定性在外科治疗中极为关键。手术治疗中以前入路病灶清除内固定、前入路病灶清除+后入路内固定、后入路病灶清除+内固定等术式多见,本节主要介绍后入路病灶清除+短节段融合术。所谓短节段融合主要指除枕颈融合之外的 1~3 节段的颈椎融合。

第二节 技 术 要 点

一、适应证

1. 寰椎未破坏,仅枢椎骨质有破坏者。
2. 寰椎有破坏,但范围局限,非前弓破坏,侧块仍完整者。
3. 寰枢椎均有破坏,但寰椎侧块完整者。
4. 临床症状明显者,包括疼痛、神经功能障碍等。
5. 一般情况良好,可以耐受手术,预计生存期>3 个月的患者。

二、禁忌证

1. 椎动脉走行、术中很难避让者。
2. 一般情况差,有严重贫血、低蛋白血症等,或者心、肺、肝、肾等重要脏器功能低下,不能耐受手术者。
3. 其他部位有活动性病灶者。
4. 抗结核药物疗效差,或对抗结核药物耐药者。
5. 以下情况不适合经后入路病灶清除:①寰椎前弓、枢椎齿状突及枢椎前半部分等部位病变,预计经后入路很难进入病灶者;②伴咽后壁较大脓肿者。

三、手术方法

(一) 术前准备

术前了解全身基本情况,并及时纠正营养不良。正规抗结核治疗 2~4 周,结核活动者待红细胞沉降率降至 60mm/h 以下；伴寰枢关节半脱位或椎体滑脱的患者需术前行颅骨环牵引 1~2 周（3~5kg）争取复位。

（二）麻醉

气管内插管，全身麻醉。

（三）体位

患者取俯卧位，面部置于手术台前 U 形头托，并维持颅骨牵引，稳定颈椎、维持颈部及头部中立位。

（四）手术操作步骤

1. 颈后部做正中纵向切口，切开皮肤及皮下组织后，正中切开项韧带从枕骨隆突下 1cm 直至 C_4 棘突，用骨膜剥离器自骨膜下剥开棘突两旁的椎旁肌，显露枕颈后部结构，在寰椎后弓显露旁开不超过 1.5~2.0cm，C_{2-4} 显露至侧块外侧缘。

2. 椎板显露完毕后放 2 个自动拉钩，C 臂透视定位。

3. 对于枢椎及寰椎侧块完整的病例行 Magerl 法 UCSS 螺钉固定加 Gallie 法钛缆固定（图 15-1）；对于枢椎一侧侧块完整的，于 C_1 双侧及枢椎健侧置椎弓根螺钉（图 15-2、图 15-3），C_3 置双侧侧块螺钉或椎弓螺钉、钛棒固定；枢椎双侧均不完整的，C_1 置椎弓根螺钉，C_3 置双侧侧块螺钉、钛棒固定（图 15-4）；寰椎一侧侧块破坏的，健侧采用 Magerl 法 UCSS 螺钉固定加 Gallie 法钛缆固定。

4. 手术之前必须仔细阅读 CT 及 MRI 片，确定病灶切除方案，包括切除路径、范围等。按术前设计进行病灶切除，一般清除枢椎侧块、椎板、棘突及寰椎后弓的病灶较容易，但清除枢椎椎体及寰椎前弓病灶较困难，风险较大，一般要切除部分枢椎侧块或经椎弓根钻孔，刮除前方病灶。枢椎侧块切除时需特别注意防止椎动脉、$C_{1/2}$ 神经根损伤。病灶适当清除即可，不追求过分彻底，盲目扩大手术范围。

5. 椎板后方以咬骨钳咬粗糙，植同种异体骨。C 臂透视无误后，顺序关闭切口。

（五）术后处理

1. 术后正规抗结核治疗，出院后服药 1.5~2.0 年。

2. 3~5 天拔出引流管后，佩戴支具下床活动，7~10 天后拆除切口缝线。

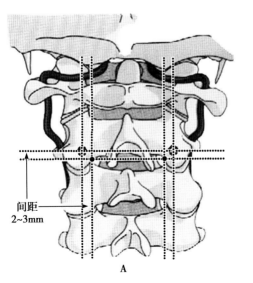
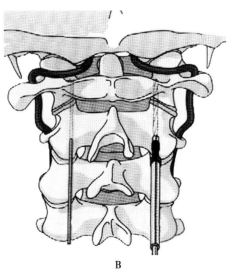

间距 2~3mm

A　　　　　　　　B

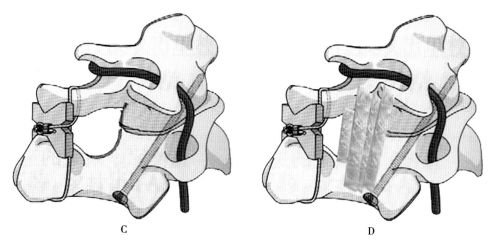

图 15-1　$C_{1/2}$ 经关节突螺钉的置入

A. $C_{1/2}$ 经关节突螺钉进钉点的确定,在 C_2 下关节突内角向外、向上 2~3mm 处。B. 进钉角度向内倾斜 $0°~10°$,钉尖指向 C_1 前结节;确定进钉点后以 1.2mm 克氏针钻入,作为导针(如图左侧点),再沿导针以 3.5mm 空心钻钻孔(如图右侧点);C. 孔开好后,再沿导针置入 3.5mm 空心螺钉,一般长 4.0~4.5cm;D. 最后可按情况 Gallie 法钛缆加强固定,椎板后植入同种异体骨条。

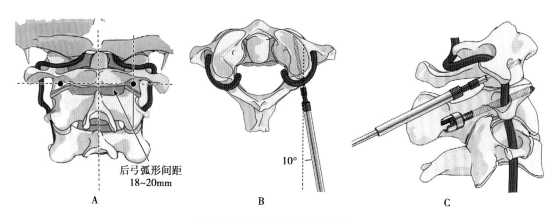

图 15-2　C_1 椎弓根螺钉的置入

A. 进钉点选在寰椎椎弓根,椎动脉沟下方距后结节中点弧形距离 18~20mm、后弓下缘上方 2mm 处;B. 进钉角度向内倾斜 $10°$ 左右;C. 进钉角度向上斜 $10°~20°$。

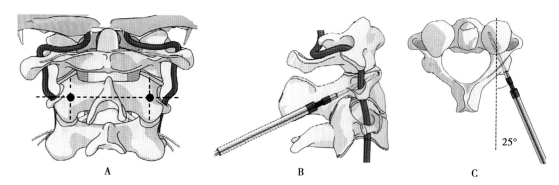

图 15-3　枢椎椎弓根螺钉的置入

A. 进钉点一般选择在 C_2 侧块中点或偏外 1mm 处;B. 进钉角度呈向头侧倾斜约 $25°$;C. 进钉角度向内倾斜约 $25°$。

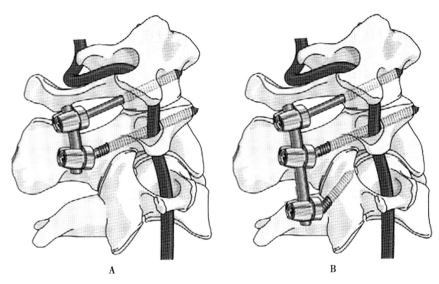

图 15-4　$C_{1/2}$ 椎弓根螺钉及联合 C_3 侧块螺钉

A.$C_{1/2}$ 椎弓根螺钉,钉棒固定;B.$C_{1/2}$ 椎弓根螺钉联合 C_3 侧块螺钉,钉棒固定。

3. 定期拍 X 线片,查肝功能、红细胞沉降率等。

第三节　典 型 病 例

　　女性患者,64 岁。主因"头颈部疼痛伴颈部活动障碍 3 个月"入院,3 个月前无明显诱因出现头颈部疼痛伴颈部活动障碍。在抗结核治疗 14 天后,采用单纯经后入路结核病灶清除、短节段钉棒内固定、植骨融合术治疗,切除右侧 C_2 侧块,分别行寰椎双侧植椎弓根螺钉、枢椎左侧椎弓根螺钉、C_3 双侧侧块螺钉,钉棒固定,经后方一个切口、一次手术清除结核病灶,钉棒内固定,同时椎板后方棘突周围同种异体骨条植骨融合。手术后患者头颈部疼痛有明显改善,抗结核治疗 2 年后结核完全治愈(图 15-5)。

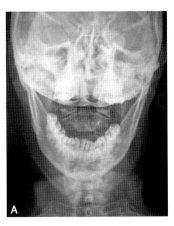
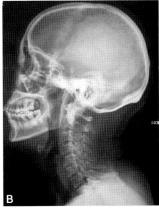
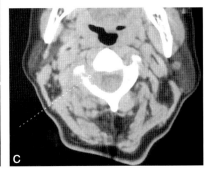

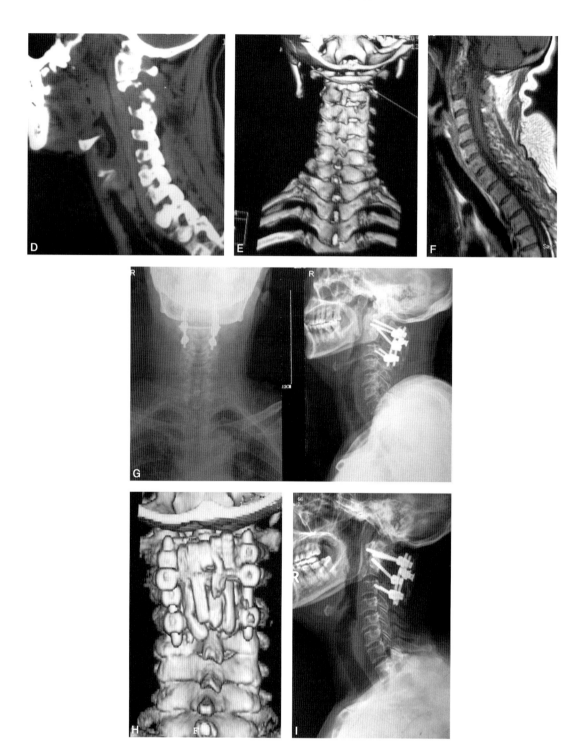

图 15-5 寰枢椎结核典型病例

A~F. 可见 C_2 右侧侧块骨质破坏,有死骨形成,波及椎动脉孔。C_2 水平软组织信号,相应硬脊膜囊受压;G. 术后正侧位 X 线片见寰椎双侧植椎弓根螺钉、枢椎左侧椎弓根螺钉、C_3 双侧侧块螺钉,钛棒固定,椎板后方棘突周围植入同种异体条状骨,植入物位置良好、稳固;H、I. 为术后随访复查 CT 三维重建片及 X 线片,见椎板后方骨性融合,钉棒系统位置良好。

第四节　手术并发症及其防治

1. **椎动脉损伤**　最易损伤的部位为 V_3 段,即寰椎上方拐弯处至颅内这段,其次为 V_2 段($C_{2/3}$ 对应段),多为寰椎后方向外侧暴露、病灶清除及置入螺钉时损伤。主要原因有:椎动脉变异;动脉周围炎性反应重,存在粘连及瘢痕形成;寰枢椎脱位未复位者。其防范措施主要在于术前认真阅读影像学资料,了解椎动脉走行;术中操作动作准确、轻柔,尽量避免损伤椎动脉;寰枢椎脱位者,术前尽量牵引复位。一旦发生椎动脉损伤,处理原则为:①控制局部出血;②防止椎-基底动脉急性缺血;③防止脑血管栓塞等并发症。术中止血方法有填塞、椎动脉结扎、修补等。术后密切观察神经功能,如有小脑及脑干供血不足的情况,需给予相应处理。

2. **脊髓神经损伤**　主要原因有置钉偏差、术中脊髓牵拉刺激、器械误伤等。操作时动作力求准确、稳定可减少该类并发症的发生。

3. **脑脊液漏**　主要由于硬脊膜撕裂造成,结核病灶紧靠椎管或有椎管内脓肿者,硬脊膜外往往粘连比较明显,分离时有可能会撕裂硬脊膜。这种情况分离时操作要轻柔,避免动作粗鲁。一旦发生硬脊膜撕裂,应尽快用细丝线缝合。

4. **颈总动脉损伤**　寰枢椎侧块前方离颈总动脉较近,在置入椎弓根螺钉、$C_{1/2}$ 经关节突螺钉等操作时,可能造成损伤。主要由于置入导针时深度过深,或螺钉过长造成。术前仔细阅读影像学资料,准确把握进钉深度,且术中用 C 臂透视,避免置入过深。

5. **内固定断裂、松动,植骨不融合等**　该类并发症主要原因有:①抗结核治疗不力、佩戴支具时间过短、术后活动过早;②外力直接或间接作用于手术部位;③内固定器材选用不合理;④椎弓根螺钉本身设计缺陷;⑤术中破坏脊椎骨血供,使植骨延迟融合或不融合;⑥内置入物的排异反应。该类并发症由于抗结核不力造成的较多见,术后强有力的抗结核治疗十分关键,决定整个治疗的成败,要有足够的强度、足够的疗程。要遵循"联合、足量、规律、长期"的用药原则。至于其他原因造成者可适当按情况避免。

6. **结核性脑脊髓膜炎**　由于结核进入蛛网膜下腔,感染软脊膜(脑膜),甚至脊髓、脑组织导致的中枢神经系统结核。主要见于体质虚弱、免疫功能低下、应用免疫抑制剂者、对抗结核药物耐药者、或未进行正规抗结核治疗等情况,结核分枝杆菌手术中直接进入硬脊膜下,或术后由于血行播散感染脑脊髓膜、脑脊髓神经组织。发生率极低,但一旦发生则后果严重。术中应尽量避免撕裂硬脊膜,防止将结核分枝杆菌带入神经组织。术前抗结核治疗 2~4 周,控制结核活动后再手术,术后坚持正规抗结核治疗,可减少其发生概率。

7. **结核全身播散**　由于结核活动未能被控制、患者抵抗力极为低下等原因,术中结核分枝杆菌大量进入血液循环,机体不能及时将其清除,导致全身多器官感染结核分枝杆菌,包括肺、脑、肾、胃肠道、胸腹膜等部位结核,病情严重,可导致死亡。防范主要在于术前正规抗结核,控制结核活动,红细胞沉降率应控制在 40mm/h 以下。严格选择适应证,抵抗力低下、对抗结核药物不敏感者应尽量避免手术。

8. **复发**　术后病变治愈 1 年以后出现的原病灶复活。主要原因:①结核耐药或未能坚持按疗程正规抗结核治疗;②病灶清除不满意,如小病灶的遗漏,死骨、坏死椎间盘、干酪样坏死组织等未清除干净等;③其他部位结核活动未能得到良好控制;④体质虚弱、免疫力低下。术前、术后正规抗结核治疗,术中尽量彻底清除病灶,治疗期间加强营养,注意调节免疫力,可减少复发。

第五节　优点及缺点

1. **优点**　①一次手术可完成病灶清除和内固定;②内固定可靠,稳定性好,术后融合率高;③与经口咽入路或前后入路联合手术比较,创伤小;④与枕颈融合术比较,术中融合范围小,能保留颈部良好运动功能。

2. **缺点**　①不易彻底清除病灶,尤其对于 $C_{2/3}$ 椎体、寰椎前弓病灶者;②手术难度大,操作风险高,对操作者资历要求高。

(张宏其　王昱翔)

参考文献

[1] LU J,EBRAHEIM N A. The vertebral artery:surgical anatomy[J]. Orthopedics,1999,22(11):1081-1085.

[2] GOLFINOS J G,DICKMAN C A,ZABRAMSKI J M,et al. Repair of vertebral artery injury during anterior cervical decompression[J]. Spine,1994,19(22):2552-2556.

[3] HAJEK P D,LIPKA J,HARTLINE P,et al. Biomechanical study of C_1-C_2 posterior arthrodesis techniques[J]. Spine,1993,18(2):173-177

[4] XU R,HAMAN S P,EBRAHEIM N A,et al. The anatomic relation of lateral mass screws to the spinal nerves. A comparison of the Magerl,Anderson,and An techniques[J]. Spine,1999,24(19):2057-2061.

[5] 张宏其,陈小明,唐明星,等. Magerl 术在儿童寰枢椎不稳中的应用[J]. 中国骨与关节损伤杂志,2008,23(11):884-886.

[6] 张宏其,陈小明,唐明星,等. 后路病灶清除短节段融合治疗上颈椎骨质破坏性疾病[J]. 中国骨与关节损伤杂志,2011,26(3):193-196.

第十六章

扩大的经椎弓根截骨技术治疗
治愈型脊柱结核并后凸畸形

第一节 概 述

脊柱结核是骨与关节结核中一种较为常见的发病形式，无论在发展中国家还是发达国家均存在一定的发病率。严重的脊柱结核可能导致脊柱畸形、脊髓神经根受压及截瘫等严重的并发症。现代医学中由 Percival Pott 在 1779 年首次描述了由于脊柱结核感染引起的脊柱畸形和截瘫。脊柱感染结核后，结核分枝杆菌通常会侵犯椎体，导致椎体松质骨吸收破坏，引起椎体塌陷、缺损或楔形变，从而引起脊柱后凸畸形。脊柱后凸畸形不仅在病变的活动期出现，在结核静止期甚至治愈后仍可因受累的椎体生长板遭到破坏，使脊柱前中后柱生长发育不平衡，从而使畸形进一步加重，这种现象多出现在儿童脊柱结核患者中，往往就诊时已存在较为严重的脊柱后凸畸形并伴有一定的神经功能损害表现。因此，在治疗脊柱结核伴后凸畸形的患者时，不仅要解除脊髓及神经根压迫、恢复脊柱的稳定性，同时还要对畸形进行矫正，恢复脊柱正常的生理曲度以防止畸形加重及复发。

目前，治疗治愈型脊柱结核并后凸畸形的手术方式主要包括前入路、后入路及前后入路联合手术。手术的主要目的是切除病变骨质、神经减压及矫正脊柱后凸畸形。前入路的手术方式因存在有手术创伤大、并发症多、手术时间长及出血量大等种种因素，其在临床上的应用也较为局限。单纯后入路手术可以一期完成截骨、减压、矫形、植骨及内固定置入等一系列工作，并且手术创伤及并发症的发生率较前入路均有明显降低。临床上应用的主要截骨方式可以分为：①脊柱后柱截骨，如 Smith-Peterson 截骨（Smith-Peterson osteotomy，SPO）和 Ponte 截骨；②脊柱三柱截骨，如经椎弓根椎体楔形截骨（pedicle subtraction osteotomy，PSO）和全脊椎截骨（vertebral column resection，VCR）。上述的截骨方式均有其优势，也存在各自的局限性。目前文献上对于治愈型脊柱结核伴后凸畸形的手术治疗及截骨方式的选择报道不多，临床上没有一个规范的标准。笔者较全面评估了治愈型脊柱结核伴后凸畸形的临床特点，为避免 VCR 和传统 PSO 术式的缺点，提出了扩大的经椎弓根截骨术（expanding pedicle subtraction osteotomy technique，E-PSO）。

第二节 技术要点

一、适应证

1. 脊柱后凸畸形。

2. 既往有肺结核或其他肺外结核病史,且通过正规抗结核治疗已治愈。

3. 术前红细胞沉降率、C 反应蛋白均在正常范围内,影像学资料无寒性脓肿、死骨或窦道形成均提示结核呈静止性。

4. 有进行性神经压迫症状。

5. 无神经压迫症状,但脊柱后凸畸形严重影响生活。

6. 心肺等重要脏器功能均能耐受手术。

二、禁忌证

1. 活动性椎体结核。

2. 心肺等重要脏器功能不能耐受手术。

三、手术方法

(一) 术前准备

术前行血液学检查总体评估患者全身重要脏器情况及营养状况,排除严重的器质性病变,术前纠正营养不良;完善红细胞沉降率、C 反应蛋白检查以排除活动期结核;脊柱全长 X 线片(站立正侧位、悬吊位、屈伸动力位、支点加压位);病变节段 CT 及 MRI 检查。

(二) 麻醉

常规气管内插管,全身麻醉。

(三) 体位

患者取俯卧位于弓形架上。

(四) 手术操作步骤

安装神经电生理监测,胸背部术野常规消毒铺巾。取后入路正中切口,根据病椎定位,向上、下各延长 2 个正常椎体的距离。充分剥离双侧椎旁肌肉,显露棘突、椎板、小关节及横突。C 臂及透视定位椎体,将畸形融合的多个椎体视为病椎复合体,在其上、下 1~3 个正常椎体内各置入一对椎弓根螺钉,再次用 C 臂透视确认螺钉位置。咬除对应椎板、小关节显露椎管及椎间孔,沿复合体椎体外侧骨膜剥离至椎体前方(如操作区域在胸段则需分离切除病椎复合体双侧肋骨后段至肋椎关节,共切除 3~4cm)。根据截骨所需视野及空间,选择是否结扎神经根:如选择不结扎神经根,则可先行神经根腹侧减压,从而减少脊髓及硬脊膜的紧张度以减少手术操作过程中对脊髓神经的牵拉震动。将双侧硬脊膜囊腹侧于椎管后壁潜行分离。在进行上述操作时注意咬下骨块时应反复检查与软组织有无粘连,避免撕破硬脊膜及损伤脊髓。

交替安置临时固定棒(避免在对侧截骨操作时因脊柱震动、不稳、硬脊膜牵扯等因素导致脊髓损伤),保护好硬脊膜囊及完整的神经根,用骨刀在病椎复合体内两侧分别行楔形截骨。头侧截骨面位于:与上一正常椎体的终板毗邻的病椎复合体的上部、保留病椎复合体的上终版;尾侧截骨面位于:与下一正常椎体的终板毗邻的病椎复合体的下部、保留病椎复合体的下终版,且此两截骨面交汇于病椎复合体的前缘,和保留于该处的前纵韧带一起构成截骨处的闭合铰链。如术中未结扎神经根,则需在尾侧截骨平面水平向下咬除其相应的残余椎弓根,以预留神经根走行空间,避免截骨断端闭合时卡压神经根。截骨完成后重新截取新棒,预弯后安装双棒,通过加压截骨间隙上、下椎弓根螺钉,逐步闭合截骨间隙。闭合后,探查前方截骨面是否贴合满意、是否平整,探查神经根是否受压,硬脊膜是否有明显挤压皱缩,如有则可以将正常节段的椎板咬除部分潜行减压。

术中常规行神经电生理监测（SEP 和 MEP），矫形完毕后行术中唤醒实验。C 臂再次透视确定钉棒位置及矫形效果。去除置钉及截骨区域椎间关节软骨及椎板皮质骨，在椎板缺损除行异体骨块覆盖植骨，PDS 线扎捆牢固，其他椎板处植入自体松质骨粒，放置引流后，关闭切口。

（五）术后处理

术后常规使用抗生素 3~5 天，予以激素、脱水、营养支持、对症等治疗。对神经有压迫症状的患者予以营养神经治疗，当引流量<50ml/24h 时拔除伤口引流管。绝对卧床休息 1~2 个月。术后 2 个月后开始佩戴硬质塑料支具下床活动，出院后继续佩戴支具 6~12 个月，具体佩戴时间由随访时的 X 线片及 CT 检查提示骨质情况而定。预防肺部感染的出现，加强泌尿系统管理，尽早训练患儿膀胱功能，术后 1~2 天拔出导尿管，防治泌尿系统感染的出现。鼓励患者尽早进行肌肉收缩训练，配合按摩肌肉防止肌肉萎缩，并根据情况决定早期康复训练。每 3 个月复查 1 次 X 线片，必要时复查 CT。

第三节　典型病例

女性患者，13 岁。主因"发现后凸畸形 3 年，加重 1 年"入院。患者 3 年前发现背部后凸畸形。1 年前出现后凸畸形进行加重，伴有背痛，下肢乏力症状入院时神经功能 ASIA 分级 C 级。既往 10 岁时有肺结核病史，当时予以正规抗结核治疗后治愈。入院后影像学资料显示 L_{1-4} 椎体均有骨质破坏畸形融合并后凸畸形。术前畸形后凸角为 79.8°。采用扩大的经椎弓根截骨技术治疗。手术后患者后凸畸形明显矫正，术后一周复查畸形后凸角为 3.9°，下肢神经功能明显改善，出院时 ASIA 分级改善至 D 级。术后 2 年复查畸形后凸角为 10.9°，无明显丢失，植骨融合，无内固定松动（图 16-1）。

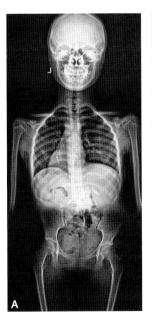
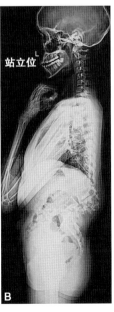
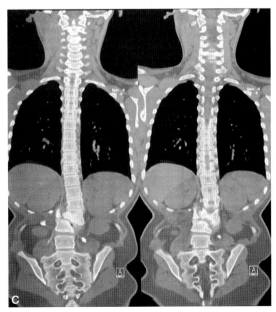

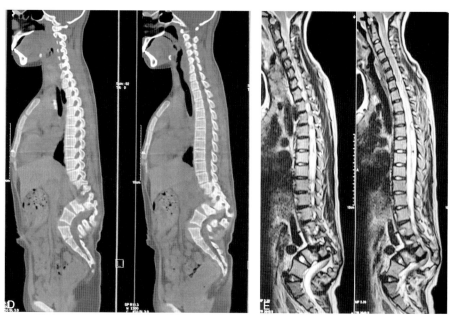

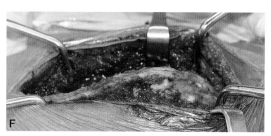

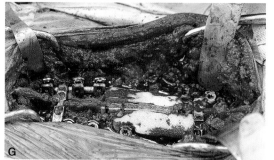

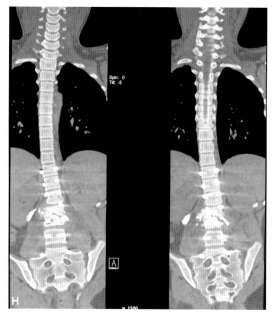

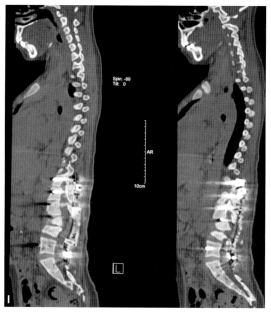

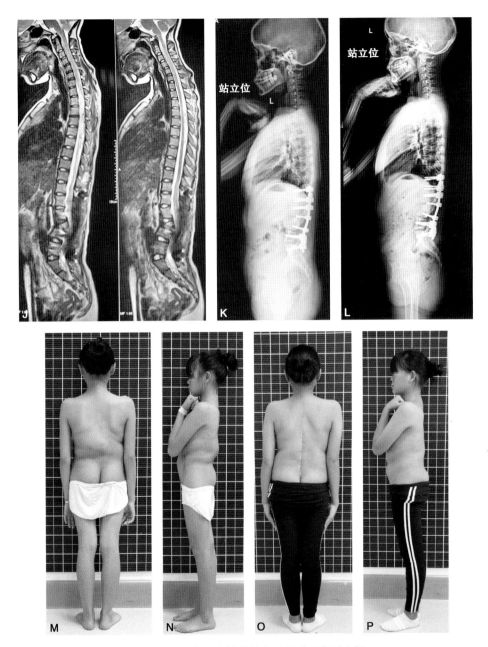

图 16-1　治愈型脊柱结核病后凸畸形典型病例

A、B. 术前正侧位 X 线片；C～E. 术前 CT、MRI 提示 L$_{1～4}$ 椎体均有骨质破坏畸形融合并后凸畸形；F. 术中剥离暴露病椎，患者后凸畸形明显；G. 截骨矫形钉棒系统内固定后，可见后凸被明显矫正；H～J. 术后 CT、MRI 显示畸形明显矫正；K. 术后半年 X 线片复查，示内固定良好，矫正度无明显丢失；L. 术后 18 个月 X 线片复查，示植骨融合，内固定无松动；M、N. 术前大体照示脊柱畸形明显；O、P. 术后 18 个月复查大体照。

第四节   手术并发症及其防治

1. **硬脊膜或神经根卡压**   由于脊柱缩短会导致硬脊膜皱褶,从而造成硬脊膜或神经根卡压,因此在截骨及闭合骨创面之前应反复探查脊髓及神经根以免其受压;在闭合骨创面前,在与截骨面相对应的正常节段的椎管内壁咬除部分骨质,进行潜行减压,以扩大椎管内径;可沿尾侧截骨平面水平向下咬除其相应的残余椎弓根,以预留神经根走行空间,避免卡压神经根。

2. **截骨过程中导致神经损伤**   截骨时应尽量轻柔小心,推荐使用磨钻、超声骨刀等震动较少的截骨器械,止血必须彻底,保持手术视野清晰。操作时还应对硬脊膜及神经根予以相应的保护。推荐使用术中神经电生理监测及进行术中唤醒试验。

3. **矫枉过正**   矫形过程中不能单纯地追求矫形完美,矫形应适可而止。切忌为了达到完全矫形的目的而忽视患者的耐受性。可以在术前建立三维打印模型,便于更好的制定手术方案。

4. **坠积性肺炎**   术前鼓励患者进行吹气球等肺功能锻炼,术后鼓励帮助患者咳嗽、咳痰。加强护理,必要时予以抗感染治疗。

第五节   优点及缺点

一、优点

1. 首次将多个畸形融合的病椎定义为病椎复合体,使复杂的问题简单化,有利于手术计划的制定及术中精准定位、精确截骨。

2. 将截骨范围限定在病椎复合体内,有利于减少手术创伤及术中出血。

3. 相对于 VCR 技术,E-PSO 技术具有手术创伤小、并发症少的优势,同时,还能够取得与 VCR 相同的矫形效果。

4. 前方保留了前纵韧带作为闭合铰链,进行截骨面闭合时,脊柱相对稳定且阻力小,截骨端发生移位的可能性小。

5. 骨对骨融合,无需置入椎间植骨融合器辅助融合,融合效率更高。

二、缺点

1. 要求术前结核处于静止期,即:红细胞沉降率、C 反应蛋白均在正常范围内,影像学资料无寒性脓肿、无死骨形成或窦道形成等。

2. 手术技术学习曲线较长,操作需要经验丰富的医师进行。

（张宏其   肖力戈）

参考文献

[1] CHANGSHENG Y,ZHAOMIN Z,HUI L,et al,Posterior vertebral column resection in spinal deformity:a systematic review[J]. Eur Spine J,2016,25(8):2368-2375.

[2] FRANK S,BENJAMIN B,EDWARD C,et al. The comprehensive anatomical spinal osteotomy classification

[J]. Neurosurgery,2014,74(1):112-120.

[3] LAWRENCE G L,PETER O N,DANIEL J S,et al,Complications after 147 consecutive vertebral column resections for severe pediatric spinal deformity:a multicenter analysis[J]. Spine(Phila Pa 1976),2013,38(2):119-132.

[4] CHANGSHENG Y,ZHAOMIN Z,HUI L,et al. Posterior vertebral column resection for severe spinal deformities[J]. Spine(Phila Pa 1976),2002,27(21):2374,2382.

[5] JING L,GUO-HUA L,XIAO-BIN W,et al. Delayed paraplegia following correction of severe thoracolumbar kyphotic deformity by posterior vertebral column resection[J]. Orthop Surg,2010,2(1):71-76.

[6] LAWRENCE G L,PATRICK T O,KEITH H B,et al,Posterior vertebral column resection for severe pediatric deformity:minimum two-year follow-up of thirty-five consecutive patients[J]. Spine(Phila Pa 1976),2009,34(20):2213-2221.

[7] MOHAMMAD M E,WAEL M T K,YASSER H E,et al. Comparison between pedicle subtraction osteotomy and anterior corpectomy and plating for correcting post-traumatic kyphosis:a multicenter study[J]. Eur Spine J,2011,20(9):1434-1440.

[8] BENSON P Y,STEPHEN L O,LARRY A C,et al,Clinical and radiographic outcomes of thoracic and lumbar pedicle subtraction osteotomy for fixed sagittal imbalance[J]. J Neurosurg Spine,2006.5(1):9-17.

[9] 曲小辰,陈仲强,曾岩,等,后路全椎节切功、双轴旋转矫形手术治疗重度陈旧结核性后凸的疗效分析[J]. 中国脊柱脊髓杂志,2016,26(01):11-17.

[10] 钟沃权,曾岩,陈仲强,等.陈旧结核性脊柱后凸的后路全脊椎切除矫形手术效果和并发症[J]. 中华骨科杂志,2016,36(14):921-928.

[11] MICHAEL P K,LAWRENCE G L,CHRISTOPHER I S,et al. Evaluation of complications and neurological deficits with three-column spine reconstructions for complex spinal deformity:a retrospective Scoli-RISK-1 study[J]. Neurosurg Focus,2014,36(5):17.

[12] YONG Q,SHOUFENG W,BIN W,et al. Incidence and risk factors of neurological deficits of surgical correction for scoliosis:analysis of 1373 cases at one Chinese institution[J]. Spine(Phila Pa 1976),2008,33(5):519-526.

[13] JOSHUA D A,LAWRENCE G L,KEITH H B,et al. Major complications and comparison between 3-column osteotomy techniques in 105 consecutive spinal deformity procedures[J]. Spine(Phila Pa 1976),2012,37(14):1198-1210.

[14] KEITH H B,STEPHEN J L,LAWRENCE G L,et al. Pedicle subtraction osteotomy for the treatment of fixed sagittal imbalance[J]. J Bone Joint Surg Am,2003,85(3):454-463.

[15] FRANK S,BENJAMIN U,BENJAMIN B,et al. Scoliosis Research Society-Schwab adult spinal deformity classification:a validation study[J]. Spine(Phila Pa 1976),2012,37(12):1077-1082.

第十七章

单纯经后入路单节段固定病灶清除椎间植骨融合治疗单节段腰椎结核

第一节 概　　述

　　腰椎的主要功能是承重和保护椎管内脊髓、神经,要求有足够的稳定性;同时,腰椎又有一定的活动度,在整个脊柱中其活动度仅次于颈椎。结核能够破坏腰椎的稳定性,影响其承重功能,刺激椎管内的脊髓、神经。手术的目的是要清除结核病灶、重建脊柱的稳定性。传统手术要求固定到病变节段上、下的正常椎体,这样会牺牲病灶上、下至少 2 个正常的腰椎运动单元。对于椎弓根及其附着部分椎体没有破坏的单节段腰椎椎体间结核病例可以进行单纯病变节段的椎弓根螺钉固定,没有必要去延长固定节段。由于腰椎管管腔比较大,其中的神经根可移动度比较大,容易经椎板间后入路到达椎体间病灶部位进行病灶清除和植骨融合。这样可以一次同时完成手术。

第二节 技 术 要 点

一、适应证

椎弓根及其附着部分椎体至少有1/3 没有被破坏的单节段腰椎椎体间结核。

二、禁忌证

椎弓根有破坏或椎弓根附着部分椎体严重破坏的单节段腰椎椎体间结核;多节段腰椎结核。

三、手术方法

　　1. 术前准备　异烟肼、利福平、乙胺丁醇、吡嗪酰胺四联抗结核治疗 4 周,同时进行营养支持、卧床休息,完善术前准备。

　　2. 麻醉　气管内插管,全身麻醉。

　　3. 体位　患者取俯卧位于弓形架上。

　　4. 手术操作步骤　C 臂透视定位。常规消毒、铺无菌巾单,在病椎棘突部位做长约 7cm 的后正中切口,显露病椎棘突和两侧椎板,在 C 臂透视下旋入椎弓根螺钉,将上位病椎的棘突从基部完整切下备用,切除椎板间黄韧带,咬除其上、下部分椎板,咬下的椎板骨粒备用,将显露的硬脊膜囊和神经根向中间牵拉,暴露椎间隙病灶,反复用刮匙清除病灶,清洗干净后,将残余椎体植骨床凿平,取大小合适的钛网1枚,并用咬下的椎板骨粒和人工骨粒填充后嵌入残余椎体之间,空余间隙处植入切下的棘突骨,上好椎弓根螺钉连接棒,加压固定,留置引流管1根后逐层关闭伤口。

5. 术后处理　术后观察双下肢感觉、运动和伤口引流量并继续抗结核治疗。

第三节　典型病例

患者男性,41岁。主因"腰痛并双下肢麻木胀痛5月余"入院。5个月前无明显诱因出现腰痛不适,伴双下肢麻木,起病以来体重无明显变化。既往史:无特殊。入院体格检查:腰椎叩击痛:阳性。下肢肌力:左侧4级,右侧4级。下肢肌张力:双侧正常。双侧踝阵挛:阴性。直腿抬高试验:双侧阴性。入院诊断为"腰椎结核"。完善相关检查后予以抗结核治疗,采用单纯经后入路结核病灶清除、椎间病灶清除、钉棒内固定术治疗,手术后患者腰部疼痛症状及双下肢麻木胀痛有明显改善,术后继续规律抗结核治疗(图17-1)。

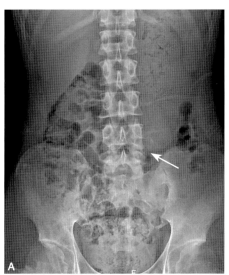
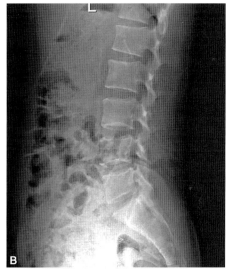
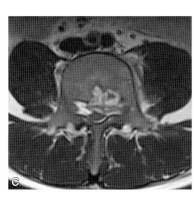
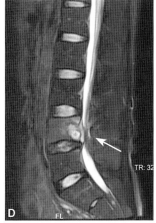
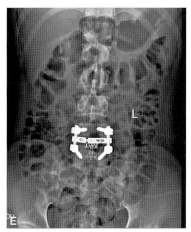

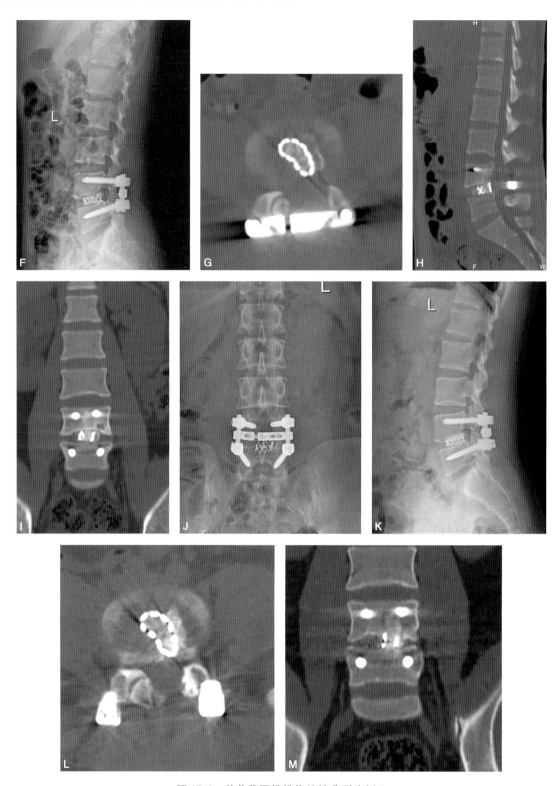

图 17-1 单节段腰椎椎体结核典型病例 1

A、B. 术前 X 线片,腰椎椎体及椎间隙未见明显破坏及异常;C、D. 术前 MRI,L₄ 椎体破坏,后方有脓肿形成,且对后方神经造成严重压迫;E、F. 术后 X 线显示内固定及钛网位置良好;G、H、I. 术后 CT 显示内固定及钛网位置牢靠,钛网旁植入的自体棘突骨块位置良好;J、K. 术后 2 年 X 线片显示内固定及钛网位置良好;L、M. 术后 2 年 CT 显示椎间已形成骨性融合。

第四节　手术并发症及其防治

1. **术中神经损伤**　神经根及硬脊膜囊如有结核瘢痕组织粘连不可强行剥离。
2. **椎前大血管损伤**　当病灶清除至椎体前 1/3 时用刮匙逐层搔刮,避免用抓钳撕扯。
3. **植骨不融合**　植骨床用骨刀凿至骨面渗血并平整,置入钛网和植入骨块后椎体间须抱紧加压。

第五节　优点及缺点

1. **优点**　减少脊柱固定节段,减少手术创伤。
2. **缺点**　手术适应证比较狭窄。

(张宏其　刘金洋)

参考文献

[1] ZHANG H Q,LI J S,ZHAO S S,et al. Surgical management for thoracic spinal tuberculosis in the elderly: posterior only versus combined posterior and anterior approaches[J]. Arch Orthop Trauma Surg,2012,132 (12):1717-1723.

[2] ZHANG H Q,SHENG B,TANG M X,et al. One-stage surgical treatment for upper thoracic spinal tuberculosis by internal fixation,debridement,and combined interbody and posterior fusion via posterior-only approach[J]. Eur Spine J,2013,22(3):616-623.

[3] ZHANG H Q,LIN M Z,GE L,et al. Surgical management by one-stage posterior transforaminal lumbar debridement,interbody fusion,and posterior instrumentation for lumbo-sacral tuberculosis in the aged[J]. Arch Orthop Trauma Surg,2012,132(12):1677-1683.

[4] ZHANG H Q,WANG Y X,GUO C F,et al. One-stage posterior approach and combined interbody and posterior fusion for thoracolumbar spinal tuberculosis with kyphosis in children[J]. Orthopedics,2010,33(11):808.

[5] 张宏其,郭虎兵,陈筱,等. 单纯一期后路病灶清除椎体间植骨融合内固定治疗胸椎结核的临床研究 [J]. 中国矫形外科杂志,2012,20(1):34-40.

第十八章

单纯经后入路病灶清除椎体植骨治疗非特异性椎间隙感染

第一节 概　述

近年来,由于腰部针灸及小针刀等侵袭性操作,肥胖、糖尿病、HIV 感染患者的增多,以及静脉滥用药物现象等原因,造成全球非特异性椎间隙感染发病率逐年上升。非特异性椎间隙感染是指椎间盘及相邻软骨板的感染性病变,根据发病过程分为原发性和继发性两型,发病部位以腰椎最常见。继发性椎间隙感染常继发于椎管内或椎间隙附近侵袭性操作及邻近感染病灶的扩散,其病因大多清楚,诊断明确。而原发性椎间隙感染常常病因不明,早期诊断较困难,尤其是亚急性或慢性发病者症状与体征不具有特异性,实验室检查及影像学资料不易与脊柱结核、布鲁氏菌感染及肿瘤相鉴别,容易被忽视或误诊。近 10 余年来椎间隙感染的发病有逐渐升高的趋势,虽然目前医疗技术有所提高,但仍会发生误诊和漏诊,而延误最佳治疗,给患者身体和经济上造成严重负担。其临床诊断应结合患者临床症状、实验室检查及影像学检查等情况综合评估。

非特异性腰椎椎间隙感染的主要临床表现为:顽固性剧烈的腰腿痛、腰部肌肉痉挛,强迫体位,只能卧床。神经根刺激症状多不明显,部分病例因脓肿压迫神经组织而出现肢体感觉异常、运动障碍和直腿抬高受限等症状。发热是椎间隙感染全身表现的一种,一般为间歇性低热。实验室检查中,白细胞计数正常并不能排除细菌性感染,红细胞沉降率、C 反应蛋白更有助于早期诊断,外周血降钙素原(procalcitonin,PCT)对感染的早期发现具有重要参考价值。X 线片、CT 对椎间隙感染的早期诊断意义不大,可作为间接诊断依据。MRI 是椎间隙感染早期诊断的首选方式,MRI 能够清晰地反映组织病变的形态变化,能全面显示感染性椎间盘的病理改变特征,包括椎体旁、硬脊膜外、髂腰肌脓肿及液化性坏死等变化。明确诊断原发性腰椎间隙感染主要依靠细菌培养及病理检查,尽管有研究表明,原发性腰椎间隙感染的主要致病菌为革兰氏阳性葡萄球菌,其次分别为大肠埃希菌、链球菌属、表皮葡萄球菌,但仍有相当大的一部分患者在细菌培养结果中呈阴性。

第二节 技术要点

一、适应证

非特异性椎间隙感染的治疗分非手术治疗和手术治疗。部分学者认为绝大多数原发性椎间隙感染是自限性疾病,可通过绝对卧床和大剂量抗生素治疗而治愈。但唐焕章等主张腰椎间隙感染均应手术治疗,且认为早期手术治疗可以缩短疗程,加速病情好转,使炎症静止并最终愈合。

我们选择的适应证为:①患者高热、寒战、腰痛剧烈,放射痛明显,经非手术治疗无效者;②红细胞沉降率明显增高,持续应用抗生素 2 周,连续复查红细胞沉降率不降者;③CT、MRI 示存在明显椎间隙及上、下终板或椎体的破坏,伴或者不伴脓肿形成者;④有神经系统症状与体征者;⑤腰椎不稳定或出现进展性的脊柱畸形者。

二、禁忌证

全身多器官功能衰竭,难以耐受手术者。

三、手术方法

1. **术前准备**　入院后经卧床休息制动、全身抗炎、支持治疗 2 周后,完善术前准备。
2. **麻醉**　气管内插管,全身麻醉。
3. **体位**　患者取俯卧位于弓形架上。
4. **手术操作具体步骤**　C 臂透视定位,以病变间隙为中心行后正中切口,逐层显露,切除棘突椎板,按 Anderson 植钉法在上、下椎置入椎弓根钉,将神经根和硬脊膜牵开,显露病变椎间隙。清除椎间隙及其周围坏死的肉芽组织和脓液,刮除上、下椎体的终板及坏死骨组织,用含庆大霉素的生理盐水冲洗干净,在钛网两端植入自体骨,若自体骨量足够,中间段也可放置自体骨;若自体骨不足,中间则用同种异体骨替代。根据前方椎体重建植骨的需要,将钛网设计成规则的圆形或椭圆形,也可根据情况将钛网设计成月牙形,置入目标间隙,安装两侧椎弓根螺钉棒,椎体间加压使椎间置入物嵌紧后锁紧螺帽,安装横连接。如果椎间隙有明显脓液于椎间隙内置硅胶引流管 1 根,充分止血,再次冲洗创口,椎管外放置引流管 1 根,逐层缝合切口。清除的病灶组织送病理学检查、做微生物学培养及药敏试验。

5. **术后处理**　根据术中所见,可见明显脓性渗出物,术后予以庆大霉素 12 万单位 +3 000ml 0.9%氯化钠溶液 24 小时不间断冲洗椎间隙,共 2~3 周。术后常规应用抗生素平均 2 周,并根据药物敏感结果随时调整用药。术后连续 3 次引流液培养阴性,血白细胞、降钙素原、红细胞沉降率、C 反应蛋白较前明显降低时拔除引流管。分别于术后 1、3、6、9、12、18 个月复查腰椎 X 线片、CT、MRI 及血常规、降钙素原、红细胞沉降率及 C 反应蛋白。患者术后 1 年内每 3 个月、1 年后每 6 个月至门诊随访 1 次,复查血常规、红细胞沉降率,拍摄 X 线片和行 CT 观察感染是否治愈、内固定及植骨融合情况。术后 2 周对患者进行 VAS 评分,合并神经功能障碍的患者术后 3 个月和末次随访时进行 ASIA 评分,椎体间植骨融合的评估采用 CT 检查,植骨接触面无间隙,有明显的骨小梁通过,即为完全融合。

第三节　典型病例

1. **典型病例 1**　患者男性,52 岁。主因"腰部疼痛 4 个月"入院。5 个月前患者因腰椎压缩性骨折于当地医院行经皮椎体后凸成形术(percutaneous kyphoplasty,PKP)手术,术后 1 个月出现腰部疼痛。既往糖尿病史数年,5 个月前 PKP 手术史。入院后腰部疼痛进行性加重,采用单纯经后入路感染病灶清除、椎间病灶清除、钉棒内固定术治疗,术中置入异形钛网,经后方向椎体前方行椎体间植骨,重建脊柱前中柱结构,术后患者腰背痛症状明显改善(图 18-1)。

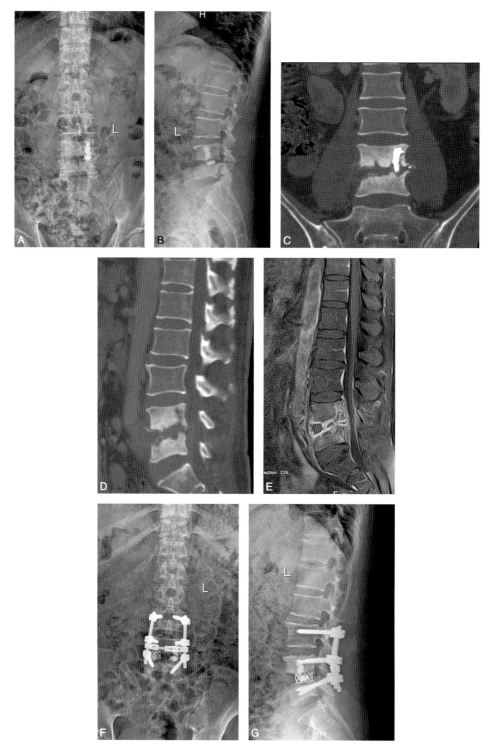

图18-1 非特异性椎间隙感染典型病例1

A、B. X线可见L₅椎体前缘上端和L₄前端下缘骨质缺损，L₄椎体中部及L₄/₅椎间隙区可见长条形极高密度骨水泥影；C、D. CT可见L₄及L₅锥体骨质密度升高，L₄椎体下缘及L₅椎间盘上缘可见不规则骨质破坏，周围可见有软组织肿块形成并向后突出；E. MRI示L₄/₅椎间隙明显变窄，见不规则骨质破坏，周围见软组织肿块形成；增强后呈多发环形、条片状强化；F、G. 术中置入异形钛网，经后方向椎体前方行椎体间植骨，重建脊柱前中柱结构，术后X线示内固定及钛网位置良好。

2. **典型病例 2**　患者男性,51 岁。主因"腰部疼痛进行性加重 4 个月"入院。4 个月前无明显诱因出现腰部疼痛,于当地行"小针刀"、针灸等治疗后稍缓解,其后症状反复,且进行性加重。既往史:肝炎、肝硬化病史,人工肝治疗史;腰部针剂注射史,腰部针灸等侵袭性操作史。入院后完善相关检查,采用单纯经后入路感染病灶清除、椎间病灶清除、钉棒内固定术治疗,术中见 L₁ 至 S₁ 椎间盘及邻近椎体骨质已破坏,有肉芽样病变,掏出坏死组织,植入自体棘突骨块,留置引流管术后行闭式灌洗引流。术后患者腰背部疼痛症状明显改善(图18-2)。

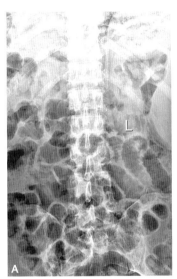
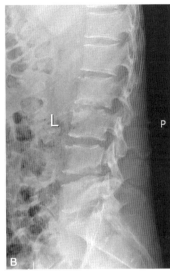
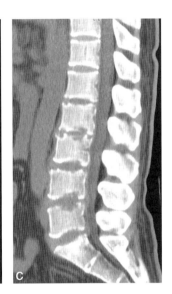
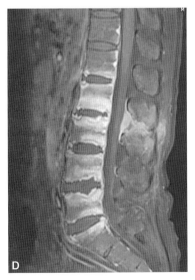
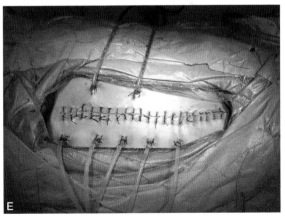

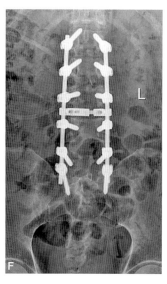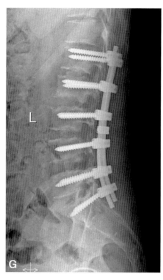

图 18-2   非特异性椎间隙感染典型病例 2

A、B.X 线示腰椎各椎体边缘不规整,椎体边缘模糊,椎体缘下方可见多个大小不等囊状透亮区,各椎间隙稍变窄;C、D.CT 示 $L_1 \sim S_1$ 椎体对立面多发不规则片状骨质破坏,呈锯齿状。MRI 示 $L_1 \sim S_1$ 椎体各椎间隙破坏;E~G.术中留置引流管,经后方向椎体前方行椎体间植骨,重建脊柱前中柱结构。术后行闭式灌洗引流。

第四节   优点及缺点

非特异性腰椎椎间隙感染治疗可采用的术式有:前入路、后入路及前后联合入路。部分学者推荐采用前入路手术,认为前入路手术能够彻底清除病灶,且不易破坏脊柱的稳定性,但存在无法解除椎管内硬脊膜压迫、手术并发症较多、内固定不牢靠、卧床时间延长等缺点。

早在 2004 年,湘雅医院脊柱外科开始采用单纯经后入路病灶清除、椎体间植骨融合内固定术治疗脊柱结核,通过一个切口、一次手术完成病灶清除、椎管减压、后凸畸形矫正及前、后方脊柱重建,术后结核治愈率及植骨融合率令人满意。对于腰椎结核患者,单纯经后入路病灶清除联合多枚分网异形钛网植骨手术是一种安全、有效的手术方式,且能更好地重建脊柱前柱的稳定性。单纯后入路病灶清除、植骨、内固定术的并发症较少,而且创伤小。单纯经经后入路手术对脊柱结核治疗效果确切,且技术开展时间长,故对非特异性椎间隙感染患者也可采用单纯经后入路病灶清除椎间植骨融合内固定术,也可以达到满意的临床效果。

手术应彻底清除炎性组织及神经根、硬脊膜囊周围的炎性组织及肉芽组织,一是解除病变组织对硬脊膜囊及神经根的压迫,二是解除炎性组织刺激神经引起的疼痛。由于细菌的侵蚀对椎体及椎间盘的破坏,加上手术对椎板的切除,病灶清除后联合后入路椎弓根内固定系统,可以重建脊柱的稳定性,恢复脊柱的生理曲度,维持病椎植骨的稳定,有利于病椎间植骨融合,为脊柱融合和病灶的静止提供一个良好的力学环境。术中充分把患处病灶清除干净,术后患处局部放置抗生素,可更有效抑制或杀灭细菌,患处的死骨或死腔都得以清除,血液的药物浓度就容易达到患处。术后继续给予抗感染和术后灌洗,可清除椎间隙内的脓性渗出物、炎症因子、细菌及致痛因子,彻底杀灭病菌,弥补了静脉注射抗生素难以到达椎间隙的不足,减少置入物诱发细菌附着和生物膜形成的概率,具有冲洗和引流的双重作用,清除病灶内坏死物质及细菌和毒素的同时,也能充分引流,患处残留的细菌可得到有效抑制或杀死,从而降低复发概率。

当然,经后入路手术对前方的病灶清除没有前入路彻底,肯定会有部分残留,如果没有持续灌洗及敏感抗生素的使用,则存在复发的潜在风险。

(张宏其 谢江)

参考文献

[1] DOBRAN M,IACOANGELI M,NASI D,et al. Posterior titanium screw fixation without debridement of infected tissue for the treatment of thoracolumbar spontaneous pyogenic spondylodiscitis[J]. Asian Spine J,2016,10(3):465-471.

[2] 刘昱君,刘发生,常磊.经皮微创技术治疗继发性腰椎间隙感染[J].实用骨科杂志,2009,15(1):40-42.

[3] 郑兴平,赵俊华,钟建.34例腰椎间隙感染的诊断与治疗分析[J].重庆医学,2012,41(25):2586-2588.

[4] ZIU M,DENGLER B,CORDELL D,et al. Diagnosis and management of primary pyogenic spinal infections in intravenous recreational drug users[J]. Neurosurg Focus,2014,37(2):e3.

[5] 曹延林,朱立新,闻少雄,等.原发性椎间盘炎诊断及手术治疗[J].中国矫形外科杂志,2011,19(16):1390-1391.

[6] DZIURZYŃSKA B E,KRUK B J,GUZ W,et al. Diagnostic difficulties resulting from morphological image variation in spondylodiscitis MR imaging[J]. Pol J Radiol,2012,77(3):25-34.

[7] WALTERS R,VERNON-ROBERTS B,FRASER R,et al. Therapeutic use of eephazolin to prevent compllcations of spine surgery[J]. Inflammopharmacology,2006,3(4):138-143.

[8] VIALE P,FURLANUT M,SCUDEUER L,et al. Treatment of pyngenic(non-tuberculous)spondylodiscitis with tailored high-dose levofloxacin plus rifampicin[J]. Int J Antimierob Asents,2009,33(4):379-382.

[9] 唐焕章,徐皓,姚晓东.一期病灶清除植骨内固定治疗原发性椎间隙感染[J].中国矫形外科杂志,2008,16(13):969-972.

[10] GUERADO E,CERVÁN A M. Surgical treatment of spondylodiscitis[J]. Anupdate. Int Orthop,2012,36(2):413-420.

[11] CHEUNG W Y,LUK K D. Pyogenic spondylitis[J]. Int Orthop,2012,36(2):397-404.

[12] D'ALIBERTI G,TALAMONTI G,VILLA F,et al. The anterior stand alone approach(ASAA)during the acute phase of spondylodiscitis:results in 40 consecutively treated patients[J]. Eur Spine J,2012,21(Suppl 1):s75-s82.

[13] KIM S H,KANG M S,CLIN D K,et al. Anterior lumbar interbody fusion for the treatment of postoperative spondylodiscitis[J]. J Korean Neurosurg Soc,2014,56(4):310-314.

[14] 张宏其,尹新华,黎峰,等.脊柱结核手术治疗并发症及相关危险因素的探讨[J].中国矫形外科杂志,2014,22(1):20-27.

[15] 张宏其,王龙杰,唐明星,等.脓肿清除术联合置管小剂量灌洗处理胸腰椎结核术后复发的临床疗效.中国矫形外科杂志,2016(05):401-405.

[16] HONGQI Z,KEFENG Z,XINGHUA Y,et al. Debridement,internal fixation,and reconstruction using titanium mesh for the surgical treatment of thoracic and lumbar spinal tuberculosis via a posterior-only approach:a 4-year follow-up of 28 patients[J]. J Orthop Surg Res,2015(10):150.

[17] 张宏其,唐明星,王昱翔等.多枚分网异形钛网技术在单纯一期后路脊柱结核手术中的应用[J].中国

矫形外科杂志,2014,22(15):1353-1406.

［18］郭超峰,张宏其,高琪乐,等.单纯后路Ⅰ期病灶清除椎间钛网植骨融合内固定治疗成人腰椎结核
　　　[J].中国骨伤,2017,30(5):406-410.

［19］张宏其,陈筱,郭虎兵,等.单纯后路病灶清除椎体间植骨融合内固定治疗脊柱结核的适应证及疗效
　　　评价[J].中国矫形外科杂志.2012,20(3):196-199.

第三部分

病例精选

第十九章

颈椎结核病例精选

一、典型病例1

患者男性,42岁。主因"四肢疼痛、麻木、乏力2周"入院。

【术前诊疗经过】2周前无明显诱因出现四肢疼痛、麻木、乏力,左侧肢体较右侧重,胸骨柄平面以下感觉减退,并出现行走不稳。1周后症状进行性加重,步行困难。上肢肌力1~2级;下肢肌力0级。入院诊断为"颈椎结核"。入院时神经功能ASIA分级B级。入院后完善X线片(图19-1A、B)、CT(图19-1C、D)、MRI(图19-1E)及实验室相关检查,见C_6、C_7骨质破坏严重,$C_{6/7}$椎间隙脓肿形成。术前积极抗结核治疗。

【手术方案制定】患者术前检查示破坏集中在C_6和C_7两个节段,$C_{6/7}$间隙脓肿形成,压迫脊髓(图19-1C~E)。在抗结核治疗6天后,采用单纯经前入路结核病灶清除、椎间病灶清除、钛板内固定术治疗,经前入路切除C_6和C_7椎体被破坏的骨质,并清除$C_{6/7}$间隙脓肿,然后在骨质缺如处置入1枚较长的钛网(图19-1F、G),钛网内填充同种异体骨粒,最后在C_6-T_1椎体前方用钛板固定,恢复颈椎的生理弧度。

【术后处理】手术后患者疼痛症状及神经功能有明显改善,出院时ASIA分级改善至C级,12个月后神经功能ASIA分级恢复至E级,抗结核治疗1年后结核完全治愈。24个月复查示植骨融合满意。术后CT(图19-1H~J)及MRI(图19-1K)示钛网及内固定位置良好。术后半年复查颈椎CT示椎间植骨已融合(图19-1L)。术后2年复查颈椎正侧位X线片示内固定位置良好(图19-1M、N)。

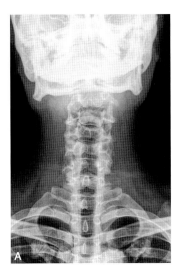

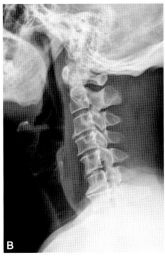

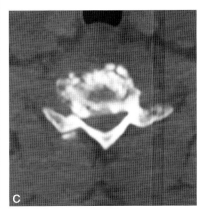

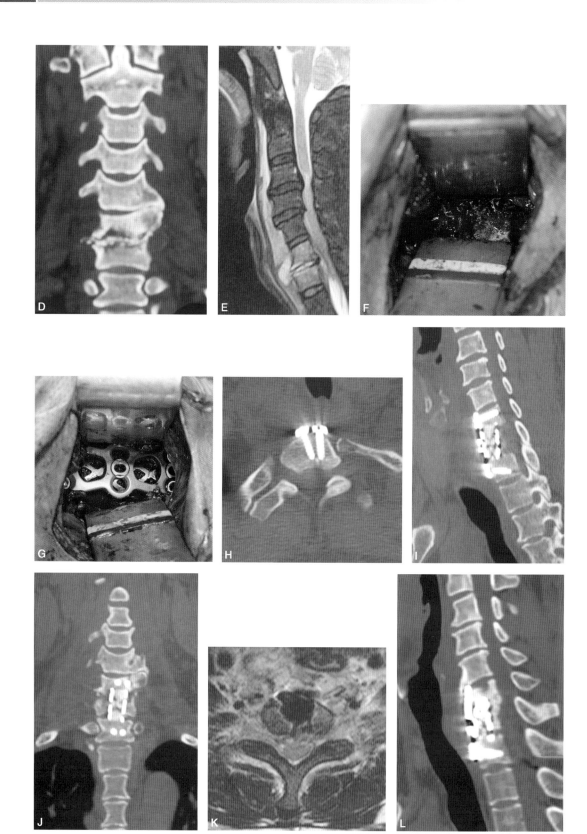

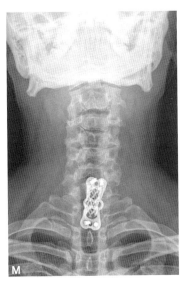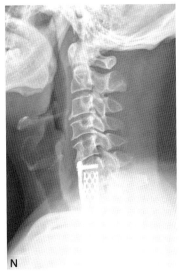

图 19-1　C$_{6/7}$ 结核病例

A、B. 术前颈椎正侧位 X 线片；C、D. 术前颈椎 CT；E. 术前颈椎 MRI，见 C$_{6/7}$ 大部分骨质破坏，周围脓肿形成；F、G. 术中情况：椎间钛网植骨；H~J. 术后 CT；K. 术后 MRI，示钛网及内固定位置良好；L. 术后半年复查颈椎 CT 示椎间植骨已融合；M、N. 术后 2 年复查颈椎正侧位 X 线片示内固定位置良好。

（张宏其　孙扬）

二、典型病例 2

患者男性，62 岁。主因"颈痛伴双上肢麻木 1 个月"入院。

【术前诊疗经过】患者 1 个月前因"带状疱疹"行"腋窝神经阻滞术"，术后出现颈部肿块，并出现颈痛、上肢麻木症状。颈部疼痛明显，伴颈部活动受限，双上肢乏力、麻木，后患者出现发热，最高达 40℃，伴咳嗽、咳痰。入院时神经功能 ASIA 分级 C 级。入院诊断为"颈椎椎间隙感染（慢性化脓性炎）"。入院后完善 X 线片、CT、MRI 及相关实验室检查，见 C$_5$ 和 C$_6$ 骨质破坏严重，C$_{5/6}$ 间隙脓肿形成（图 19-2A～F），入院后患者颈痛及双上肢麻木乏力症状进行性加重，术前积极抗感染治疗。

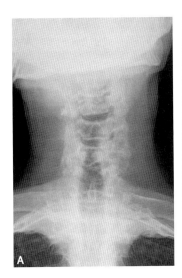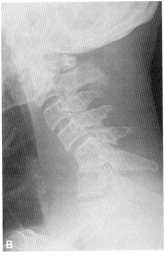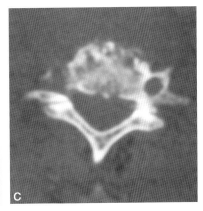

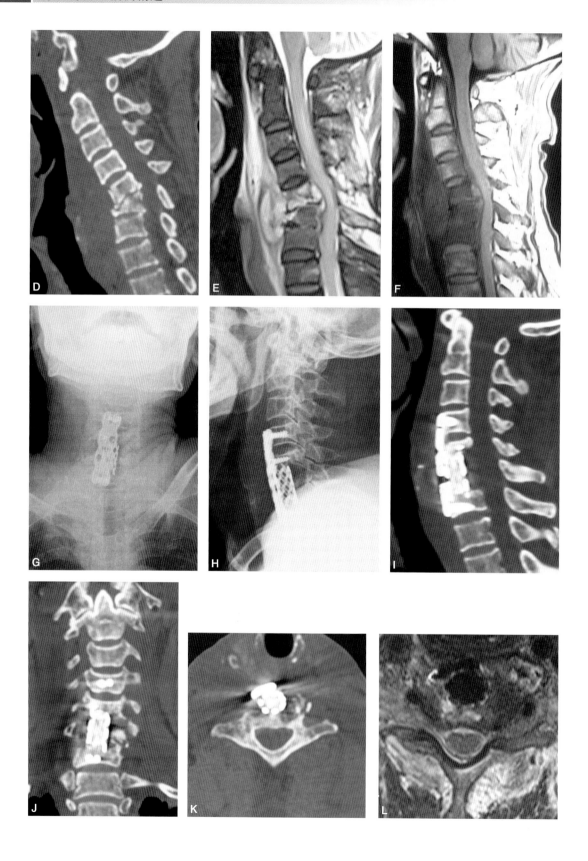

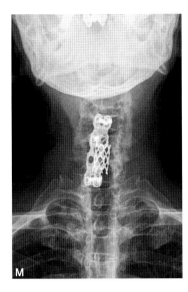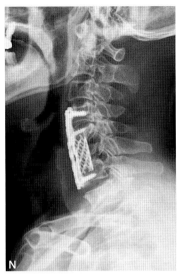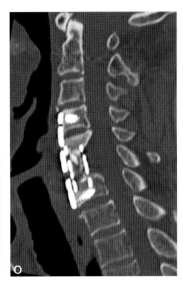

图 19-2　C_{5/6} 结核病例

A、B. 术前颈椎正侧位 X 线片示 C$_{5/6}$ 间隙变窄，后凸形成；C、D. 术前颈椎 CT；E、F. 术前颈椎 MRI，见 C$_{5/6}$ 大部分骨质被破坏，周围脓肿形成，压迫脊髓；G、H. 术后颈椎正侧位 X 线片；I ~ K. 术后颈椎 CT；L. 术后颈椎 MRI 示植骨钛网及固定位置良好；M、N. 术后 2 年颈椎正侧位 X 线片；O. 术后 2 年复查颈椎 CT 示椎间植骨已融合。

【手术方案制定】　患者入院后神经功能损害进行性加重，破坏节段主要集中在 C$_5$ 和 C$_6$，C$_{5/6}$ 间隙脓肿形成，颈椎后凸形成。在入院第 9 天后，采用单纯经前入路病灶清除、椎间病灶清除、钛板内固定术治疗。经前入路切除 C$_5$ 椎体和 C$_6$ 椎体被破坏的骨质，并清除 C$_{5/6}$ 间隙脓肿，然后在骨质缺如处置入 1 枚较长的钛网，钛网内填充同种异体骨粒，最后在 C$_4$-C$_7$ 椎体前方用一长钛板固定，恢复颈椎生理弧度（图 19-2G、H）。

【术后处理】　手术后患者颈痛症状及神经功能有明显改善，出院时神经功能 ASIA 分级改善至 D 级，1 年后神经功能 ASIA 分级恢复至 E 级（图 19-2I ~ L）。术后继续抗感染、营养神经治疗，2 年后复查 X 线及 CT 示骨性愈合良好（图 19-2M ~ O）。

（张宏其　孙扬）

三、典型病例 3

患者女性，62 岁。主因"颈部疼痛伴双上肢疼痛 1 年，加重 1 个月"入院。

【术前诊疗经过】　1 年前无明显诱因出现颈痛伴上肢疼痛症状，1 个月前症状进行性加重。发病以来体重下降 5kg。入院诊断为"颈椎结核"。入院后完善 X 线片、CT、MRI 及实验室相关检查，见 C$_5$、C$_6$ 骨质破坏严重，周围脓肿形成（图 19-3A ~ G）。

【手术方案制定】　患者破坏节段主要集中在 C$_5$、C$_6$ 两个节段，周围脓肿形成，且 C$_5$、C$_6$ 脱位明显，颈椎后凸，压迫脊髓。入院后第 10 天行颅环弓牵引术，术后持续牵引，复查示患者颈椎后凸较牵引前好转。牵引后第 14 天采用单纯经前入路结核病灶清除、椎间病灶清除、钛板内固定术，经前入路切除 C$_5$ 椎体和 C$_6$ 椎体被破坏的骨质，并清除周围脓肿，然后在骨质缺如处置入 1 枚较长的钛网（图 19-3H、I），钛网内填充同种异体骨粒，切除 C$_{4/5}$ 椎间盘并置入 1 枚钛网，钛网内填充同种异体骨粒最后在 C$_4$-C$_7$ 椎体前方用钛板固定，恢复颈椎生理弧度。

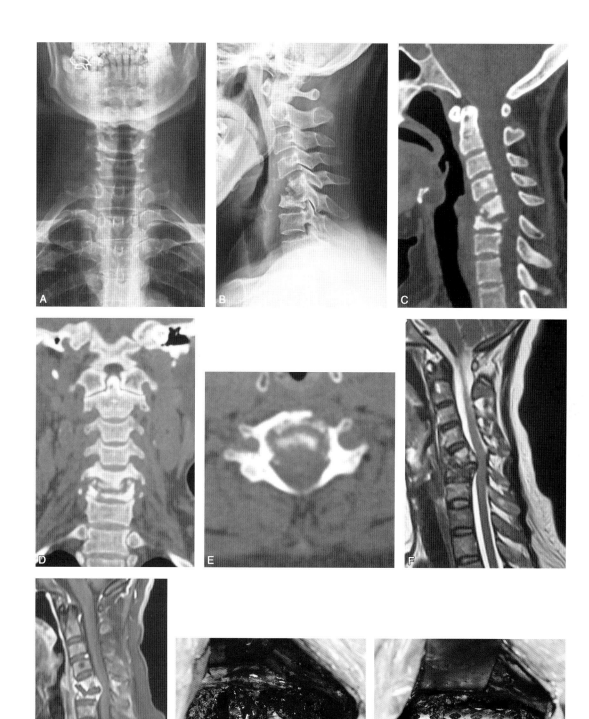

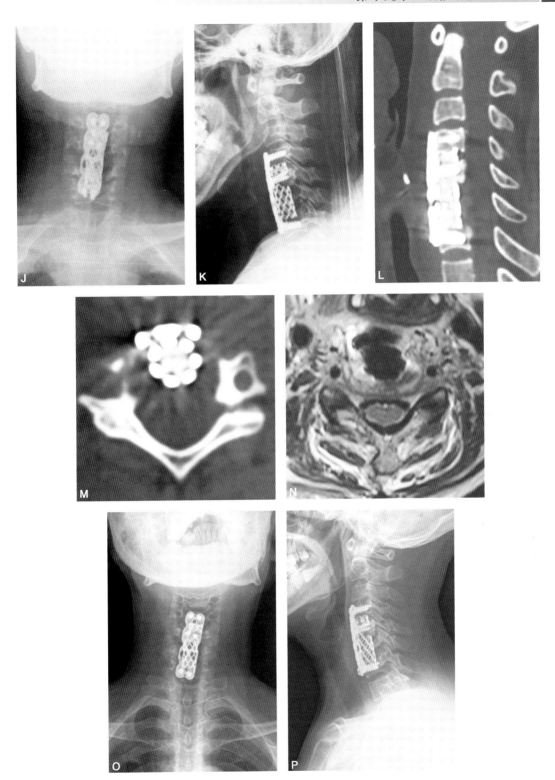

图 19-3 C$_{5/6}$ 结核病例
A、B. 术前颈椎正侧位 X 线片;C~E. 术前颈椎 CT;F、G. 术前颈椎 MRI,可见 C$_{5/6}$ 大部分骨质被破坏,周围脓肿形成,压迫脊髓;H、I. 术中情况:将死骨和脓肿彻底清除,椎间钛网植骨,重建前中柱;J、K. 术后颈椎正侧位 X 线片;L、M. 术后颈椎 CT;N. 术后颈椎 MRI 示钛网及固定位置良好;O、P. 术后半年复查颈椎正侧位 X 线片示椎间植骨已融合。

　　【术后处理】 术后复查颈椎正侧位 X 线片、CT 及 MRI 可见钛网及固定位置良好(图 19-3J~N)。手术后患者疼痛症状及神经功能有明显改善,出院时 ASIA 分级改善至 D 级,12 个月后神经功能 ASIA 分级恢复至 E 级,抗结核治疗 2 年后结核完全治愈。术后半年复查颈椎正侧位 X 线片示椎间植骨已融合(图 19-3O、P)。

(张宏其　葛磊　孙扬)

第二十章

胸段脊柱结核病例精选

一、典型病例1

患者女性,38岁。主因"腰背部疼痛5个月"入院。

【术前诊疗经过】患者5个月前无明显诱因出现腰背部疼痛,间歇性疼痛逐渐发展成持续性疼痛,平卧休息后可好转。未见明显低热盗汗症状。于当地医院就诊,CT检查提示:胸椎结核。入我院后完善X线、CT、MRI检查提示:胸椎结核(图20-1A～F)。实验室检查:红细胞沉降率120mm/h;C反应蛋白13.1mg/L;结核感染T细胞检测阳性。根据患者病史、症状、体征及辅助检查结果,入院后诊断为:"胸椎结核"。予以规律抗结核治疗。

【手术方案制定】按照四联抗结核药物治疗3周后,患者身体情况明显好转,红细胞沉降率(69mm/h)和C反应蛋白(7.85mg/L)较前明显下降,达到手术条件,遂行脊柱椎间隙感染灶病灶清除术+胸椎后入路内固定术+胸椎椎管扩大减压神经根管减压术+胸椎后入路椎体间植骨融合术。术中切除T_9棘突,T_9、T_{10}左侧部分椎板及T_{10}右侧肋骨头。由于$T_{9/10}$间隙破坏明显,椎体后缘炎性组织增生并压迫脊髓,故将$T_{9/10}$病灶区域清除干净并小心完成脊髓减压,之后取钛网按椎体缺损区域修剪成异性钛网后置入,卡紧钛网(图20-1G),其余椎板间行同种异体骨条植骨。

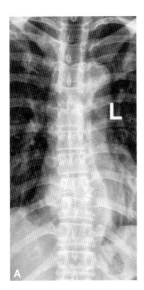
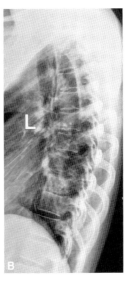
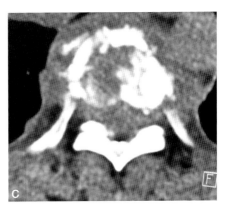

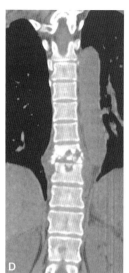

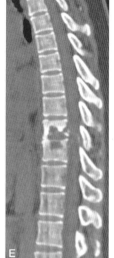

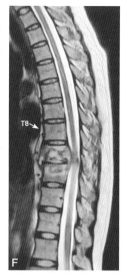

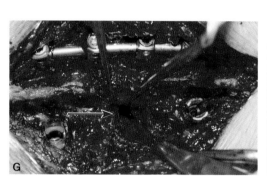

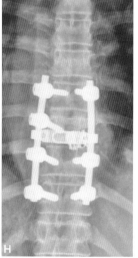

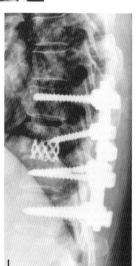

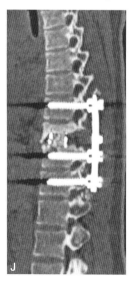

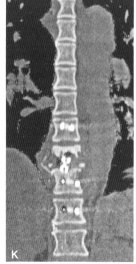

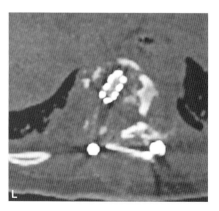

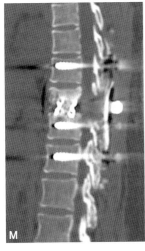
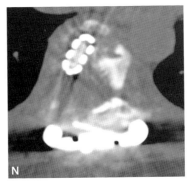
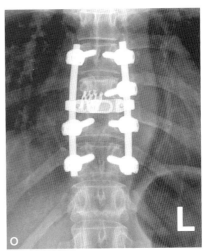

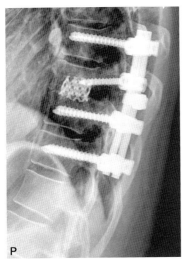
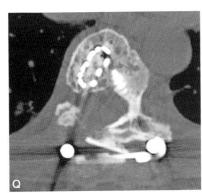
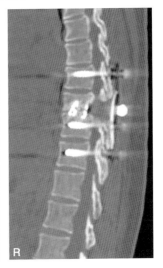

图 20-1　$T_{9/10}$ 结核病例

A、B.术前胸椎正侧位 X 线片；C~E.术前胸椎 CT 显示椎体有明显骨质破坏；F.术前胸椎 MRI,脓肿对脊髓有压迫；G.术中情况,箭头所示放置好的钛网；H、I.术后胸椎正侧位 X 线片；J~L.术后胸椎 CT 显示钛网位置良好；M、N.术后 3 个月胸椎 CT 矢状位和横断面图像；O~Q.术后 6 个月胸椎 X 线及 CT 检查；R.术后 9 个月胸椎 CT,植骨融合满意。

【术后处理】术后当时患者腰背部疼痛症状即明显缓解。术后影像学复查内固定稳定,钛网位置良好(图 20-1H~L),腰背部疼痛症状消失。出院后继续予以规范抗结核药物治疗。术后 3 个月、6 个月及术后 9 个月复查影像学显示钉棒及钛网位置良好(图 20-1M~R)。

(张宏其　江仲景)

二、典型病例 2

患者男性,26 岁。主因"胸背部疼痛 3 个月"入院。

【术前诊疗经过】患者 3 个月前无明显诱因出现胸背部疼痛,偶有发热、盗汗,未见明显四肢神经症状。于外院就诊行 MRI 提示胸椎结核。予抗结核药物治疗。为进一步诊治就诊我院,入我院后行 X 线、CT、MRI 提示：T_6、T_7 椎体骨质被破坏及椎旁脓肿形成(图

20-2A～E）。实验室检查：红细胞沉降率 44mm/h；C 反应蛋白 21.7mg/L；结核感染 T 细胞检测阳性。根据患者病史、症状、体征及辅助检查结果诊断为"胸椎结核"。继续予以抗结核药物治疗。

【手术方案制定】患者胸椎结核脓肿突入右侧胸腔，未见明显咳嗽、咳痰等症状，在抗结核药物治疗下，患者目前身体条件达到手术条件，限期行"胸椎后入路病灶清除术"。术中咬除右侧 T_6、T_7 相邻部分棘突、椎板、关节突及黄韧带，见 T_6 椎体下方及 T_7 椎体上方骨质破坏，将 T_6、T_7 椎体的骨质破坏区域清除干净并探查硬膜囊未见明显压迫，同时修剪自体骨及异型钛网置入椎体空缺区域，卡紧钛网（图 20-2F）。椎板缺损处行自体碎骨粒及同种异体条状骨混合植骨。

【术后处理】术后患者胸背疼痛明显好转，影像学复查见图 20-2G～I。术后继续予以抗结核药物治疗，出院后嘱患者规律抗结核药物治疗并按时来门诊复查。术后 1 年及术后 2 年复查示内固定及钛网位置良好（图 20-2J～M），胸背部疼痛症状消失。

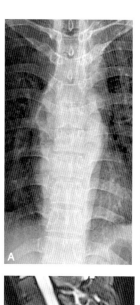
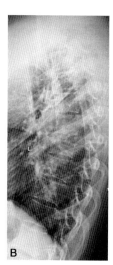
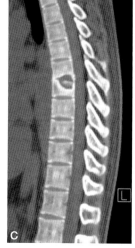
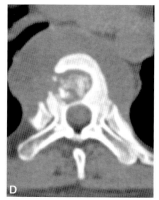
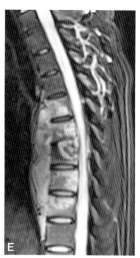
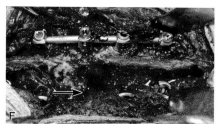
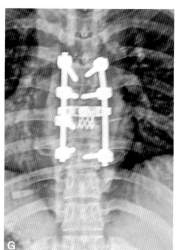

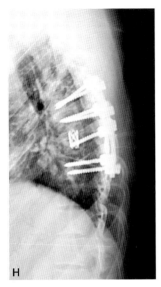
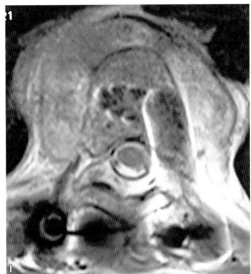
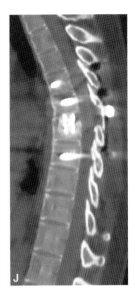

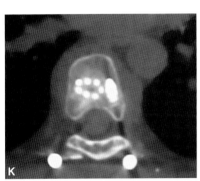
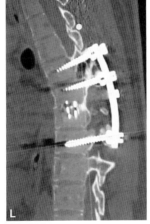
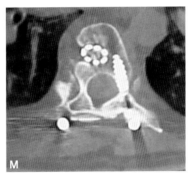

图 20-2　T$_{6/7}$ 结核病例

A、B. 术前胸椎正侧位 X 线片；C、D. 术前胸椎矢状位和横断面 CT；E. 术前胸椎矢状位 MRI；F. 胸椎后入路病灶清除术中情况，箭头所示为钛网位置；G、H. 术后胸椎正侧位 X 线片；I. 术后胸椎 MRI；J、K. 术后 1 年胸椎 CT 示钛网位置良好；L、M. 术后 2 年胸椎 CT 显示病灶区域已经骨质融合。

（张宏其　葛磊　江仲景）

三、典型病例3

患者男性，65 岁。主因"腰背部疼痛，双下肢麻木 1 个月"入院。

【术前诊疗经过】患者 1 个月前无明显诱因出现腰背部疼痛伴双下肢麻木症状，未见明显低热、盗汗等症状，近 1 个月内体重下降 5kg，于外院就诊提示"胸椎结核"，为进一步诊治转入我院。入院检查神经功能 ASIA 分级 D 级；X 线、CT、MRI 均提示 T$_{10}$、T$_{11}$ 椎体骨质破坏严重（图 20-3A～C），根据患者病史、症状、体征及辅助检查等结果诊断为"胸椎结核"。术前予以积极抗结核治疗，腰背部疼痛及双下肢麻木症状未见明显改善。

【手术方案制定】行规律性抗结核治疗 2 周后，患者腰背部疼痛及双下肢麻木未见明显好转。在患者病情稳定，身体条件允许接受手术后于全身麻醉下行单纯经后入路结核病灶清除、椎间病灶清除、钉棒内固定术,术中切除 T_{10}、T_{11} 棘突,T_{10}、T_{11} 左侧椎板及第 11 肋骨肋椎关节。术中见 $T_{10/11}$ 间隙破坏严重,椎体后缘炎性组织增生压迫脊髓,将骨质破坏病灶清除干净并同时小心探查、减压该段硬膜囊,取钛网修剪成与缺损区域类似形状及合适大小后置入缺损区域,钛网中间植入同种异体骨粒,两端植入自体骨粒(图 20-3D)。

【术后处理】术后患者腰背部疼痛症状减轻,双下肢麻木症状有所好转,影像学检查见图 20-3E~G。出院后嘱患者继续规律抗结核治疗并定期复查。术后 1 年复查影像学相关检查见图 20-3H、I。术后 2 年复查,患者腰背部疼痛症状消失,双下肢麻木症状消失,神经功能 ASIA 分级恢复至 E 级,术后 X 线及 CT 显示内固定及钛网位置良好,骨质破坏区域愈合(图 20-3J、K)。

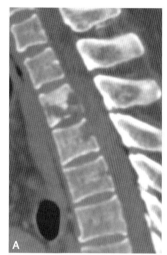

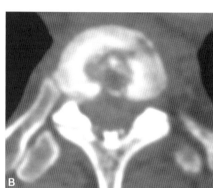

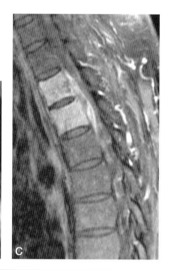

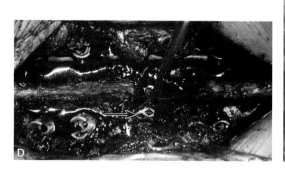

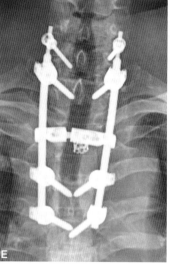

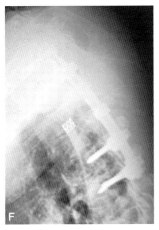
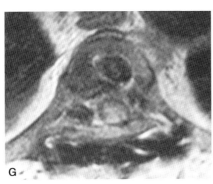
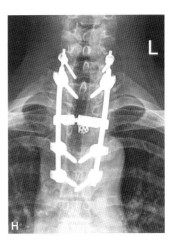
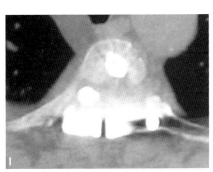
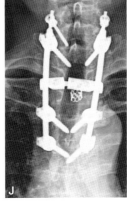
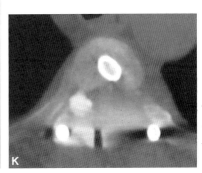

图 20-3 $T_{10/11}$ 结核病例

A、B. 术前胸椎矢状位及横断面 CT;C. 术前胸椎 MRI;D. 单纯经后入路病灶清除术中照,箭头为钛网位置;E、F. 术后胸椎正侧位 X 线片;G. 术后胸椎 MRI;H. 术后 1 年胸椎正位 X 线片;I. 术后 1 年复查胸椎 CT 所见;J. 术后 2 年复查胸椎 X 线片所见;K. 术后 2 年复查胸椎 CT 所见。

（张宏其　江仲景　曹勇）

四、典型病例4

患者女性,30 岁。主因"腰背部疼痛 1 年,加重伴行走困难半个月"入院。

【术前诊疗经过】患者 1 年前无明显诱因出现腰背部疼痛,1 个月前于当地医院就诊,考虑为"脊柱结核"并予以诊断性抗结核治疗。半个月前腰背部疼痛加重伴行走困难,且症状进行性加重,为进一步诊治就诊我院。入院时神经功能 ASIA 分级 C 级。完善相关 X 线、CT、MRI 检查提示:胸椎 T_9、T_{10} 椎体破坏及两侧冷脓肿形成(图 20-4A~D)。实验室检查:红细胞沉降率 54mm/h;C 反应蛋白 24.7mg/L。根据患者目前病史、症状、体征及辅助检查结果诊断为"胸椎结核"。

【手术方案制定】考虑到患者已经规律性抗结核治疗 1 个月,结合患者全身情况及红细胞沉降率和 C 反应蛋白等情况,完善相关检查后于全身麻醉下行单纯胸椎后入路结核病灶清除术,椎间病灶清除,钉棒内固定术。术中切除 T_9、T_{10} 棘突,T_{10} 左侧椎板及左侧第 10 肋骨后段至肋椎关节,将 T_9、T_{10} 病变椎体及椎间盘清除干净并探查硬膜囊无明显受压,取同种异体骨修剪后植入椎体空缺区域压紧植骨块(图 20-4E)。

【术后处理】术后患者腰背部疼痛及双下肢神经症状有所改善,出院时神经功能 ASIS

分级为 D 级,术后影像检查见图 20-4F~H;出院后患者继续使用规律抗结核药物治疗并定期于门诊复查;术后 1 年复查未诉腰背部疼痛,神经功能 ASIA 分级恢复至 E 级,术后 1 年可见椎旁脓肿明显消失,影像学检查见图 20-4I~K 术后 3 年及 9 年随访均显示脊柱结核完全治愈,内固定稳定(图 20-4L~Q)。

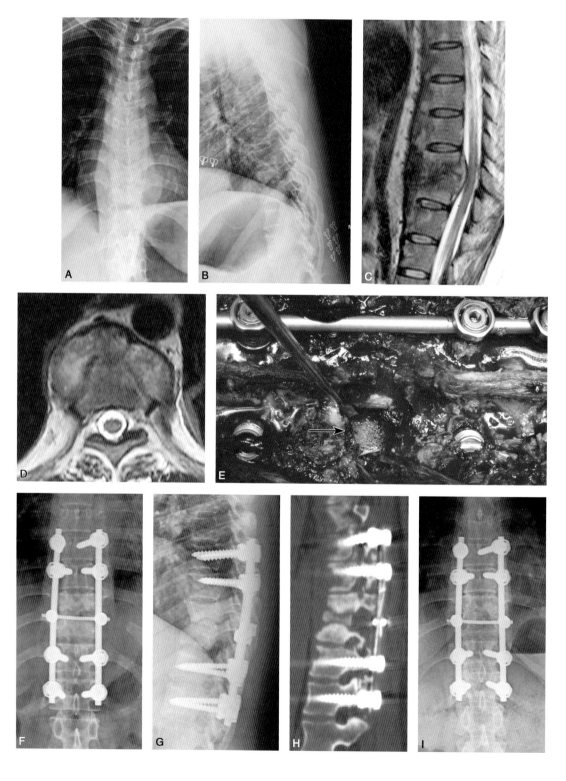

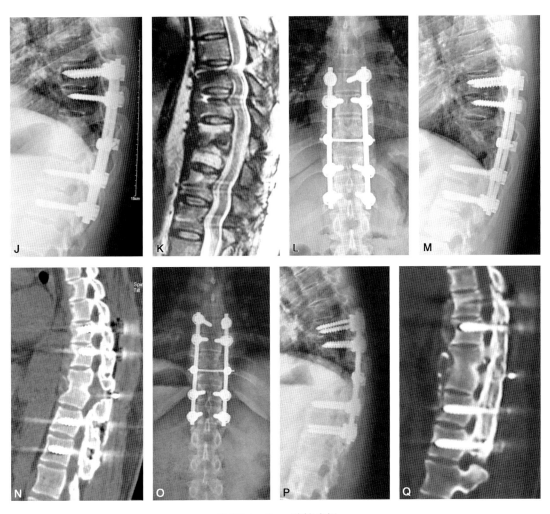

图 20-4　T$_{9/10}$ 结核病例

A、B. 术前胸椎正侧位 X 线片；C、D. 术前胸椎 MRI 可见明显椎旁结核脓肿；E. 术中情况箭头所指为植骨块；F、G. 术后胸椎正侧位 X 线片；H. 术后胸椎 CT；I、J. 术后 1 年胸椎正侧位 X 线片；K. 术后 1 年复查胸椎 MRI 可见椎旁结核脓肿已经明显吸收减小；L、M. 术后 3 年胸椎正侧位 X 线片；N. 术后 3 年胸椎矢状位 CT 显示破坏椎体已经骨性融合；O、P.6 术后 9 年胸椎正侧位 X 线片；Q. 术后 9 年胸椎 CT。

（张宏其　江仲景）

五、典型病例 5

患者女性，49 岁。主因"左侧胸背部疼痛 10 天"入院。

【术前诊疗经过】患者 10 天前无明显诱因出现左侧胸背部剧烈疼痛，难以忍受，无明显低热、盗汗症状及四肢症状。入院后完善 X 线、CT、MRI 检查提示"胸椎结核"（图 20-5A ~ D）。实验室检查：红细胞沉降率 66mm/h；C 反应蛋白 106mg/L。入院后诊断为"胸椎骨质破坏：结核可能"。予以抗结核药物治疗。

【手术方案制定】患者入院后予以规律四联抗结核药物治疗后，胸背部疼痛有所好转，患者食欲及精神也都有所好转，达到手术条件。椎体破坏主要集中在 T$_5$、T$_6$，全身麻醉下行单纯经胸椎后入路病灶清除、植骨融合钉棒内固定术。术中从左侧入路，切除 T$_5$ 棘突，左侧椎板及左侧第 6 肋骨后段至肋椎关节，见 T$_{5/6}$ 间隙被明显破坏且伴后缘炎性组织增生，并压迫此段脊髓,将 T_5、T_6 骨质破坏病灶清除并小心解除脊髓压迫,取同种异体骨块并适当修剪形状、大小后植入椎体缺损区(图 20-5E)。

【术后处理】 术后患者疼痛症状有明显改善,出院后嘱患者继续抗结核药物治疗及按时门诊随访复查。术后 6 个月复查时,患者胸背部疼痛基本缓解,复查 X 线片显示内固定稳定,已经植入的同种异体骨块已经开始融合(图 20-5F~J)。

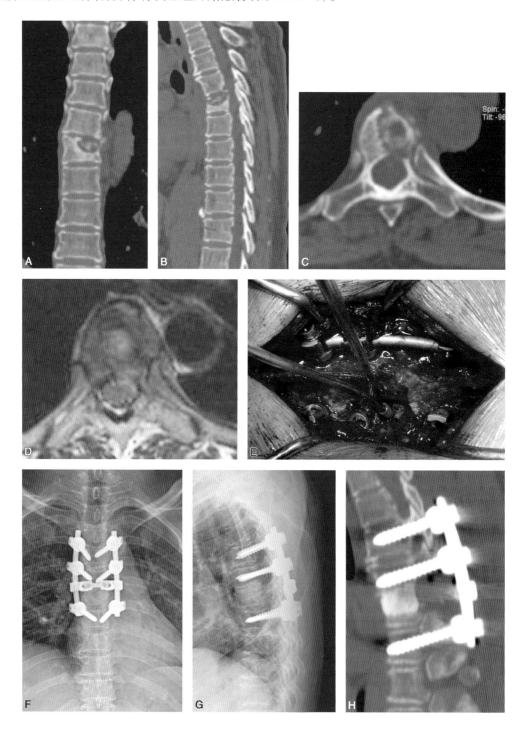

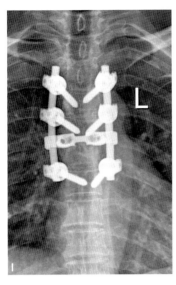
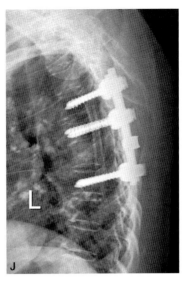

图 20-5　$T_{5/6}$ 结核病例

A～C. 术前胸椎 CT 可见明显骨质破坏征象;D. 术前胸椎 MRI 显示明显结核脓肿;E. 术中情况;F、G. 术后胸椎正侧位 X 线片;H. 术后胸椎 CT;I、J. 术后 6 个月胸椎正侧位 X 线片。

（张宏其　曹勇　江仲景）

六、典型病例 6

患者女性,40 岁。主因"胸背部疼痛 1 年,加重 2 个月"入院。

【术前诊疗经过】患者 1 年前无明显诱因出现胸背部疼痛,伴盗汗及午后低热,就诊于外院未予以特殊处理,休息后自觉症状稍减轻。2 个月前症状突然加重,就诊于当地医院后行 MRI 检查提示"胸椎结核",予以规律抗结核药物治疗。为进一步诊治就诊我院。就诊于我院时出现双下肢麻木,神经功能 ASIA 分级 D 级,完善 X 线、CT、MRI 检查及实验室检验后明确"胸椎结核"诊断(图 20-6A～E)。

【手术方案制定】经过近 2 个月规律抗结核药物治疗,患者目前红细胞沉降率及 C 反应蛋白均处于正常范围,身体状况符合手术标准,行单纯经胸椎后入路病灶清除、植骨融合钉棒内固定术。术中从右侧入路,切除 T_8、T_9 棘突,T_8 右侧椎板及右侧第 9 肋骨后段至肋椎关节,椎旁可见明显黄色干酪样病变溢出,硬膜前方有脓肿压迫脊髓,完全清除 T_8、T_9 病灶,按照缺损部位形状及大小置入一枚异形钛网,在 T_8、T_9 棘突缺损区域覆盖同种异体骨块植骨(图 20-6F)。

【术后处理】患者术后腰背部疼痛症状缓解,双下肢麻木稍缓解,复查 X 线片内固定及钛网位置良好(图 20-6G、H)。出院后继续予以规律抗结核药物治疗及门诊随诊复查。术后 20 个月复查,患者腰背部疼痛基本消失,双下肢麻木明显好转,神经功能 ASIA 分级 E 级,影像学显示内固定及钛网位置良好(图 20-6I～L)。术后 30 个月胸椎正侧位 X 线片见图 20-6M、N。

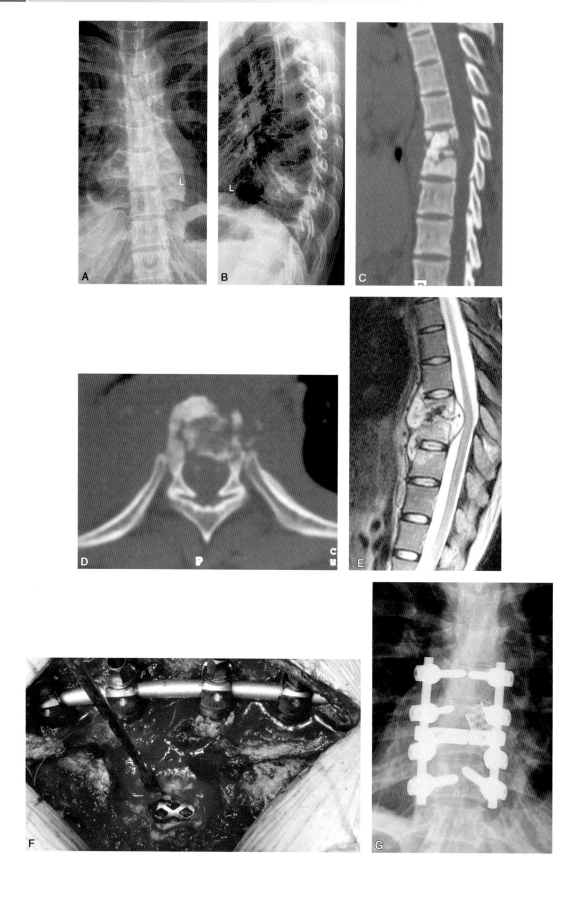

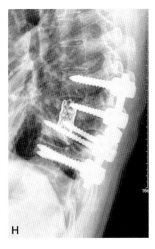
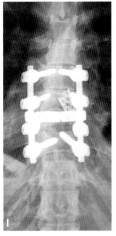
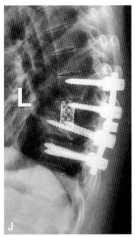
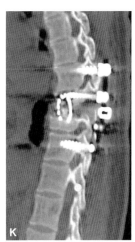

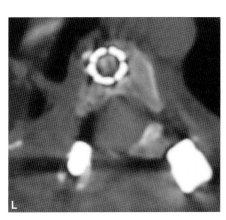
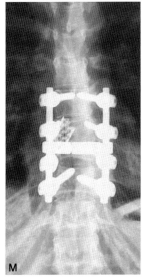
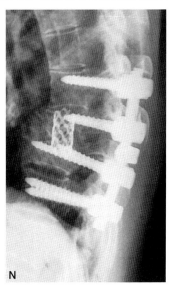

图 20-6　T$_{8/9}$ 结核病例

A、B. 术前胸椎正侧位 X 线片；C、D. 术前胸椎 CT 可见明显骨质破坏征象；E. 术前胸椎 MRI 可见骨质破坏突入椎管侵犯脊髓；F. 术中情况：钛网放置牢固；G、H. 术后胸椎正侧位 X 线片；I、J. 术后 20 个月胸椎正侧位 X 线片；K、L. 术后 20 个月胸椎 CT 影像；M、N. 术后 30 个月胸椎正侧位 X 线片。

（张宏其　曹勇　江仲景）

七、典型病例7

患者女性，38 岁。主因"背部疼痛及双下肢麻木、乏力 2 月余，加重伴行走困难 2 天"入院。

【术前诊疗经过】患者 2 个月前无明显诱因出现腰背部疼痛及双下肢麻木、乏力，2 天前突然加重且行走不稳，来我院就诊。入院时神经功能 ASIA 分级 D 级，入院后予以抗结核药物治疗，患者入院后出现肾功能不全情况，初步判断系脊柱结核导致神经源性膀胱、下尿路梗阻导致。

【手术方案制定】经过肾内科调整后身体条件能够耐受手术要求，行胸椎后入路病灶清除，椎间钛网植骨融合钉棒内固定术。从 T$_5$、T$_6$ 右方进入，仔细咬除 T$_5$、T$_6$ 棘突，右侧 T$_5$ 下部椎板,T$_6$椎板及椎间关节,切断结扎 T$_5$ 神经根并将 T$_5$、T$_6$ 破坏锥体病灶清除干净。

【术后处理】术后继续抗结核、护肝治疗,术后患者腰背部疼痛及双下肢神经症状明显缓解;于分别术后 1 年、2 年复查,患者神经功能 ASIA 分级 E 级,术后 1 年半结核完全治愈。(图 20-7)

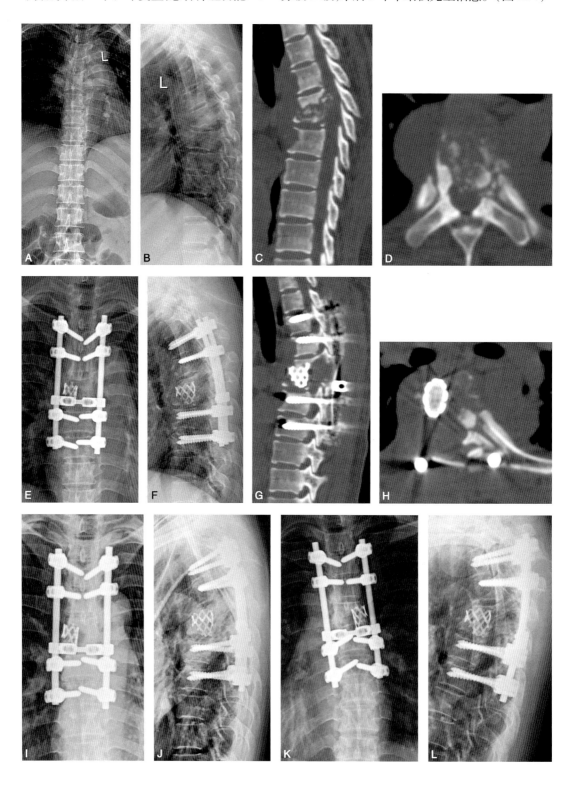

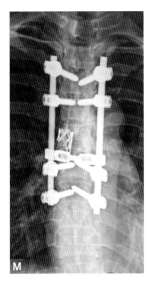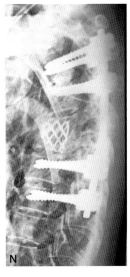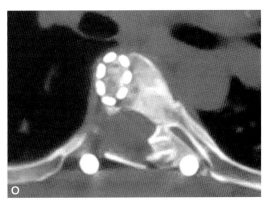

图 20-7　T$_{5/6}$ 结核病例

A、B. 术前胸椎正侧位 X 线片；C、D. 术前胸椎 CT；E、F. 术后胸椎正侧位 X 线片；G、H. 术后胸椎 CT
显示矢状面和横断面钛网位置良好；I、J. 术后 3 个月胸椎正侧位 X 线片；K、L. 术后 1 年胸椎正侧位
X 线片；M、N. 术后 2 年胸椎正侧位 X 线片；O. 术后 2 年胸椎 CT。

（张宏其　江仲景　唐昊）

八、典型病例 8

患者男性，21 岁。主因"腰背部疼痛 9 个月"入院。

【术前诊疗经过】患者 9 个月前无明显诱因突发腰背部疼痛，疼痛在休息时好转，后伸时加剧，当地医院诊断"胸椎骨质破坏原因待查"，并予以对症支持治疗，症状无好转。3 个月前在外院诊断为"肺结核"，予口服抗结核药物治疗至今，腰背部疼痛症状有所缓解，发病以来体重下降约 10kg。入院后完善 X 线、CT、MRI 检查，提示 T$_9$、T$_{10}$ 椎体骨质破坏，T$_{9/10}$ 椎间隙变窄并周围脓肿形成（图 20-8A～E）。入院后实验室检查：红细胞沉降率 25mm/h；C 反应蛋白 17.8mg/L。入院诊断为"胸椎结核"。术前继续予以抗结核治疗。

【手术方案制定】考虑患者病史长，流注脓肿较局限，破坏节段主要集中在 T$_9$、T$_{10}$ 两个节段，且以右侧破坏为主，患者已行抗结核治疗 3 个月，采用单纯经后入路结核病灶清除、椎间病灶清除、钉棒内固定术治疗，术中切除 T$_9$、T$_{10}$ 连接肋骨后段至肋头，咬除 T$_9$ 棘突及右侧椎板，显露并分离、切断并结扎 T$_9$ 神经根，进入 T$_{9/10}$ 椎间隙，将病灶清除干净后，通过右后方将一长度适当的钛网置入 T$_{9/10}$ 椎间，钛网内充填自体松质骨，加压两侧钛棒卡紧钛网，最后在后方椎板缺如部分植入同种异体骨块重建后柱结构。

【术后处理】手术后，患者腰背部疼痛症状较前有明显改善，术后继续抗结核、护肝治疗并加强营养。术后出院前及术后 10 个月影像学检查见图 20-8F～K。术后 32 个月复查胸椎 CT 已骨性愈合，未见脓肿及骨质破坏，红细胞沉降率及 C 反应蛋白均正常，患者腰背部疼痛完全消失，双下肢活动自如，结核完全治愈（图 20-8L、M）。

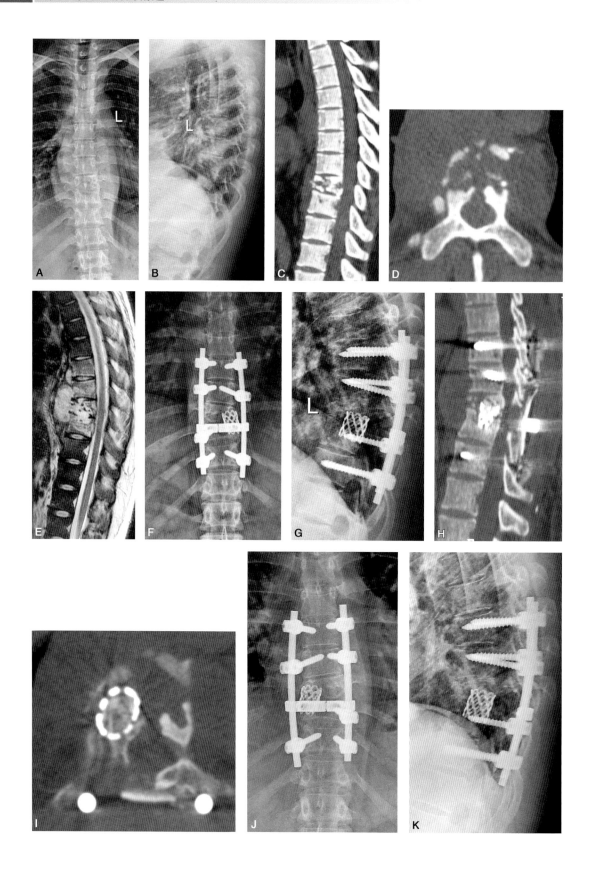

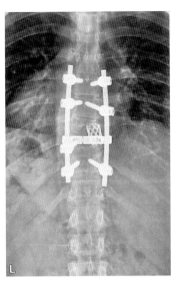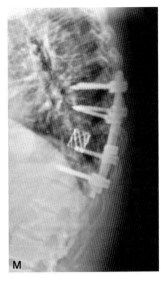

图 20-8　$T_{9/10}$ 结核病例

A、B.结核术前胸椎正侧位 X 线片显示 T_9、T_{10} 椎体骨质破坏，$T_{9/10}$ 椎间隙变窄；C~E.术前胸椎 CT 及 MRI 示：T_9、T_{10} 椎体骨质、椎间盘破坏，周围冷脓肿形成。结核导致锥体破坏明显；F、G.术后胸椎 X 线正侧位片示：内固定位置良好，钛网卡压牢固；H、I.术后胸椎 CT；J、K 术后 10 个月胸椎正侧位 X 线片示内固定位置良好，钛网卡压牢固；L、M.术后 32 个月胸椎正侧位 X 线片示：内固定位置良好，钛网卡压牢固，植骨融合稳固。

（张宏其　江仲景　刘敏智）

九、典型病例9

患者男性，38 岁。主因"胸背部疼痛伴双下肢乏力 4 个月"入院。

【术前诊疗经过】4 个月前无明显诱因出现背痛、下肢乏力症状，且进行性加重，无明显盗汗及发热。入院后完善 X 线、CT、MRI 检查见 T_4、T_5 骨质破坏、$T_{4/5}$ 椎间隙变窄，局部后凸合并椎体后方脓肿形成压迫脊髓（图 20-9A~H）。入院后实验室检查：红细胞沉降率为 58mm/h；C 反应蛋白为 25.3mg/L。入院诊断"胸椎结核"。入院时神经功能 ASIA 分级 C 级，术前积极抗结核治疗，患者双下肢瘫痪仍进行性加重。

【手术方案制定】考虑患者椎体后方脓肿明显压迫脊髓，且患者双下肢瘫痪症状进行性加重，在抗结核治疗 1 周后，采用单纯经后入路结核病灶清除、椎间病灶清除、钉棒内固定术治疗，切除左侧的 T_4 下关节突、T_5 上关节突及部分左侧第 5 肋骨内侧 3cm，保留右侧关节突关节，经后方一个切口、一次手术清除结核病灶，同时行椎体间同种异体骨块支撑植骨（图 20-9I）。

【术后处理】手术后患者胸背部疼痛症状明显减轻、双下肢神经功能有明显改善，神经功能在出院前恢复至 ASIA D 级，术后继续抗结核、护肝、营养神经及加强营养治疗。12 个月后神经功能 ASIA 分级恢复至 E 级。抗结核治疗 2 年后复查胸椎 CT，见 T_4、T_5 椎体骨性融合，未见脓肿及骨质破坏，脊柱后凸较前矫正。红细胞沉降率及 C 反应蛋白均正常，结核完全治愈。术后 5 年复查，钛网及内固定位置良好，结核未见复发（图 20-9L）。

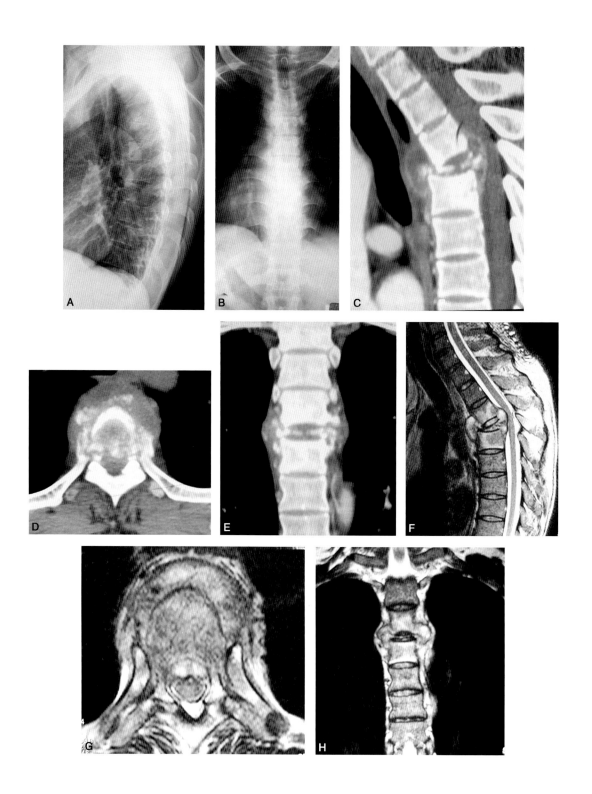

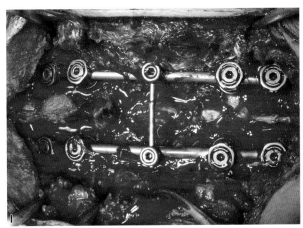

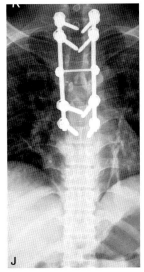
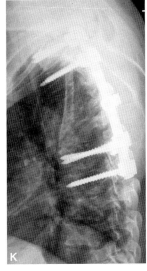
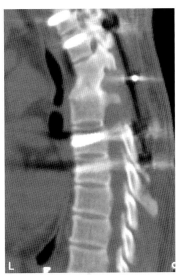

图 20-9　T$_{4/5}$ 结核病例

A、B. 术前胸椎正侧位 X 线片：T$_4$、T$_5$ 椎体骨质破坏，T$_{4/5}$ 椎间隙变窄，局部后凸；C~H. 术前 CT、MRI 显示 T$_4$ 椎体破坏，局部后凸畸形，椎体后方脓肿形成，椎管内脊髓受压；I. 术中经后入路行内固定及病灶清除，异体骨支撑植骨；J、K. 术后复查胸椎正侧位 X 线片示内固定及 T$_{4/5}$ 椎间骨块位置良好；L. 术后 5 年随访，复查胸椎 CT 提示病灶清除，内固定位置良好，植骨融合，脊柱序列维持良好，后凸较前矫正。

（张宏其　唐明星　刘敏智）

十、典型病例 10

患者男性，67 岁。主因"背部疼痛 3 个月，下肢乏力 2 周"入院。

【术前诊疗经过】患者 3 个月前无明显诱因出现背部疼痛，当地医院按肌筋膜炎治疗，症状无明显缓解。2 周前开始出现下肢乏力、走近路不稳，无明显盗汗及发热。1 周前在外院检查发现胸椎骨质破坏。入院后完善 X 线、CT 及 MRI 检查，见 T$_7$、T$_8$ 椎体骨质破坏严重，尤其是左侧椎体及椎间隙破坏严重（图 20-10A~F），入院后实验室检查：红细胞沉降率 89mm/h；C 反应蛋白 23.6mg/L。入院诊断为"胸椎结核"。术前积极抗结核治疗，瘫痪仍进行性加重，神经功能由术前的 Frankle D 级进展到 B 级。

【手术方案制定】考虑到患者神经功能症状进行性加重，两侧流注脓肿较局限，破坏节

段主要集中在 T_7、T_8 两个节段，且以左侧破坏为主，在抗结核治疗 14 天后，采用单纯经后入路结核病灶清除、椎间病灶清除、钉棒内固定术治疗，切除左侧 T_7 下关节突、T_8 上关节突及部分左侧第 8 肋骨内侧 3cm，保留右侧关节突关节，术中清除 T_8 椎体及 T_7 椎体左下方病灶后，先在中间骨组织缺如部分置入 1 枚较短的异形钛网，然后在左侧骨组织缺如较大的部分置入 1 枚较长的异形钛网，异形钛网两端填充自体骨骨粒、中间填充同种异体骨骨粒，加压两侧钛棒卡紧钛网（图 20-10G、H），最后在后方椎板缺如部分植入同种异体骨块重建后柱结构（视频 2）。

视频 2　单纯经后入路病灶清除椎体间植骨术治疗脊柱结核 3D 动画演示

【术后处理】手术后患者背部疼痛症状明显改善，神经功能在出院前恢复至 Frankle D 级，术后复查 X 线及 CT、MRI 内固定及钛网位置良好（图 20-10I~L），术后继续抗结核、护肝及营养神经治疗，24 个月后复查胸椎 CT 见植骨处已骨性愈合，未见脓肿及骨质破坏，红细胞沉降率及 C 反应蛋白均正常，患者背部疼痛症状完全消失，神经功能恢复至正常，结核完全治愈。术后 5 年复查，钛网及内固定位置良好，未见结核复发（图 20-10M~O）。

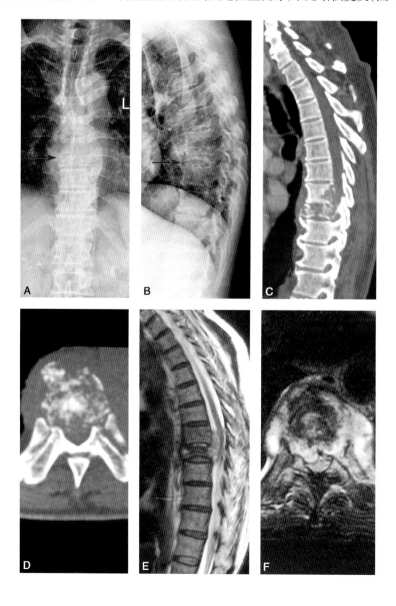

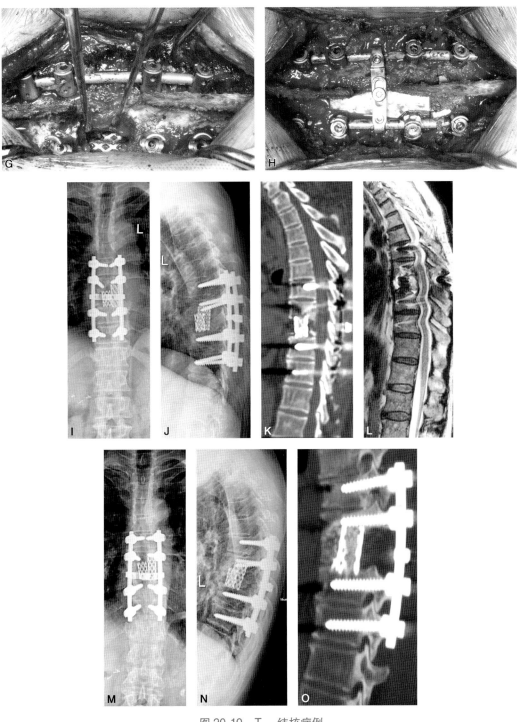

图 20-10 T$_{7/8}$ 结核病例

A、B. 术前胸椎正侧位 X 线片显示 T$_8$ 椎体塌陷（箭头），T$_{7/8}$ 间隙变狭窄；C~F. 术前胸椎 CT、MRI 示 T$_7$、T$_8$ 椎体骨质、椎间盘破坏，周围冷脓肿形成，椎管内脊髓受压；G、H. 术中异形钛网置入，同种异体单面皮质骨行椎板间覆盖植骨融合；I、J. 术后胸椎正侧位 X 线片示内固定位置良好，异形钛网卡压牢固；K、L. 术后胸椎 CT、MRI 示异形钛网位置良好无松动，椎管内通畅，脊髓减压充分；M、N. 术后 5 年胸椎正侧位 X 线片示内固定位置良好，异形钛网卡压牢固，椎间植骨融合，脊柱序列维持良好无矫正度丢失；O. 术后 5 年 CT 示异形钛网牢固，植骨融合稳固。

（张宏其 段春岳 吴天定）

十一、典型病例 11

患者女性,42 岁。主因"胸背部疼痛半年,加重 1 个月"入院。

【术前诊疗经过】 半年前无明显诱因出现胸背部疼痛,1 个月前症状突然加重,伴有午后低热及盗汗。入院后出现双下肢麻木,神经功能 ASIA 分级 D 级。入院后完善 X 线、CT、MRI 检查,见 T_9、T_{10} 椎体明显骨质破坏,T_{10} 椎体塌陷,椎旁冷脓肿形成(图 20-11A~D),入院后实验室检查:红细胞沉降率 68m/h;C 反应蛋白 21mg/L。入院诊断"胸椎结核",术前予以积极抗结核治疗。

【手术方案制定】 考虑患者 T_9、T_{10} 骨质破坏明显,T_{10} 椎体塌陷,且入院后出现双下肢神经症状,椎旁脓肿较局限,手术采用从右侧入路,切除 T_9、T_{10} 棘突,T_9 右侧椎板及右侧第 9 肋骨后段至肋锥关节,清除 T_9、T_{10} 病灶,同时行椎体间人同种异体骨块支撑植骨。

【术后处理】 患者术后腰背疼痛症状缓解,双下肢麻木稍缓解。术后复查 X 线及 CT 内固定至植骨块位置良好(图 20-11E~H),术后继续给予抗结核、护肝及营养神经治疗,术后 1 年复查显示内固定及椎间骨块位置良好,且已经出现骨性融合(图 20-11I),神经功能 ASIA 分级 E 级。出院后 3 年后复查红细胞沉降率及 C 反应蛋白均恢复正常,复查 CT 提示病灶清除、内固定位置良好、植骨融合(图 20-11J、K)。

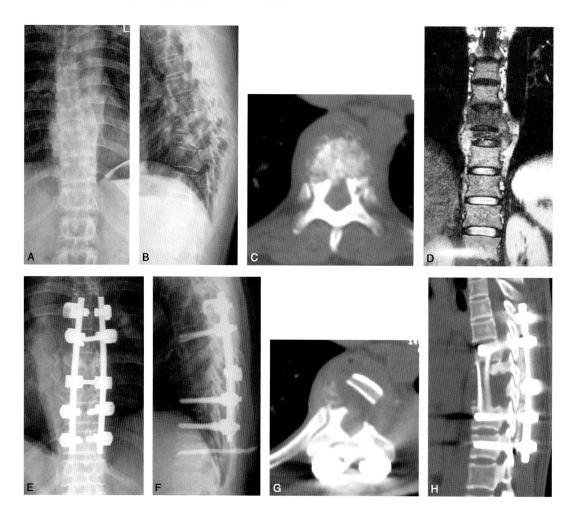

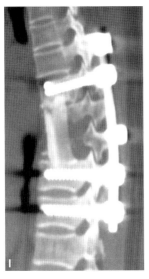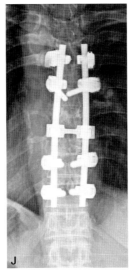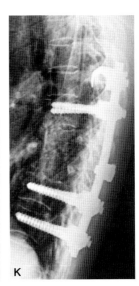

图 20-11 T$_{9/10}$ 结核病例

A、B. 术前胸椎正侧位 X 线片:T$_9$、T$_{10}$ 椎体明显骨质破坏,T$_{10}$ 椎体塌陷,T$_{9/10}$ 椎间隙变窄;C. 术前胸椎 CT 横断面可见明显的椎体破坏;D. 术前胸椎 MRI 冠状位可见明显椎旁结核脓肿;E、F. 术后胸椎正侧位 X 线片示内固定及椎间序列位置良好;G、H. 术后胸椎 CT 横断面和矢状位示内固定位置良好;I. 术后 1 年复查胸椎 CT 横断面显示内固定位置良好,且开始出现骨性融合;J、K. 术后 3 年复查胸椎正侧位 X 线片:内固定及椎间序列位置良好。

(张宏其 江仲景 刘敏智)

十二、典型病例 12

患者女性,47 岁。主因"胸背部疼痛 1 年,加重 1 个月"入院。

【术前诊疗经过】 患者 1 年前无明显诱因出现胸背部疼痛,无明显发热、盗汗,未见明显四肢神经症状。反复在当地医院予以针灸、理疗无明显缓解。1 个月前胸背部疼痛症状加重入我院就诊。入院后完善 X 线、CT、MRI 检查,见 T$_4$、T$_5$ 椎体明显骨质破坏,椎旁冷脓肿形成,椎体后方脓肿压迫脊髓,局部后凸畸形(图 20-12A~E)。入院后实验室检查:红细胞沉降率 43m/h;C 反应蛋白 19.7mg/L。入院诊断"胸椎结核",术前予以积极抗结核治疗。

【手术方案制定】 考虑到患者脊柱前方脓肿较大,且脊柱后方脓肿压迫脊髓,拟采用前后联合入路手术,充分显露清除结核病灶并行脊髓减压。在抗结核治疗 14 天后,采用前入路病灶清除联合后入路病灶清除、植骨融合、后入路内固定术,术中咬除右侧 T$_5$、T$_6$ 相邻部分棘突,椎板,关节突及黄韧带,将 T$_5$、T$_6$ 锥体的骨质破坏区域清除干净(图 20-12F、G)。

【术后处理】 术后患者胸背部疼痛明显好转。术后继续抗结核、护肝治疗并加强营养,复查 X 线内固定及植骨块位置良好(图 20-12H、I)。术后继续抗结核治疗,2 年后复查红细胞沉降率及 C 反应蛋白均恢复正常。术后 5 年门诊复查,诉胸背部疼痛症状消失,胸椎正侧位 X 线片示内固定及脊柱序列位置良好(图 20-12J、K)。

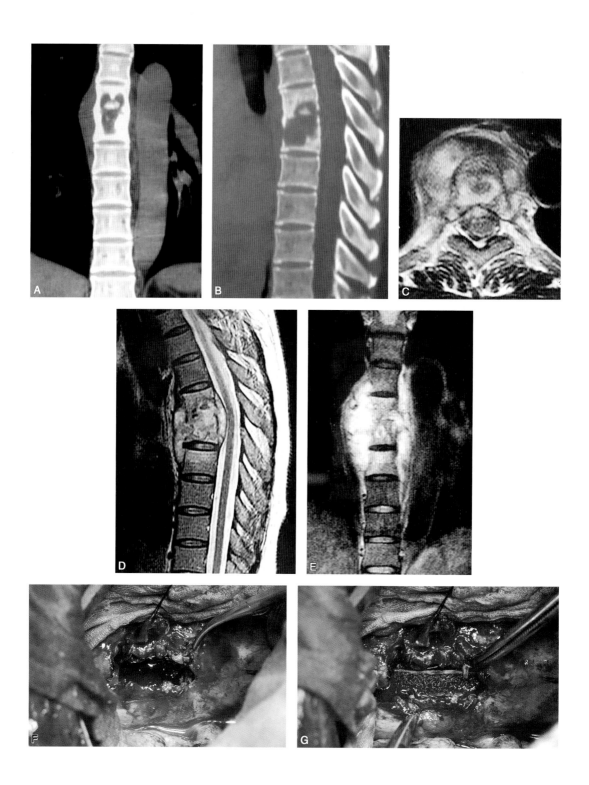

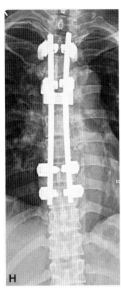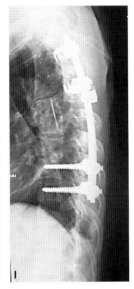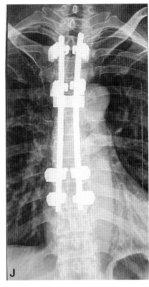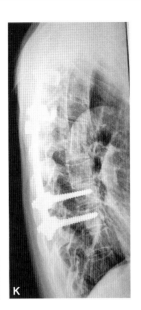

图 20-12　T~4/5~ 结核病例

A~E. 术前 CT、MRI 显示 $T_{5/6}$ 椎间隙破坏,椎旁肌、椎体后方脓肿形成,压迫脊髓;F、G. 术中经后入路行内固定术后,同期行前入路病灶清除,同种异体骨植骨;H、I. 术后复查胸椎 X 线片示前方椎间隙植入异体骨,内固定及异体骨支撑良好;J、K. 术后 5 年复查 X 线片,异体骨骨性融合。

（张宏其　吴天定　段春岳）

第二十一章

胸腰段脊柱结核病例精选

一、典型病例 1

患者男性,26 岁。主因"腰背部疼痛 8 个月,双下肢疼痛 2 月余"入院。

【术前诊疗经过】 患者 8 个月前无明显诱因出现腰背部疼痛及下肢痛症状,自行服用口服药物、贴敷膏药后疼痛症状缓解。2 个月前搬重物后再次出现腰背部疼痛,并出现双下肢疼痛、麻木,自行服用药物后症状无缓解,并逐渐加重,遂来我院就诊。入院后完善 X 线、CT、MRI 检查,见 L_1、L_2 大部分骨质破坏,周围脓肿形成,压迫脊髓(图 21-1A~G)。入院后实验室检查:红细胞沉降率 92mm/h;C 反应蛋白 36.7mg/L。入院诊断为"腰椎结核"。术前积极抗结核治疗,神经功能 ASIA 分级 C 级。

【手术方案制定】 考虑到患者有神经功能障碍,两侧流注脓肿较局限,破坏节段主要集中在 L_1、L_2 两个节段,在抗结核治疗 15 天后,采用单纯经后入路结核病灶清除、椎间病灶清除、钉棒内固定术治疗,切除左侧 L_1 下关节突、L_2 上关节突,保留右侧关节突关节,术中清除 L_2 椎体及 L_1 椎体上下方病灶后,在中间骨组织缺如部分置入 1 枚异形钛网,异形钛网两端填充自体骨粒、中间填充同种异体骨骨粒,加压两侧钛棒卡紧钛网,最后在后方椎板缺如部分植入同种异体骨块重建后柱结构。

【术后处理】 手术后患者腰背部疼痛及下肢痛的症状明显改善,影像学检查见图 21-1H~M。神经功能在出院前恢复至 ASIA 分级 D 级,术后继续抗结核、护肝及营养神经治疗。

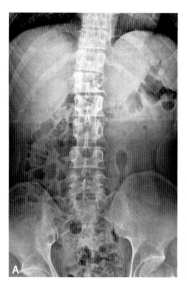
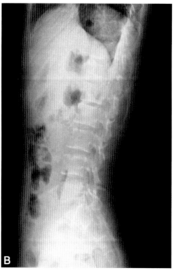
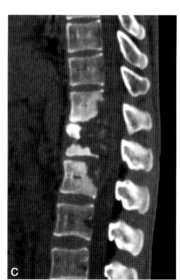

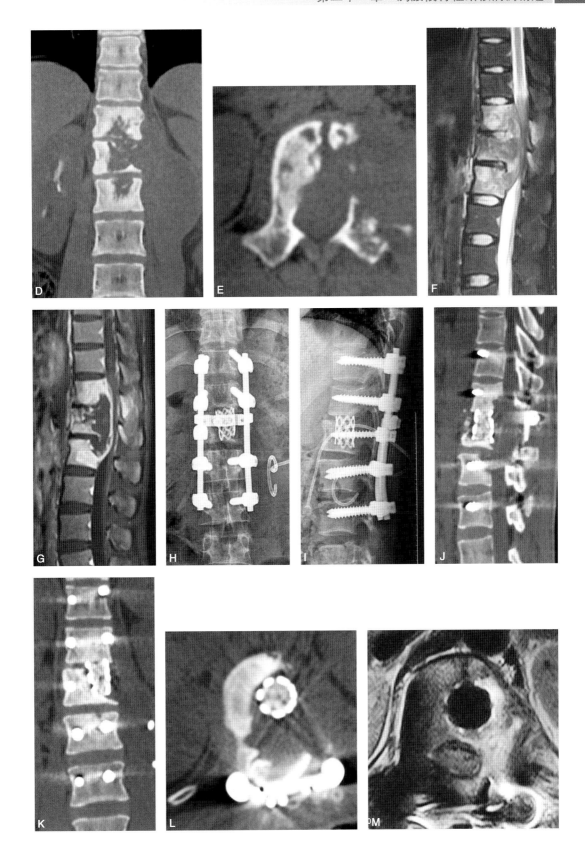

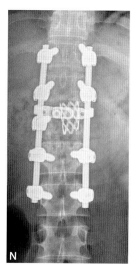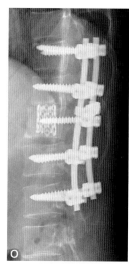

图 21-1　L$_{1/2}$ 结核病例

A、B. 术前胸椎正侧位 X 线片;C~E. 术前胸椎 CT;F、G. 术前胸椎 MRI,见 L$_1$、L$_2$ 大部
分骨质破坏,周围脓肿形成,压迫脊髓;H、I. 术后胸椎正侧位 X 线片;J、K、L. 术后胸椎
CT;M. 术后胸椎 MRI,示钛网及固定位置良好;N、O. 术后 1 年胸椎正侧位 X 线片复
查,椎间植骨已融合。

1 年后复查神经功能 ASIA 分级恢复至 E 级(图 21-1N、O)。2 年后复查 CT 已骨性愈合,未
见脓肿及骨质破坏,红细胞沉降率及 C 反应蛋白均正常,患者腰背部疼痛及下肢痛症状完全
消失,神经功能恢复至正常,结核完全治愈。

（张宏其　谭泽赳　唐昊）

二、典型病例 2

患者女性,33 岁。主因"腰背部疼痛 3 年,加重伴左下肢疼痛 6 个月"入院。

【术前诊疗经过】 3 年前无明显诱因出现腰背部疼痛,呈间歇性,6 个月前症状进行
性加重,并出现左侧大腿前侧疼痛,左侧足底麻木,遂就诊我院。入院后完善 X 线、CT、
MRI 检查,见 T$_{11}$、T$_{12}$、L$_1$ 骨质破坏严重,胸腰段脊柱有后凸畸形、脊髓受压明显,右侧腰
大肌有脓肿形成(图 21-2A~G)。入院后实验室检查:红细胞沉降率 22mm/h;C 反应蛋
白为 28.9mg/L。入院诊断为"胸椎结核"。术前积极抗结核治疗,术前神经功能 AISA
分级 C 级。

【手术方案制定】 考虑到患者有严重的脊柱后凸畸形并伴有腰大肌脓肿,在抗结核治疗
14 天后,我们采用前入路腰大肌脓肿清除、后入路脊柱后凸畸形矫正、钉棒内固定术治疗。
在 T$_3$-L$_3$ 的关键椎置入螺钉及横突钩,通过钉棒、钩棒矫正脊柱后凸畸形(图 21-2H),经前入
路行右侧腰大肌脓肿清除术(图 21-2I)。

【术后处理】 手术后患者背痛症状及下肢神经功能有明显改善,影像学检查见图 21-2
J~M。出院时 ASIA 分级改善至 D 级,术后继续抗结核、护肝及营养神经治疗。12 个月后神
经功能 ASIA 分级恢复至 E 级。抗结核治疗 2 年后复查未见脓肿及骨质破坏,内固定位置
好,后凸畸形明显矫正(图 21-2N、O),红细胞沉降率及 C 反应蛋白均正常,患者背部疼痛症
状完全消失,神经功能恢复至正常,结核完全治愈。

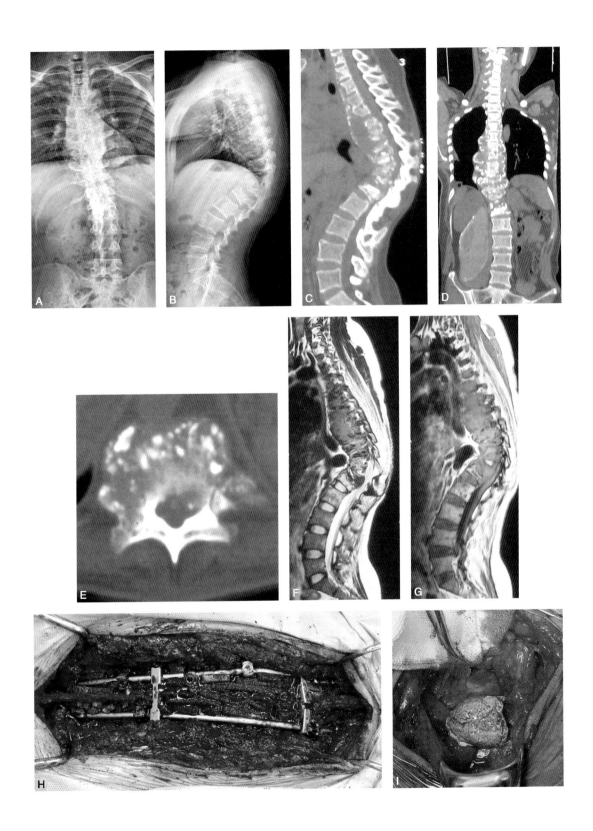

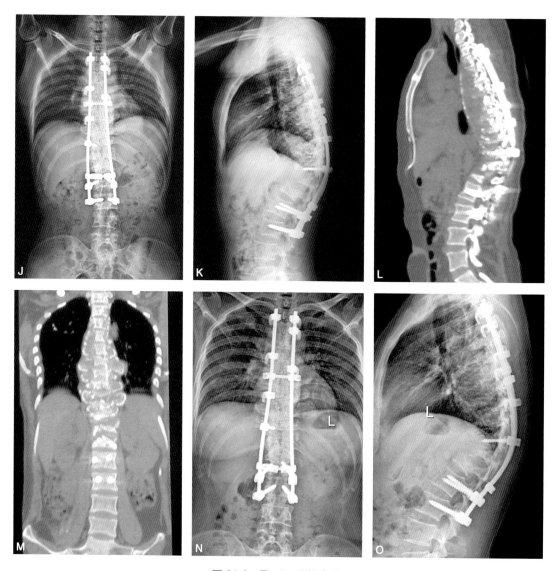

图 21-2　T$_{11}$-L$_1$ 结核病例

A、B. 术前胸腰椎正侧位 X 线片；C～E. 术前胸腰椎 CT；F、G 术前胸腰椎 MRI，见 T$_{11}$、T$_{12}$、L$_1$ 大部分骨质破坏，周围脓肿形成，压迫脊髓；H. 脊柱后凸畸形矫正；I. 腰大肌脓肿清除；J、K. 术后胸腰椎正侧位 X 线片，椎体间植骨块及内固定位置良好；L、M. 术后胸腰椎 CT；N、O. 术后 2 年复查胸腰椎 X 线片示内固定位置良好。

（张宏其　谭泽赳　唐昊）

三、典型病例 3

患者男性,47 岁。主因“胸背部疼痛伴双下肢麻木、活动障碍 3 个月”入院。

【术前诊疗经过】患者 3 个月前无明显诱因出现胸背痛、双下肢麻木及活动障碍。有明显盗汗症状,体重下降约 5kg。入院后完善 X 线、CT、MRI 检查,见 T$_9$、T$_{10}$、T$_{11}$ 骨质破坏严重,尤其是左侧椎体及椎间隙破坏严重(图 21-3A～G)。入院后实验室检查:红细胞沉降率为 94mm/h；C 反应蛋白为 19mg/L。入院诊断为“胸椎结核”。术前积极抗结核治疗,瘫痪仍进行性加重,神经功能由术前的 ASIA 分级进展到 B 级。

【手术方案制定】考虑到患者神经功能症状进行性加重,两侧流注脓肿较局限,破坏节段主要集中在 T_9、T_{10} 两个节段,且以左侧破坏为主,在抗结核治疗 13 天后,采用单纯经后入路结核病灶清除、椎间病灶清除、钉棒内固定术治疗,切除左侧的 T_{10} 下关节突、T_{11} 上关节突及部分左侧第 11 肋骨内侧 3cm,保留右侧关节突关节,术中清除 T_{10} 椎体及 T_{11} 椎体左下方病灶后,在中间骨组织缺如部分置入 1 枚异形钛网,异形钛网两端填充自体骨骨粒、中间填充同种异体骨骨粒,加压两侧钛棒卡紧钛网(图 21-3H、I),最后在后方椎板缺如部分植入同种异体骨块重建后柱结构。

【术后处理】手术后患者胸背部疼痛症状明显改善,术后影像学检查见图 21-3J~O。神经功能在出院前恢复至 ASAI 分级 D 级,术后继续抗结核、护肝及营养神经治疗。24 个月后复查胸椎 CT 示已骨性愈合,未见脓肿及骨质破坏,红细胞沉降率及 C 反应蛋白均正常,患者胸背部疼痛症状完全消失,神经功能恢复至正常,结核完全治愈(图 21-3P)。

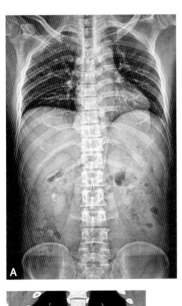

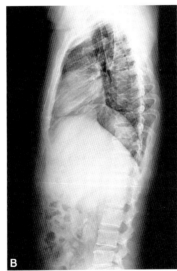

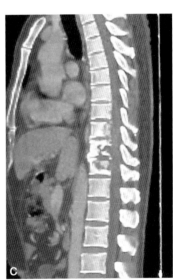

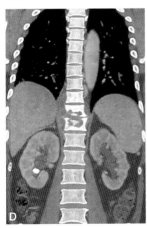

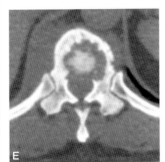

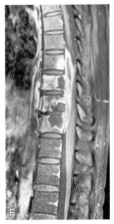

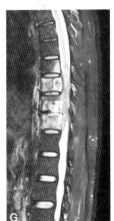

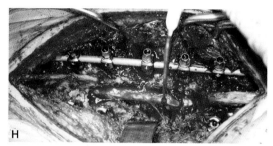

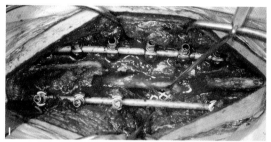

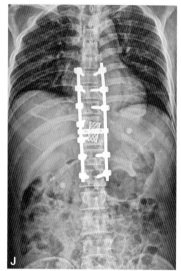

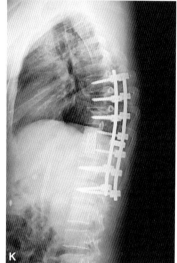

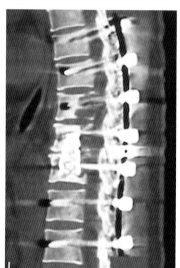

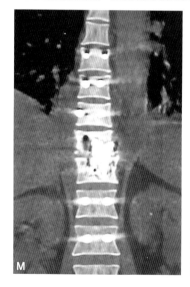

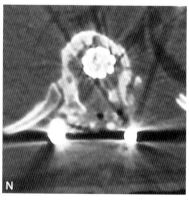

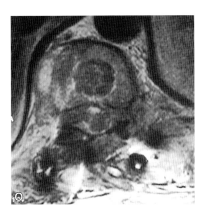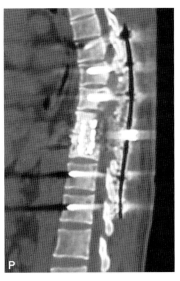

图 21-3　T$_{10/11}$ 结核病例

A、B. 术前胸椎正侧位 X 线片；C~E. 术前胸椎 CT；F、G 术前胸椎 MRI，见 T$_9$、T$_{10}$、T$_{11}$ 大部分骨质破坏，周围脓肿形成，压迫脊髓；H、I. 术中行椎间钛网植骨，椎板重建；J、K. 术后胸椎正侧位 X 线片；L~N. 术后胸椎 CT；O. 术后胸椎 MRI，示植骨块及固定位置良好；P. 术后 2 年复查胸椎 CT，椎间植骨已融合。

（张宏其　谭泽赳　唐昊）

四、典型病例 4

患者男性，38 岁。主因"腰背部疼痛 4 个月，加重伴双下肢乏力 10 天"入院。

【术前诊疗经过】　患者 4 个月前无明显诱因出现背部疼痛、下肢乏力症状，且进行性加重，入院时神经功能 ASIA 分级 C 级。入院后完善 X 线、CT、MRI 检查，见 T$_{11}$、T$_{12}$ 骨质破坏严重，尤其是左侧椎体及椎间隙破坏严重（图 21-4A~D）。入院后实验室检查：红细胞沉降率为 23mm/h；C 反应蛋白为 5.82mg/L。入院诊断为"胸椎结核"。术前积极抗结核治疗，瘫痪仍进行性加重，神经功能由术前的 ASIA 分级 C 级进展到 B 级。

【手术方案制定】　考虑到患者神经功能症状进行性加重，两侧流注脓肿较局限，破坏节段主要集中在 T$_{11}$、T$_{12}$ 两个节段，且以左侧破坏为主，在抗结核治疗 7 天后，采用单纯经后入路结核病灶清除、椎间病灶清除、钉棒内固定术治疗，切除左侧的 T$_{11}$ 下关节突、T$_{12}$ 上关节突及部分左侧第 8 肋骨内侧 3cm，保留右侧关节突关节，术中清除 T$_{11}$ 椎体及 T$_{12}$ 椎体左下方病灶后，先在中间骨组织缺如部分置入 1 枚异形钛网，异形钛网两端填充自体骨骨粒、中间填充同种异体骨骨粒，加压两侧钛棒卡紧钛网（图 21-4E~H），最后在后方椎板缺如部分植入同种异体骨骨块重建后柱结构。

【术后处理】　手术后患者腰背部疼痛症状明显改善，影像学检查见图 21-4I~L。神经功能在出院前恢复至 ASIA 分级 D 级，术后继续抗结核、护肝及营养神经治疗。术后 1 年复查胸椎 CT 示已骨性愈合，未见脓肿及骨质破坏（图 21-4M），红细胞沉降率及 C 反应蛋白均正常，患者背部疼痛症状完全消失，神经功能恢复至正常，结核完全治愈。

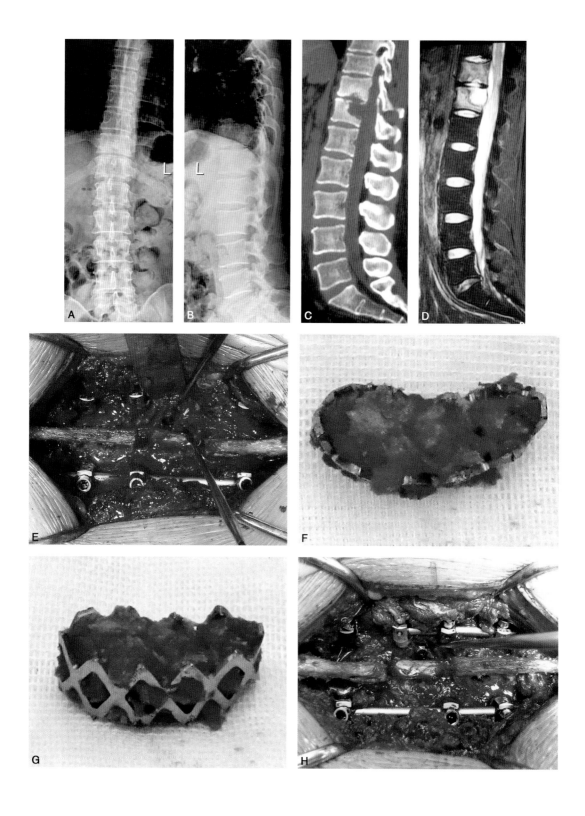

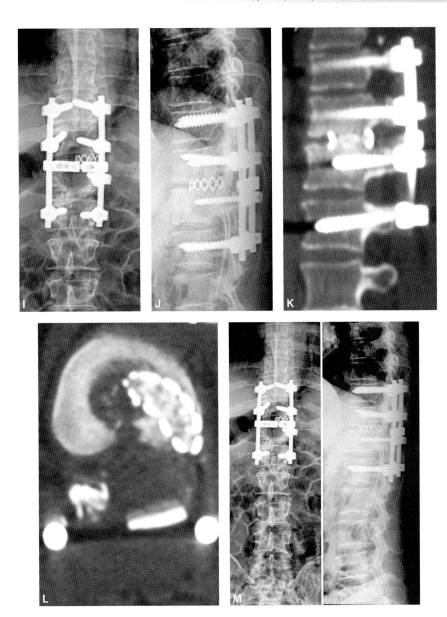

图 21-4 $T_{11/12}$ 结核病例

A、B.术前胸椎正侧位 X 线片;C、D.术前胸椎 CT、MRI 示 T_{11}、T_{12} 椎体骨质破坏;E.术中备好椎间植骨床;F、G.术中备好异形钛网;H.椎间异形钛网置入;I、J.术后胸椎正侧位 X 线片示内固定及异形钛网位置良好;K、L.术后 CT 示异形钛网位置良好无松动,植骨面接触良好;M.术后 1 年复查胸椎正侧位 X 线片示内固定位置良好无松动,异形钛网卡压牢固。

(张宏其　谭泽赳　唐昊)

五、典型病例 5

患者女性,42 岁。主因"腰背部疼痛 5 年,加重伴右下肢疼痛、乏力 3 个月"入院。

【术前诊疗经过】5 年前无明显诱因出现腰背部疼痛症状,3 个月前腰背部疼痛症状逐渐加重并出现右下肢疼痛乏力,入院时神经功能 ASIA 分级 D 级。入院后完善 X 线、CT、

MRI 检查,见 T_{12}、L_1 骨质破坏严重,有后凸畸形,脊髓受压严重,有冷脓肿形成(图 21-5A ~ F)。入院后实验室检查:红细胞沉降率 42mm/h;C 反应蛋白为 22.7mg/L。入院诊断为"胸腰椎结核"。术前积极抗结核治疗,瘫痪仍进行性加重,神经功能由入院的 AISA 分级的 D 级进展到 B 级。

【手术方案制定】考虑到患者神经功能症状进行性加重,脊髓受压严重,破坏节段主要集中在 T_{12}、L_1 两个节段,且以左侧破坏为主,在抗结核治疗 14 天后,采用单纯经后入路结核病灶清除、椎间病灶清除、钉棒内固定术治疗,切除左侧的 T_{12} 下关节突及部分椎板、L_1 上关节突及部分椎板,保留右侧关节突关节,术中清除 T_{12} 椎体及 L_1 椎体左下方病灶后,在中间骨组织缺如部分置入 1 枚异形钛网,异形钛网两端填充自体骨粒、中间填充同种异体骨骨粒,加压两侧钛棒卡紧钛网,最后在后方椎板缺如部分植入同种异体骨块重建后柱结构。

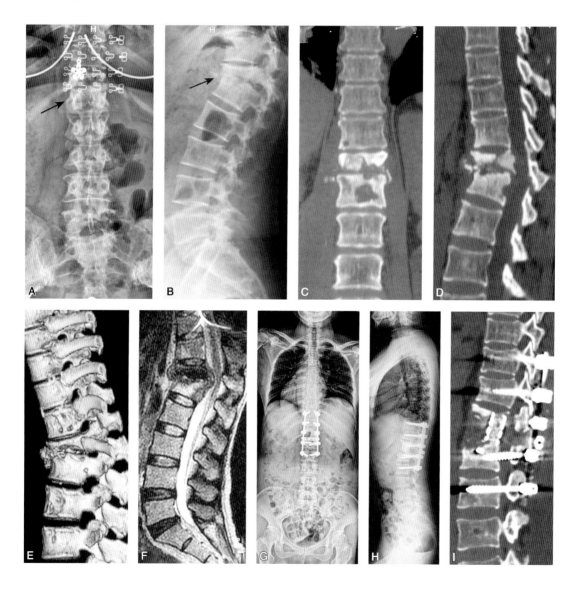

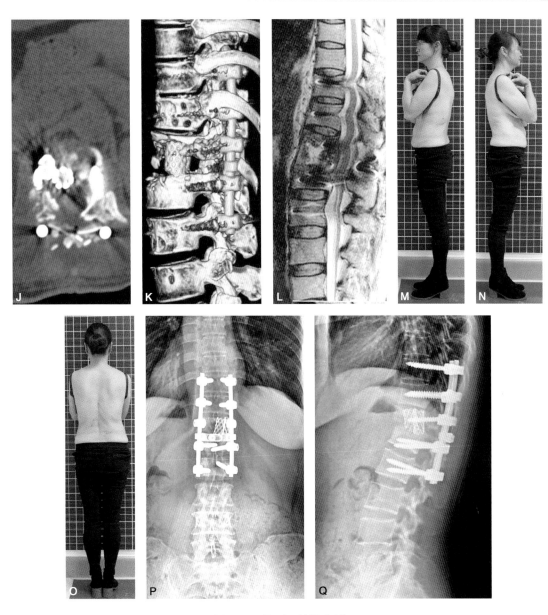

图 21-5　T_{12}-L_1 结核病例

A、B. T_{12}、L_1（箭头）结核术前正侧位 X 线片；C~F. 术前胸腰椎 CT、MRI 示 T_{12}、L_1 结核椎体骨质、椎间盘破坏，后凸畸形，冷脓肿形成，脊髓受压；G、H. 术后胸腰椎正侧位 X 线片示内固定及异形钛网位置良好无松动，脊柱后凸畸形被矫正；I~L. 术后复查胸腰椎 CT、MRI 示内固定及异形钛网位置良好无松动，脊柱后凸畸形被矫正，椎管内脓肿清除，脊髓减压充分；M~O. 术后 3 个月正侧位大体照示脊柱外观无畸形；P、Q. 术后 12 个月正侧位 X 线片示内固定位置良好无松动，异形钛网卡压牢固，脊柱后凸畸形矫正无丢失。

【术后处理】　手术后患者腰背部及下肢疼痛症状明显改善，影像学检查见图 21-5G~L。神经功能在出院前恢复至 ASAI 分级 D 级，术后继续抗结核、护肝及营养神经治疗。术后 3 个月及 12 个月影像学检查见图 21-5M~Q。24 个月后复查胸腰椎 CT 示已骨性愈合，未见脓肿及骨质破坏，红细胞沉降率及 C 反应蛋白均正常，患者背部疼痛症状完全消失，神经功能恢复至正常，结核完全治愈。

六、典型病例6

患者男性,55岁。主因"背部疼痛1年,加重1个月"入院。

【术前诊疗经过】 患者1年前无明显诱因出现背部疼痛,未予重视,未予特殊处理。近1个月症状加重,1周前在外院检查发现胸椎骨质破坏,考虑诊断"胸椎结核",为求进一步诊治就诊我院。入院后完善X线、CT、MRI检查,见T_{11}、T_{12}结核造成椎体骨质、椎间盘破坏,椎管内脓肿形成,脊髓受压(图21-6A~G)。术前积极抗结核治疗,瘫痪仍进行性加重。

【手术方案制定】 考虑到患者神经功能症状进行性加重,在抗结核治疗10天后,采用单纯经后入路结核病灶清除、椎间病灶清除、钉棒内固定术治疗,切除左侧的T_{11}下关节突、椎板、T_{12}上关节突及部分椎板,保留右侧关节突关节,经后方一个切口、一次手术清除结核病灶,同时在椎体间植入两段自体骨骨粒+人同种异体骨骨粒充填的钛网(图21-6H~K)。

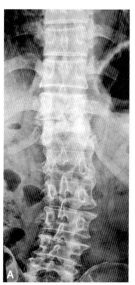
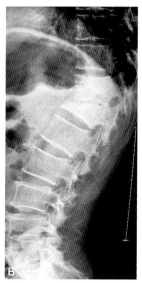
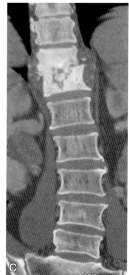
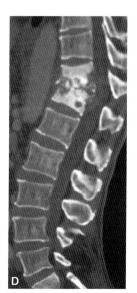
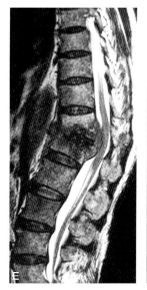
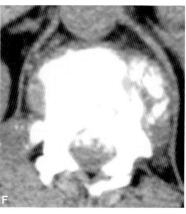
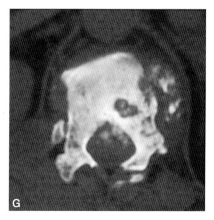

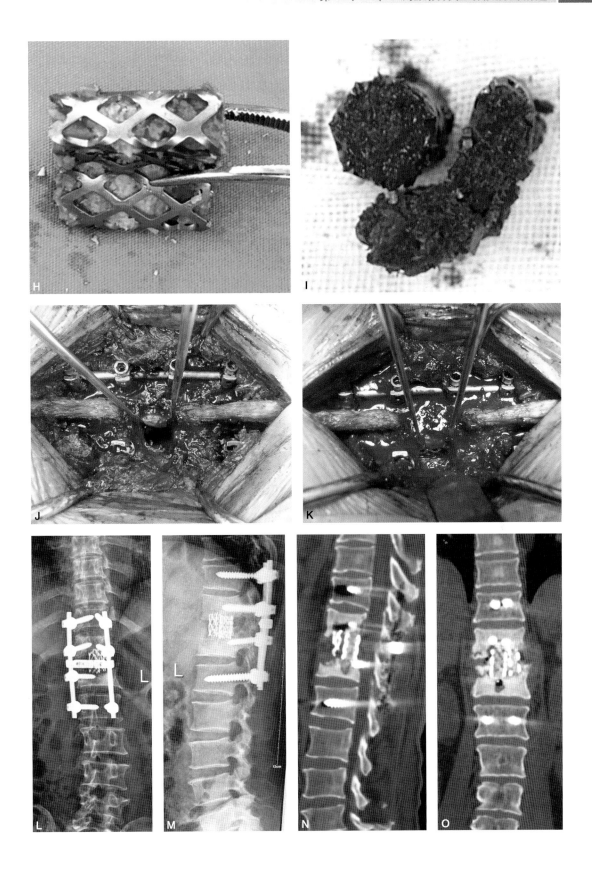

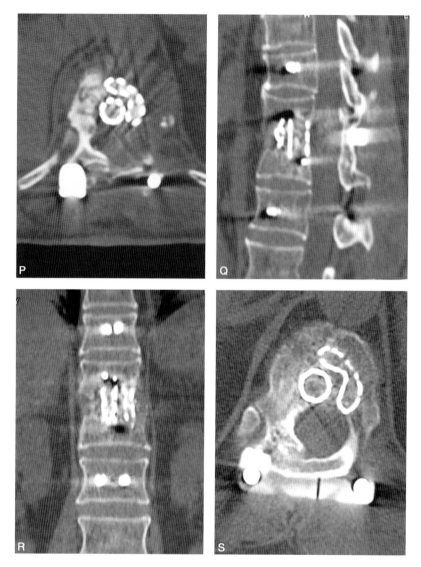

图 21-6 T₁₁、T₁₂ 结核病例

A、B. 术前胸椎正侧位 X 线片，胸腰段后凸畸形；C~G. 术前胸椎 CT、MRI 示 T₁₁、T₁₂ 结核椎体骨质、椎间盘破坏，椎管内脓肿形成，脊髓受压；H、I. 异形钛网；J、K. 术中植骨床备好后，椎间置入异形钛网；L、M. 术后胸椎正侧位 X 线片示内固定位置良好，异形钛网卡压牢固，后凸畸形矫正；N~P. 术后 CT 椎间异形钛网位置良好；Q~S. 术后 24 个月 CT 复查示椎间异形钛网位置良好无松动，椎间植骨融合，脊柱序列维持良好。

【术后处理】 手术后患者背部疼痛症状明显改善，术后影像学检查见图 21-6L~P。术后继续抗结核、护肝及营养神经治疗。术后 24 个月后复查胸椎 CT 示已骨性愈合，未见脓肿及骨质破坏，红细胞沉降率及 C 反应蛋白均正常，患者背部疼痛症状完全消失，神经功能恢复至正常，结核完全治愈（图 21-6Q~S）。

七、典型病例7

患者男性，52 岁。主因"背部疼痛半年，加重 2 个月"入院。

【术前诊疗经过】 半年前无明显诱因出现背部疼痛，当地医院按腰椎间盘突出症治疗，症状未见明显缓解。近 2 个月症状加重，在外院检查发现胸椎骨质破坏，为进一步诊治就诊我院。入院后完善 X 线、CT、MRI 检查，可见 T_{10} 骨质破坏合并椎旁冷脓肿形成（图 21-7A、B）。入院诊断为"胸椎结核"。术前积极抗结核治疗，疼痛仍进行性加重，双下肢出现神经功能症状。

【手术方案制定】　考虑到患者神经功能症状进行性加重，在抗结核治疗 10 天后，采用单纯经前入路结核病灶清除、椎体间植骨融合钉棒内固定术治疗（图 21-7C）。

【术后处理】　手术后患者背部疼痛症状明显改善，神经功能在出院前恢复至 ASAI 分级 D 级，术后继续抗结核、护肝及营养神经治疗。抗结核治疗 5 年后复查 X 线片示内固定无松动，椎间植骨已融合。患者背部疼痛症状完全消失，神经功能恢复至正常，结核完全治愈（图 21-7D）。

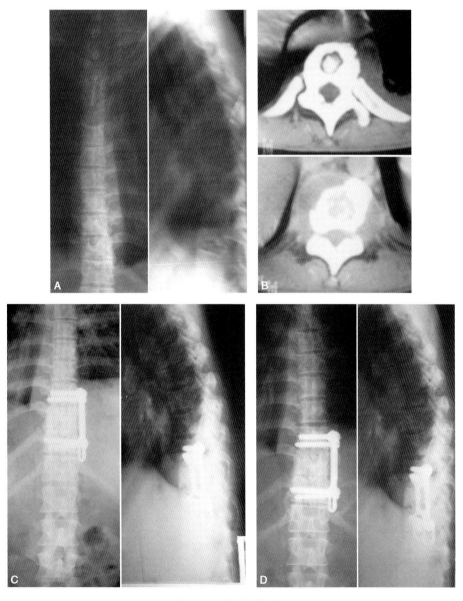

图 21-7　T_{10} 结核病例

A. T_{10} 结核术前胸椎正侧位 X 线片；B. 术前 CT 显示 T_{10} 骨质破坏并椎旁冷脓肿形成；C. 行单纯前入路病灶清除、植骨内固定术，术后胸椎正侧位 X 线片示内固定位置良好；D. 术后 5 年胸椎正侧位 X 线片复查示内固定无松动，椎间植骨已融合。

八、典型病例8

患者女性,59岁。主因"腰背部疼痛8个月,加重1个月"入院。

【术前诊疗经过】患者8个月前无明显诱因出现腰背部疼痛,未予重视,未予特殊处理。近1个月症状加重,就诊于当地医院,考虑脊柱结核,建议来我院门诊就诊。入院后完善X线、CT、MRI检查,见L_1、L_2骨质破坏(图21-8A)。入院后实验室检查:红细胞沉降率73mm/h;C反应蛋白13.2mg/L。入院诊断"腰椎结核"。

【手术方案制定】在抗结核治疗15天后,采用单纯经前入路结核病灶清除、椎体间植骨融合钉棒内固定术治疗。

【术后处理】手术后患者腰背部疼痛症状明显改善,术后影像学检查见图21-8B。术后继续抗结核、护肝及营养神经治疗。抗结核治疗2年后结核完全治愈。术后7年、术后11年、13年复查,内固定位置良好,未见结核复发(图21-8C～E)。

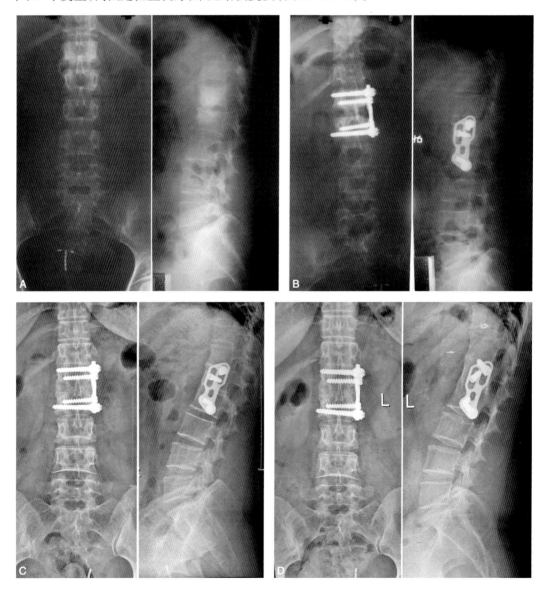

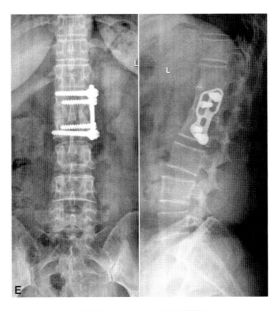

图 21-8　L₁、L₂ 结核病例

A. 术前胸腰椎正侧位 X 线片示 L₁ 椎体塌陷,L₁/₂ 椎间隙变狭窄;B. 行单纯前入路手术,术后胸腰椎正侧位 X 线片示内固定位置良好;C. 术后 7 年复查胸腰椎正侧位 X 线片示内固定无松动,椎间植骨已融合,胸腰段无后凸;D. 术后 11 年复查胸腰椎正侧位 X 线片示内固定无松动,植骨融合牢固,胸腰段曲度维持,无后凸畸形;E. 术后 13 年复查胸腰椎正侧位 X 线片示内固定无松动,胸腰段植骨融合稳定无畸形。

（张宏其　唐昊）

第二十二章

腰段脊柱结核病例精选

一、典型病例1

患者女性,28岁。主因"腰背部疼痛3年"入院。

【术前诊疗经过】3年前无明显诱因出现腰背部疼痛不适,未予重视,未予特殊处理,其后症状反复,并持续性加重。入院后完善X线、CT、MRI检查,见L_3、L_4椎体相对缘可见骨质破坏,椎旁软组织肿胀,周围脓肿形成(图22-1A~E)。入院诊断"腰椎结核"。入院时神经功能ASIA分级D级。入院后积极抗结核治疗,患者瘫痪仍进行性加重。

【手术方案制定】在抗结核治疗3周后,考虑到患者神经功能症状进行性加重,两侧流注脓肿较局限,破坏节段主要集中在L_3、L_4两个节段,采用后入路腰椎结核病灶清除内固定术合并前外侧入路病灶清除植骨融合术。

【术后处理】手术后患者背部疼痛症状及下肢神经功能有明显改善,术后影像学检查见图22-1F~I。出院时神经功能ASIA分级改善至E级。继续规律抗结核治疗2年后,复查腰椎X线示已骨性愈合,未见脓肿及骨质破坏,结核完全治愈(图22-1J、K)。

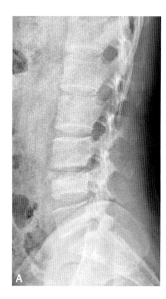
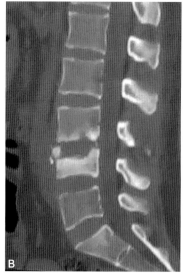
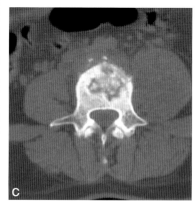

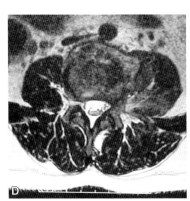

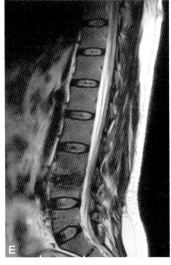

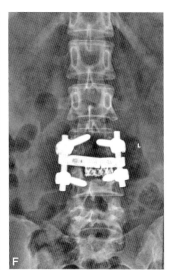

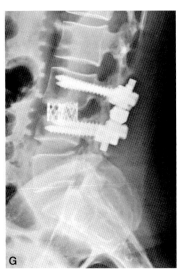

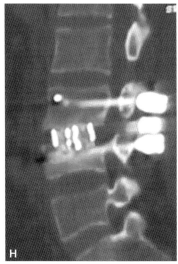

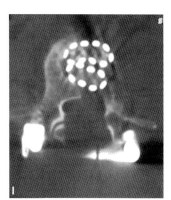

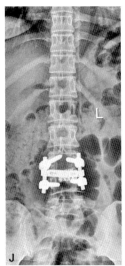

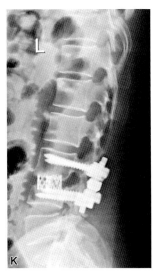

图 22-1 L_3、L_4 结核病例

A. 术前腰椎侧位 X 线片；B. 术前腰椎 CT 矢状位；C. 术前腰椎 CT 平扫，见 L_3、L_4 椎体相对缘可见骨质破坏，椎旁软组织肿胀，周围脓肿形成；D. 术前腰椎 MRI 平扫可见 L_3、L_4 骨质破坏及椎旁脓肿形成；E. 术前腰椎 MRI 矢状位；F. 术后腰椎正位 X 线片；G. 术后腰椎侧位 X 线片；H. 术后腰椎矢状位 CT；I. 术后腰椎 CT 平扫显示钛网植骨位置良好；J、K. 末次随访，腰椎正侧位 X 线片可见内固定位置良好。

（张宏其　杜宇轩）

二、典型病例2

患儿男性,7岁。主因"双侧下腹夜间痛伴活动后腿痛5个月"入院。

【术前诊疗经过】患儿5个月前无明显诱因出现双侧下腹夜间痛伴活动后腿痛,就诊于当地医院,考虑为腰椎结核,建议转上级医院治疗,遂就诊我院。入我院时神经功能 ASIA 分级 D 级。入院后完善 X 线、CT、MRI 检查,可见 L_3、L_4 椎体骨质破坏并椎旁腰大肌脓肿(图 22-2A~F),入院诊断为"腰椎结核并椎旁脓肿"。积极抗结核治疗,加强营养,做术前准备。

【手术方案制定】考虑患者保守治疗后疼痛无改善,神经功能症状进行性加重,在抗结核治疗14天后,采用经后入路结核病灶清除、椎间病灶清除、钉棒内固定术并髂腰肌脓肿切开引流术治疗,术中清除病灶及脓肿,在中间骨组织缺如部分置入异形钛网,重建后柱结构。

【术后处理】手术后患者腹痛症状及下肢神经功能有明显改善,术后影像学检查见图 22-2G~L。术后继续抗结核、护肝及营养神经治疗。出院时神经功能 ASIA 分级改善至 E 级。术后3年末次随访可见内固定位置良好(图 22-2M、N),红细胞沉降率及 C 反应蛋白均正常,患者腹部疼痛症状完全消失,神经功能恢复至正常,结核完全治愈。

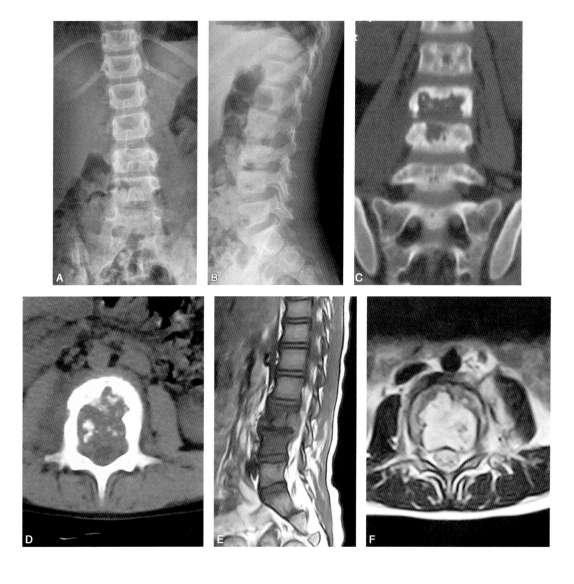

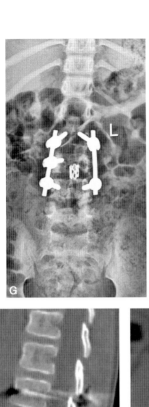
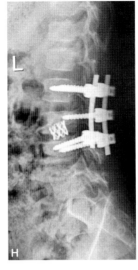
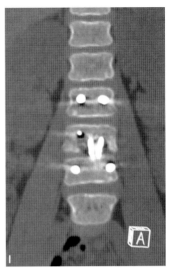

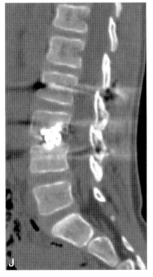
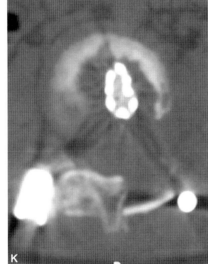
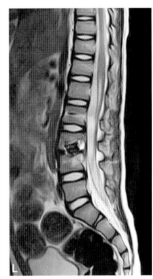

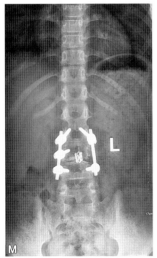
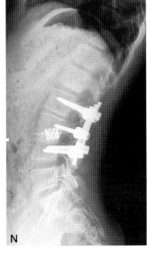

图 22-2　L_3、L_4 结核病例

A、B. 术前腰椎正侧位 X 线片；C、D. 术前腰椎 CT 见 L_3、L_4 椎体骨质破坏并椎旁腰大肌脓肿；E、F. 术前腰椎 MRI 见 L_3、L_4 骨质破坏，周围脓肿形成；G、H. 术后腰椎正侧位 X 线片；I～K. 术后腰椎 CT，可见钛网植骨位置良好；L. 术后腰椎 MRI，可见硬膜囊压迫较前缓解。M、N. 术后 3 年末次随访复查 X 线片可见内固定位置良好。

（张宏其　杜宇轩）

三、典型病例3

患者女性,51岁。主因"腰痛伴左腿痛1年半"入院。

【术前诊疗经过】1年半前无明显诱因出现腰腿痛,腰痛为间歇性胀痛,活动后加重。当地医院考虑诊断"腰椎间盘突出症",予以消肿、止痛等对症支持治疗,症状未见明显缓解。2个月前在外院检查发现胸椎骨质破坏,予以规律抗结核治疗,患者觉症状持续加重,为求进一步诊治就诊我院。入院后完善X线、CT、MRI检查,见L_4、L_5骨质破坏并椎旁腰大肌脓肿(图22-3A～F),入院时神经功能ASIA分级D级,入院诊断"腰椎结核"。

【手术方案制定】考虑到患者神经功能进行性加重,两侧流注脓肿较大,继续规律抗结核治疗,先予以椎旁脓肿穿刺引流(图22-3G),2周后采用后入路结核病灶清除、椎间病灶清除、钉棒内固定术治疗。

【术后处理】手术后患者腰痛伴左腿痛症状及下肢神经功能有明显改善,术后影像学检查见图22-3H～L。出院时神经功能ASIA分级改善至E级,术后继续抗结核、护肝及营养神

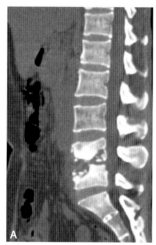
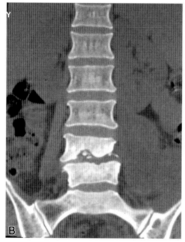
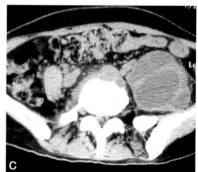
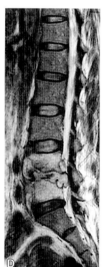
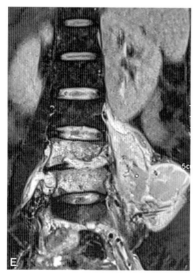
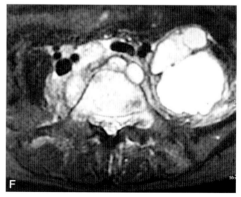

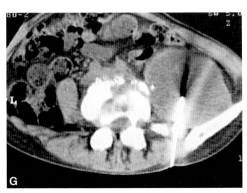
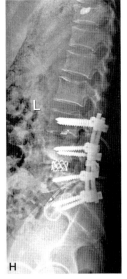
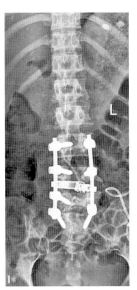
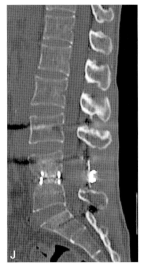
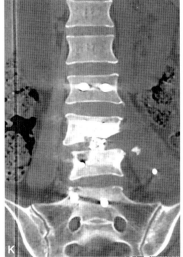
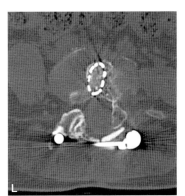
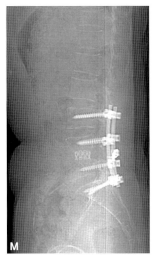
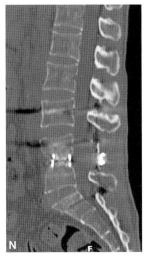

图 22-3　L_4、L_5 结核病例

A～C. 术前腰椎 CT，可见 L_4、L_5 骨质破坏并椎旁腰大肌脓肿；D～F. 术前腰椎 MRI 见 L_4、L_5 锥体骨质破坏并椎旁脓肿范围较大；G. CT 引导下行椎旁脓肿穿刺引流；H、I. 术后腰椎正侧位 X 线片；J～L. 术后腰椎 CT 可见钛网置入位置良好；M、N. 术后 3 年随访复查腰椎 CT 可见内固定位置良好。

经治疗。术后 3 年随访复查腰椎 CT 可见内固定位置良好,已骨性愈合,未见脓肿及骨质破坏(图 22-3M、N),红细胞沉降率及 C 反应蛋白均正常,患者下肢疼痛症状完全消失,神经功能恢复至正常,结核完全治愈。

(张宏其 杜宇轩)

四、典型病例 4

患者男性,28 岁。主因"腰部疼痛 1 年,加重伴双下肢麻木 4 个月"入院。

【术前诊疗经过】患者 1 年前无明显诱因出现腰部疼痛,当地医院予以对症治疗症状无明显缓解。4 个月前症状再次加重,并双下肢麻木感。入院后完善 X 线、CT、MRI 检查,见 L_2、L_3 骨质破坏,并椎旁冷脓肿形成,尤其是左侧椎体及椎间隙破坏严重(图 22-4A ~ E)。入院后实验室检查:红细胞沉降率为 59mm/h;C 反应蛋白为 16.8mg/L。入院诊断为"腰椎结核"。术前积极抗结核治疗,神经功能 Frankle 评分 D 级。

【手术方案制定】考虑到患者神经功能症状进行性加重,两侧流注脓肿较局限,破坏节段主要集中在 L_2、L_3 椎体及椎间隙,且以左侧破坏为主,在抗结核治疗 14 天后,采用单纯经后入路结核病灶清除、椎间病灶清除、钉棒内固定术治疗,切除左侧的 L_2 下关节突及部分左侧椎板,保留右侧关节突关节,术中清除 L_2、L_3 椎体及椎间隙病灶后,在中间骨组织缺如部分置入 1 枚异形钛网,异形钛网两端填充自体骨骨粒、中间填充同种异体骨骨粒,加压两侧钛棒卡紧钛网(图 22-4F、G),最后在后方椎板缺如部分植入同种异体骨骨块重建后柱结构。

【术后处理】手术后患者腰部疼痛症状明显改善,术后影像学检查见图 22-4H ~ L。神经功能在出院前恢复至 Frankle E 级,术后继续抗结核、护肝及营养神经治疗。术后 18 个月后复查腰椎 X 线及 CT 示已骨性愈合,未见脓肿及骨质破坏(图 22-4M ~ P),红细胞沉降率及 C 反应蛋白均正常,患者腰背部疼痛症状完全消失,结核完全治愈。

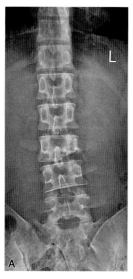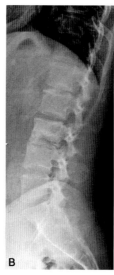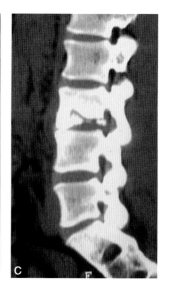

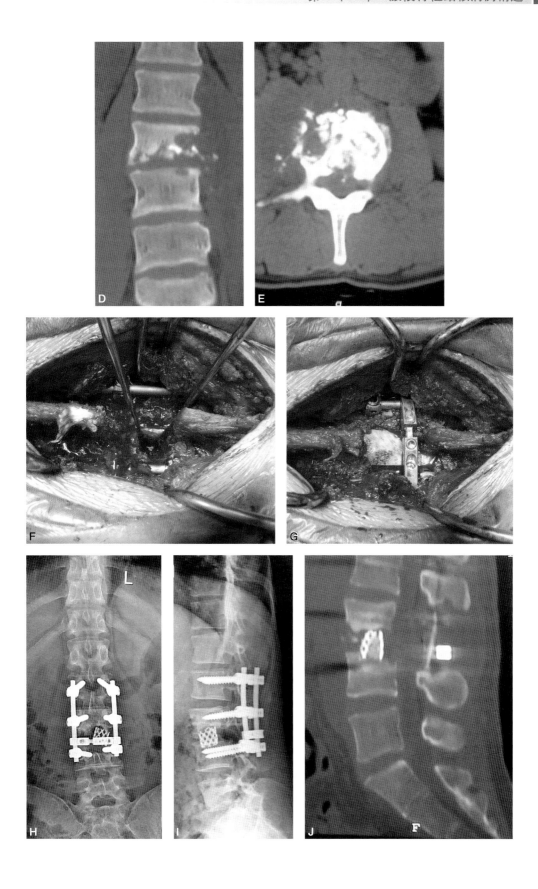

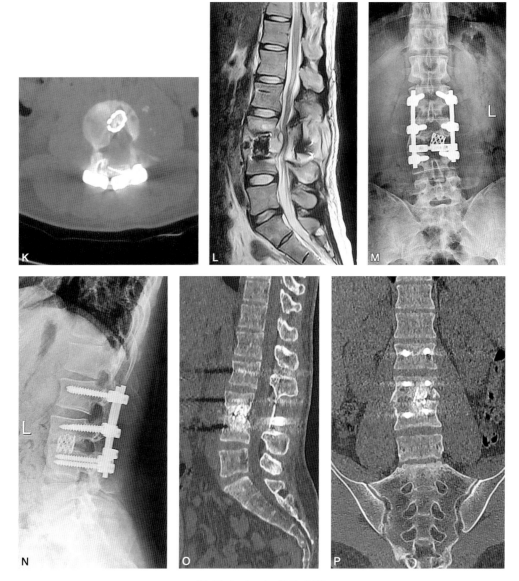

图 22-4　L_2、L_3 结核病例

A、B. 术前腰椎正侧位 X 线片；C~E. 术前腰椎 CT 可见 L_3、L_4 锥体骨质破坏；F、G. 术中可见椎间置入钛网行植骨融合，椎板间植骨，椎板重建；H、I. 术后腰椎正侧位 X 线片；J、K. 术后腰椎 CT 见钛网植骨融合位置良好；L. 术后 MRI 见椎管通畅，未见明显硬膜囊受压；M~P. 术后 18 个月末次随访复查 X 线片可见内固定位置良好。

（张宏其　杜宇轩）

五、典型病例 5

患者男性，56 岁。主因"腰背部疼痛并双下肢疼痛乏力 1 年余"入院。

【术前诊疗经过】1 年前无明显诱因出现腰背部疼痛，并双下肢乏力感及疼痛感，活动后加重，未予以重视，未就诊，自行口服"止痛片"，症状无明显缓解。随后症状持续加重就诊我院。入院后完善 X 线、CT、MRI 检查，见 L_1-L_3 骨质破坏严重，尤其是左侧椎体及椎间隙破坏严重(图 22-5A~E)。入院后实验室检查:红细胞沉降率 59mm/h;C 反应蛋白为 27.6mg/L。入院诊断为"腰椎结核"。术前积极抗结核治疗,神经功能评分 Frankle D 级。

【手术方案制定】 骨质破坏节段主要集中在 L$_2$、L$_3$ 两个节段,且以左侧破坏为主,在抗结核治疗 14 天后,采用单纯经后入路结核病灶清除、椎间病灶清除、钉棒内固定术治疗。切除左侧的 L$_2$ 下关节突、保留右侧关节突关节,术中清除 L$_2$ 椎体及 L$_3$ 椎体及椎间隙病灶后,在中间骨组织缺如部分置入 1 枚异形钛网,异形钛网两端填充自体骨骨粒、中间填充同种异体骨骨粒,加压两侧钛棒卡紧钛网(图 22-5F、G),最后在后方椎板缺如部分植入同种异体骨骨块重建后柱结构。

【术后处理】 手术后患者腰部疼痛症状明显改善,术后影像学检查见图 22-5H~L。神经功能在出院前恢复至 Frankle E 级。术后继续抗结核、护肝及营养神经治疗。24 个月后复查腰椎 X 线片见内固定位置良好,已骨性愈合,未见脓肿及骨质破坏(图 22-5M、N),红细胞沉降率及 C 反应蛋白均正常,患者腰背部疼痛症状完全消失,结核完全治愈。

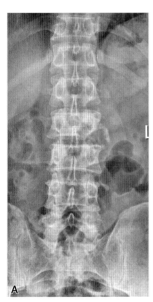
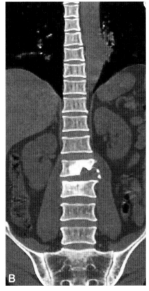
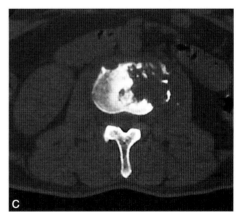
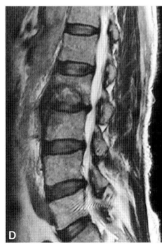
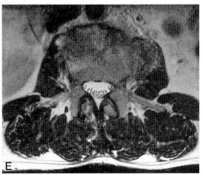
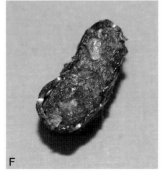

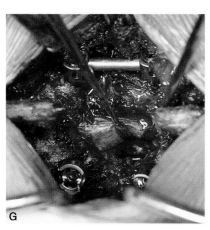

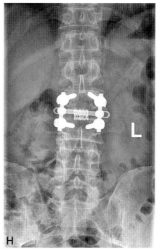

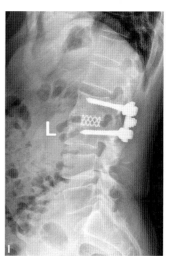

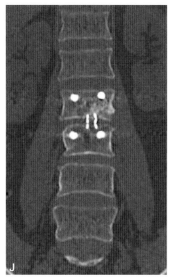

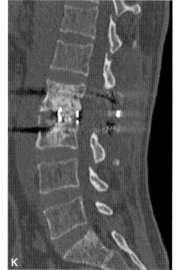

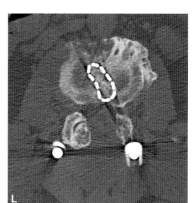

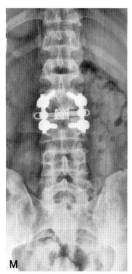

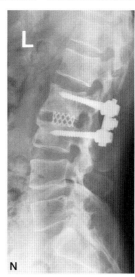

图 22-5 L_2、L_3 结核病例

A. 术前腰椎正位 X 线片；B、C. 术前腰椎 CT 见 L_2、L_3 椎体骨质破坏；D、E. 术前腰椎 MRI 见 L_2、L_3 腰椎骨质破坏，周围脓肿形成；F、G. 术中根据骨质破坏区域对钛网塑形，置入钛网；H、I. 术后腰椎正侧位 X 线片；J～L. 术后腰椎 CT 见钛网植骨位置良好；M、N. 术后 2 年随访复查 X 线片可见内固定位置良好。

（张宏其   杜宇轩）

六、典型病例6

患者女性,53 岁。主因"腰部疼痛并双下肢麻木疼痛 8 个月"入院。

【术前诊疗经过】患者 8 个月前无明显诱因出现腰部疼痛并双下肢麻木疼痛,当地医院检查提示腰椎骨质破坏,予以抗结核药物口服治疗,后因胃部不适自行停药,停药后症状再次加重,为进一步诊治就诊我院。入院后完善 X 线、CT、MRI 检查,见 L_4、L_5 椎体骨质及椎间隙破坏,考虑结核可能性大(图 22-6A～D)。入院后实验室检查:红细胞沉降率 60mm/h;C 反应蛋白 63.8mg/L。入院诊断为"腰椎结核"。术前积极抗结核治疗,神经功能评分 Frankle D 级。

【手术方案制定】破坏节段主要集中在 L_4、L_5 椎体及椎间隙,且以左侧破坏为主。在抗结核治疗 14 天后,采用单纯经后入路结核病灶清除、椎间病灶清除、钉棒内固定术治疗。术中切除左侧的 L_4、L_5 部分棘突及椎板,可见 $L_{4/5}$ 椎间隙坏死组织及上下椎体终板骨质破坏。充分刮除坏死组织,先在中间骨组织缺如部分置入 1 枚异形钛网,异形钛网两端填充自体骨骨粒、中间填充同种异体骨骨粒,后植入自体骨骨块 1 个,加压两侧钛棒卡紧钛网,最后在后方椎板缺如部分植入同种异体骨块重建后柱结构。

【术后处理】手术后患者腰部疼痛及双下肢麻木疼痛症状明显改善,术后影像学检查见图 22-6E～H。神经功能在出院前恢复至 Frankle E 级。术后继续抗结核、护肝及营养神经治疗。术后 24 个月复查腰椎 X 线见内固定位置良好;腰椎 CT 见已骨性愈合,未见脓肿及骨质破坏(图 22-6I、J),红细胞沉降率及 C 反应蛋白均正常,患者腰部疼痛及双下肢麻木疼痛症状完全消失,结核完全治愈。

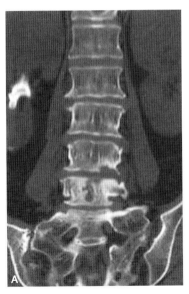
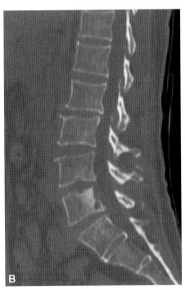
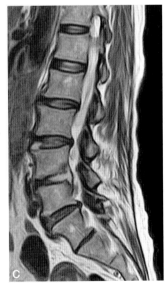

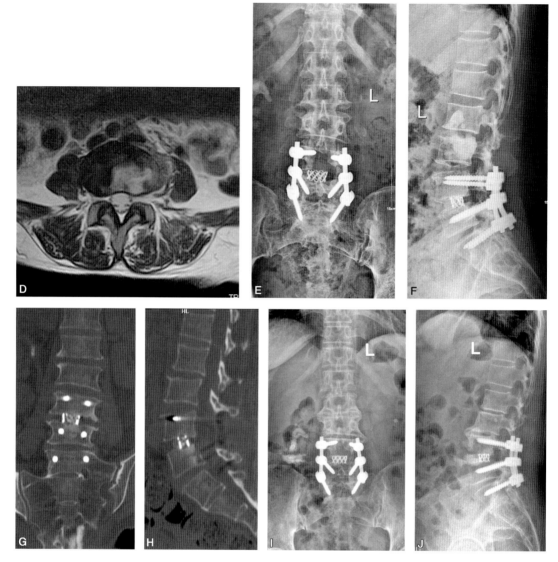

图 22-6　L_4、L_5 结核病例

A、B. 术前腰椎 CT 可见 L_4、L_5 椎体骨质破坏；C、D. 术前腰椎 MRI；E、F. 术后腰椎 X 线；G、H. 术后腰椎 CT，可见钛网植骨融合位置良好；I、J：术后 2 年随访复查 X 线片可见内固定位置良好。

（张宏其　杜宇轩）

七、典型病例 7

患者女性，74 岁。主因"腰部疼痛 15 年，加重伴左下肢疼痛并行走困难 1 年"入院。

【术前诊疗经过】15 年前无明显诱因出现腰部疼痛，予膏药等对症治疗后好转。1 年前症状突发加重，伴左下肢疼痛并行走困难。于外院就诊检查发现腰椎骨质破坏，为进一步诊治就诊我院。入院后完善 X 线、CT、MRI 检查，见 L_2、L_3 椎体骨质破坏严重，考虑结核并椎旁冷脓肿形成（图 22-7A ~ D）。入院后实验室检查：红细胞沉降率 84mm/h；C 反应蛋白 18.4mg/L。入院诊断为"腰椎结核并椎旁脓肿"。术前积极抗结核治疗，神经功能 ASIA 分级 D 级。

【手术方案制定】患者骨质破坏区域集中在 L_2、L_3 及两者椎间隙,且以左侧破坏为主。在抗结核治疗 14 天后,采用单纯经后入路结核病灶清除、椎间病灶清除、钉棒内固定术治疗。术中显露并咬除 L_2 及左侧相对缘椎板及部分下关节突,见 $L_{2/3}$ 椎间盘及邻近椎体骨质已破坏形成死骨,并有干酪样坏死物,掏除其内坏死组织,在中间骨组织缺如部分置入 1 枚异形钛网,异形钛网两端填充自体骨粒、中间填充同种异体骨骨粒,并在旁植入自体棘突骨块,加压两侧钛棒卡紧钛网,最后在后方椎板缺如部分植入同种异体骨骨块重建后柱结构。

【术后处理】手术后患者腰部疼痛症状明显改善,术后影像学检查见图 22-7E~I。神经功能在出院前恢复至 ASIA E 级。术后继续抗结核、护肝及营养神经治疗。术后 2 年复查腰椎 X 线片见内固定物位置良好,已骨性愈合,未见脓肿及骨质破坏(图 22-7J、K),红细胞沉降率及 C 反应蛋白均正常,患者背部疼痛症状完全消失,结核完全治愈。

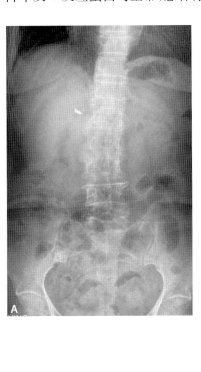

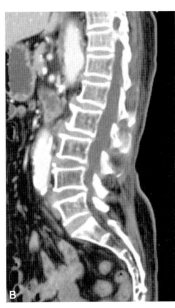

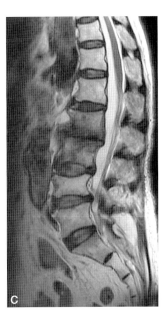

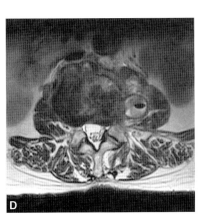

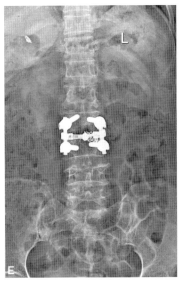

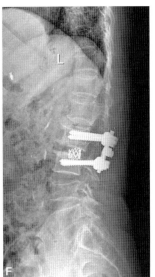

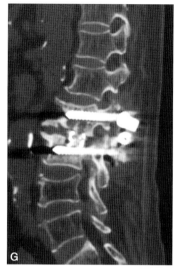
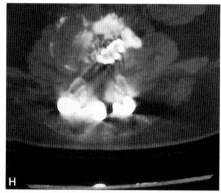
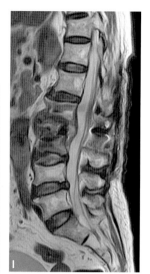

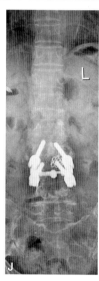
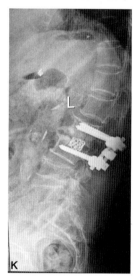

图 22-7 L₂、L₃ 结核病例

A. 术前正位 X 线片;B. 术前 CT;C、D 术前 MRI,见 L_2、L_3 部分骨质破坏,周围软组织肿胀,压迫左侧腰 2 神经根;E、F. 术后 X 线正侧位片;G、H. 术后 CT,可见钛网植骨融合位置良好;I. 术后 MRI,见病灶对硬膜囊压迫较前明显改善。J、K. 术后 2 年随访腰椎正侧位 X 线片可见内固定位置良好。

(张宏其　杜宇轩)

八、典型病例 8

患者男性,47 岁。主因"反复腰部疼痛半年"入院。

【术前诊疗经过】患者 6 个月前无明显诱因出现腰部疼痛,考虑"腰椎间盘突出",予以保守治疗症状无明显缓解。2 个月前于外院就诊,CT 检查提示 L_3 骨质破坏,结核可能性大,为进一步诊治就诊我院。入院后完善 X 线、CT、MRI 检查,见 L_3 椎体骨质破坏,考虑结核,合并左侧腰大肌脓肿(图 22-8A～F)。入院后实验室检查:红细胞沉降率 86mm/h;C 反应蛋白63.7mg/L。入院诊断为"腰椎结核"。术前积极抗结核治疗,神经功能分级 Frankle D 级。

【手术方案制定】在抗结核治疗 14 天后,采用单纯经后入路结核病灶清除、椎间病灶清除、钉棒内固定术治疗,充分显露手术区域,咬除 L$_2$ 左侧椎板、下关节突及 L$_3$ 左侧椎板上半部分,保留右侧关节突关节,术中清除 L$_2$ 椎体、L$_3$ 椎体及椎间隙病灶后,在中间骨组织缺如部分置入 1 枚异形钛网,异形钛网两端填充自体骨骨粒、中间填充同种异体骨骨粒,加压两侧钛棒卡紧钛网(图 22-8G、H),最后在后方椎板缺如部分植入同种异体骨骨块重建后柱结构。

【术后处理】手术后患者腰部疼痛症状明显改善,术后影像学检查见图 22-8I~M。神经功能在出院前恢复至 Frankle E 级。术后继续抗结核、护肝及营养神经治疗。术后 24 个月复查腰椎 CT 示已骨性愈合,未见脓肿及骨质破坏,红细胞沉降率及 C 反应蛋白均正常,患者腰部疼痛症状完全消失,神经功能恢复至正常,结核完全治愈。

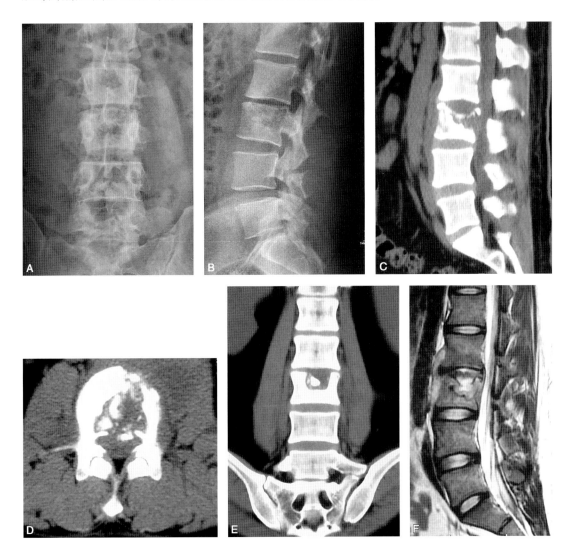

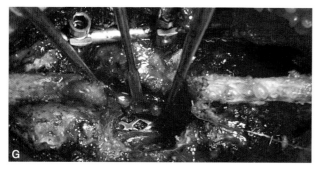
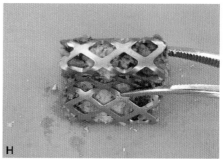
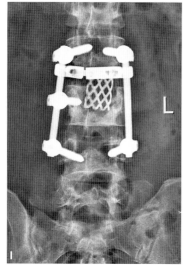
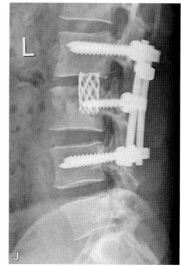
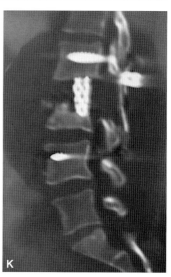
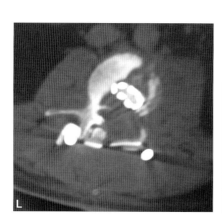
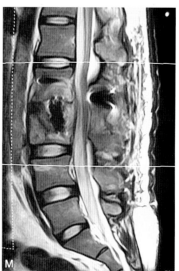

图 22-8　L_2、L_3 结核病例

A、B. 术前腰椎正侧位 X 线片；C~F. 术前腰椎 CT、MRI 提示 L_3 椎体骨质破坏，椎间盘破坏，形成局部脓肿；G. 后方病灶清除后，经后方向前方椎间隙内置入异形钛网；H. 钛网中间为同种异体骨，两端为自体骨，形成"三明治"结构；I、J. 术后复查腰椎 X 线片，内固定及钛网位置良好；K~M. 术后复查腰椎 CT、MRI 提示病灶清除，前中柱用钛网植骨得以重建，后柱用同种异体骨得以重建。

（张宏其　吴天定　段春岳）

第二十三章

腰骶段脊柱结核病例精选

一、典型病例1

患者女性,53岁。主因"腰痛伴双下肢疼痛、麻木1年,加重4个月"入院。

【术前诊疗经过】 患者1年前无明显诱因出现腰部间断性酸胀痛,下肢疼痛、麻木,当地医院予以牵引、按摩、中药治疗,症状无明显缓解。4个月前症状进行性加重,步行困难,休息时无明显缓解,为进一步诊治就诊我院。我院门诊腰椎CT检查示:L_4、L_5椎体改变,结核可能性大并椎旁冷脓肿形成。入院后完善X线、CT、MRI检查,见L_4、L_5骨质破坏严重,尤其是椎间隙破坏严重(图23-1A~E)。入院后实验室检查:红细胞沉降率16mm/h;C反应蛋白为21.4mg/L。入院诊断为:"腰椎结核并腰大肌脓肿"。入院时神经功能ASIA分级C级。入院后积极抗结核治疗。

【手术方案制定】 考虑到患者脓肿范围大,采用一期清除脓肿,二期植骨融合内固定的方案。在抗结核治疗8天后,行腰大肌脓肿清除术,在L_5平面见右侧髂腰肌膨隆,纵行切开膨隆,有大量脓液涌出,完全吸净脓液约300ml,留置引流管,同法处理右侧脓肿,右侧脓肿脓液约50ml。在抗结核治疗20天后,采用单纯经后入路结核病灶清除、椎间病灶清除、钉棒内固定术治疗。保留椎间关节外侧部分,清除$L_{4/5}$椎间盘及L_4、L_5病灶,在中间骨组织缺如部分置入1枚钛网,然后在右侧骨组织缺如较大的部分置入1枚异形钛网,钛网两端填充自体骨骨粒、中间填充同种异体骨骨粒,并在右侧植入自体棘突骨块。加压两侧钛棒卡紧钛网,

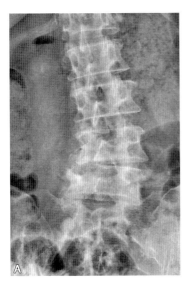
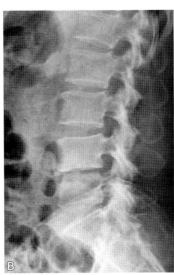
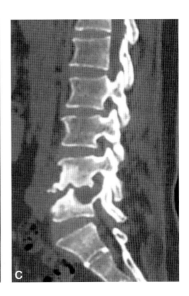

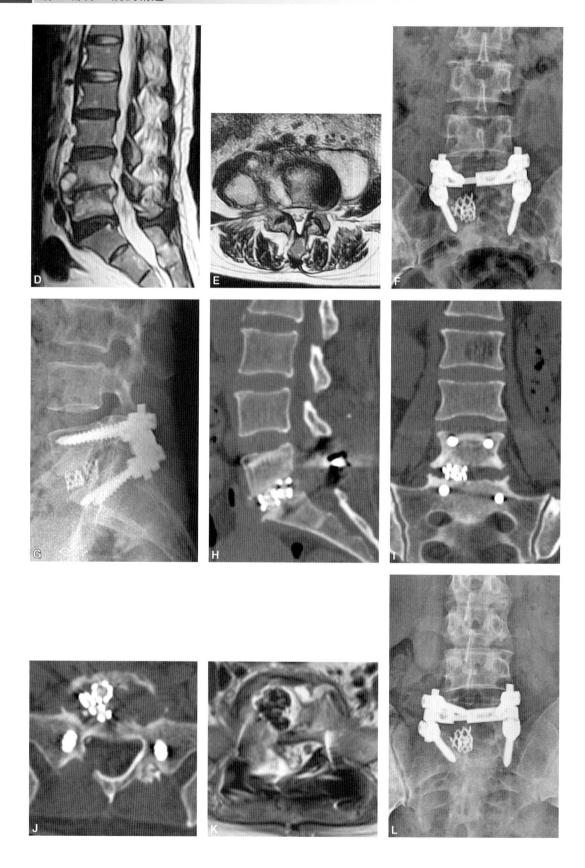

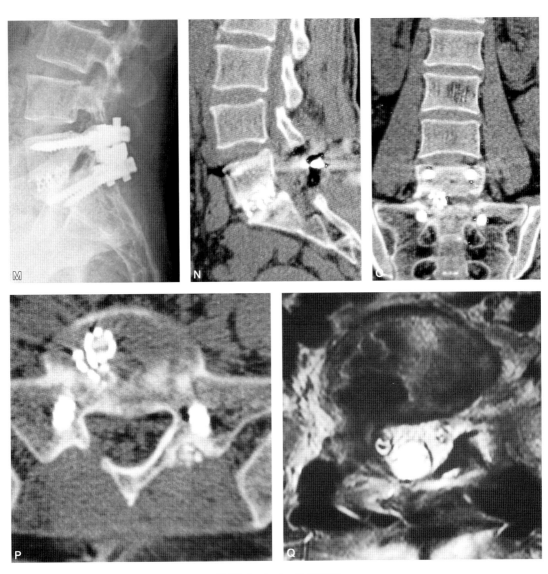

图 23-1　L₄-L₅ 结核病例

A、B. 术前腰椎正侧位 X 线片；C. 术前腰椎 CT；D、E. 术前腰椎 MRI，见 L₄、L₅ 椎体骨质破坏，周围脓肿形成；F、G. 术后腰椎正侧位 X 线片；H~J. 术后 CT；K. 术后复查腰椎 MRI，示钛网及固定位置良好；L、M. 术后半年随访，复查腰椎正侧位 X 线片；N~P. 术后半年随访腰椎 CT 示椎间植骨已融合；Q. 术后半年随访腰椎 MRI。

最后在后方椎板缺如部分植入同种异体骨骨条重建后柱结构。

【术后处理】手术后患者腰痛症状及下肢神经功能有明显改善，术后影像学检查见图 23-1F~K。出院时神经功能 ASIA 分级改善至 D 级。术后继续抗结核、护肝及营养神经治疗。术后 6 个月复查腰椎 CT 见已骨性愈合，未见脓肿及骨质破坏，红细胞沉降率及 C 反应蛋白均正常，患者背部疼痛症状完全消失，神经功能恢复至正常（图 23-1L~Q）。

（张宏其　谭泽赳）

二、典型病例 2

患儿女性,2 岁 2 个月。主因"腰骶部疼痛 3 个月"入院。

【术前诊疗经过】患儿 3 个月前无明显诱因出现腰骶部疼痛,进行性加重,伴步行困难,当地医院予以抗结核治疗后症状有所好转,为进一步诊治就诊我院。入院后完善 X 线、CT、MRI 检查,见 L_5、S_1 改变符合结核特点,伴椎体右旁脓肿形成(图 23-2A～F)。入院后实验室检查:红细胞沉降率 20mm/h;C 反应蛋白 22.9mg/L。入院诊断为"L_5、S_1 结核"。入院时神经功能 ASIA 分级 D 级。入院后积极抗结核治疗。

【手术方案制定】小儿脊柱结核以中央型为主,辅助检查示 S_1 椎体骨质破坏,且 S_1 上下缘都有破坏,应卧床休息为主,否则患儿易发生后凸畸形。考虑到患儿年龄小,手术耐受性差,可先行 CT 下穿刺抽脓,尽量不行内固定手术。在抗结核治疗 7 天后,采用 CT 下穿刺抽脓,留置三通管,行病灶抗结核冲洗(图 23-2G、H)。

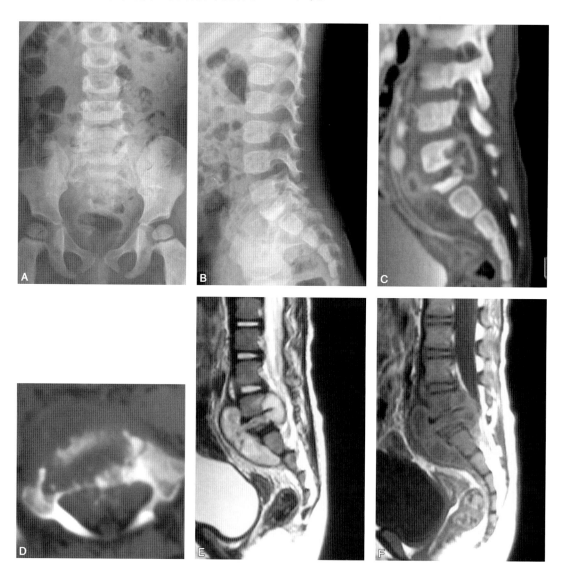

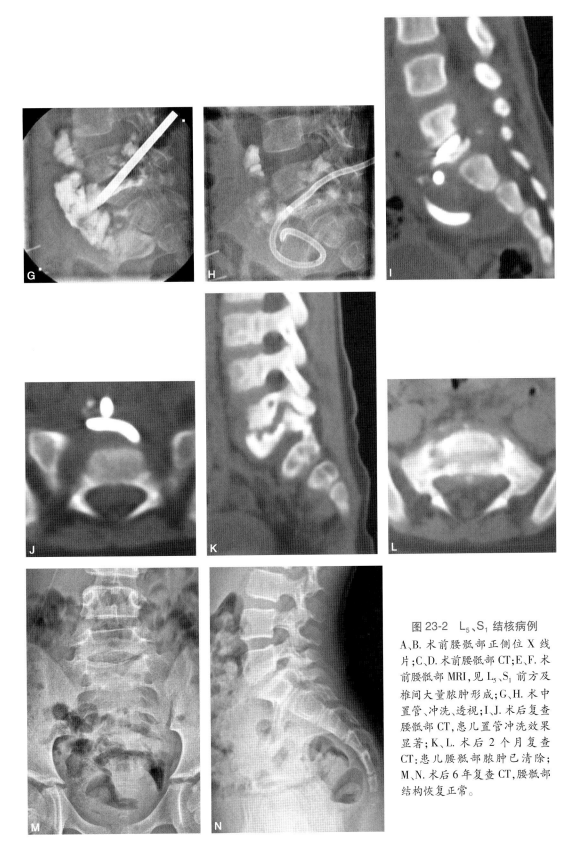

图 23-2　L_5、S_1 结核病例

A、B. 术前腰骶部正侧位 X 线片;C、D. 术前腰骶部 CT;E、F. 术前腰骶部 MRI,见 L_5、S_1 前方及椎间大量脓肿形成;G、H. 术中置管、冲洗、透视;I、J. 术后复查腰骶部 CT,患儿置管冲洗效果显著;K、L. 术后 2 个月复查 CT:患儿腰骶部脓肿已清除;M、N. 术后 6 年复查 CT,腰骶部结构恢复正常。

【术后处理】冲洗后患儿症状明显改善,术后影像学检查见图 23-2I、J。出院时神经功能 ASIA 分级改善至 E 级。术后继续抗结核、护肝治疗。2 个月后复查 CT 患儿腰骶部脓肿已清除(图图 23-2K、L),红细胞沉降率及 C 反应蛋白均正常,患儿腰骶部疼痛症状完全消失。6 年后患儿腰骶部结构恢复正常(图 23-2M、N)。

(张宏其　谭泽赳)

三、典型病例 3

患者女性,43 岁。主因"腰部疼痛伴左下肢疼痛 4 个月,加重 1 个月"入院。

【术前诊疗经过】患者 4 个月前无明显诱因出现腰部疼痛,放射到左侧臀部、大腿后方和小腿前方,疼痛特点活动时加重、休息时减轻,1 个月前进行性加重,于当地医院诊断为"S_1 椎体病变性质待查"。因当地医院治疗条件有限,后收入我院。入院后完善 X 线、CT、MRI 检查,见 L_5、S_1 椎体病变伴周围软组织肿胀,考虑椎体结核可能性大(图 23-3A~F)。入院后实验室检查:红细胞沉降率 35mm/h;C 反应蛋白为 5.01mg/L。入院诊断为"骨质破坏(L_5、S_1 椎体结核?)"。入院时神经功能 ASIA 分级 D 级。入院后积极抗结核治疗。

【手术方案制定】考虑到患者神经功能症状进行性加重,两侧流注脓肿较为局限,破坏节段主要集中在 L_5、S_1,以左侧破坏为主,在抗结核治疗 13 天后,采用单纯经后入路结核病灶清除、椎间病灶清除、钉棒内固定术治疗。切除左侧的 L_5 下关节突,保留右侧关节突关节,术中清除已破坏的 L_5、S_1 椎间盘及邻近死骨后置入 1 枚钛网,钛网两端填充自体骨骨粒、中间填充同种异体骨骨粒,加压两侧钛棒卡紧钛网,最后在后方椎板缺如部分植入同种异体条状松质骨重建后柱结构(图 23-3G、H)。

【术后处理】手术后患者腰部疼痛症状及下肢神经功能有明显改善,术后影像学检查见图 23-3I~N。出院时神经功能 ASIA 分级改善至 E 级。术后继续抗结核、护肝及营养神经治疗。术后 6 个月复查腰骶部 X 线片示已骨性愈合(图 23-3O、P),未见脓肿及骨质破坏,红细胞沉降率及 C 反应蛋白均正常,患者腰部疼痛症状完全消失,神经功能恢复至正常。

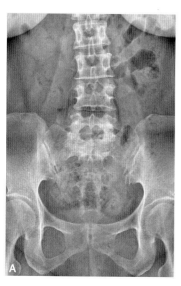
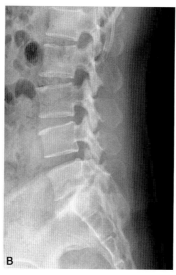
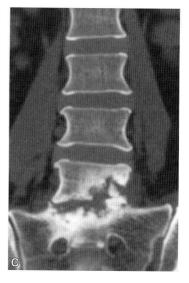

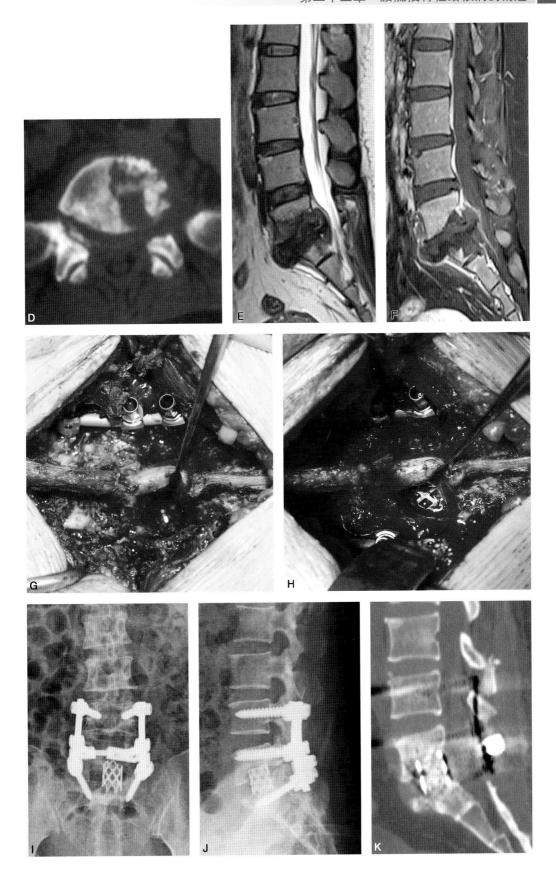

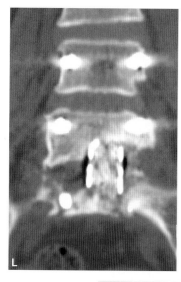
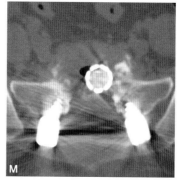
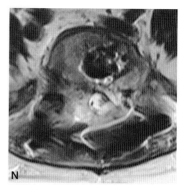
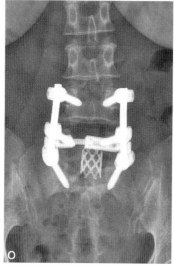
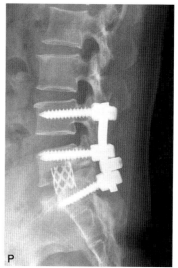

图 23-3　L$_5$、S$_1$ 结核病例

A、B. 术前腰骶部正侧位 X 线片；C、D. 术前腰骶部 CT；E、F. 术前腰骶部 MRI，见 L$_5$、S$_1$ 椎体骨质破坏，周围脓肿形成；G、H. 术中情况；I、J. 术后腰骶部正侧位 X 线片；K~M. 术后腰骶部 CT；N. 术后腰骶部 MRI，示钛网及固定位置良好；O、P. 术后 6 个月复查腰骶部正侧位 X 线片示椎间植骨已融合。

（张宏其　谭泽赳）

四、典型病例 4

患者男性，71 岁。主因"腰部疼痛伴双下肢疼痛半年，加重 1 周"入院。

【术前诊疗经过】患者半年前无明显诱因出现腰部疼痛伴双下肢疼痛，疼痛特点活动时加重、休息时减轻，1 周前疼痛进行性加重，间歇性跛行，双下肢乏力，就诊于我院门诊。门诊拍摄腰骶部 X 线片提示腰椎结核。入院后完善 X 线、CT、MRI 检查，见 L$_5$、S$_1$ 椎体上缘骨质破坏并椎间盘受累，结核可能性大（图 23-4A~G）。入院后实验室检查：红细胞沉降率 79mm/h；C 反应蛋白 38.3mg/L。入院诊断为"腰椎结核"。入院时神经功能 ASIA 分级 D 级。入院后积极抗结核治疗。

【手术方案制定】考虑到患者神经功能症状进行性加重,两侧流注脓肿较局限,破坏节段主要集中在 L_5、S_1,在抗结核治疗 6 天后,采用单纯经后入路结核病灶清除、椎间病灶清除、钉棒内固定术治疗。保留椎间关节外侧部分,术中清除已破坏的 L_5/S_1 椎间盘和 L_5、S_1 椎体病灶后,在中间骨组织缺如部分置入 1 枚异形钛网,异形钛网两端填充自体骨骨粒、中间填充同种异体骨骨粒,加压两侧钛棒卡紧钛网,最后在后方椎板缺如部分植入同种异体骨骨块及自体棘突骨块重建后柱结构(图 23-4H)。

【术后处理】手术后患者腰部疼痛症状及下肢神经功能有明显改善,术后影像学检查见图 23-4I ~ M。出院时神经功能 ASIA 分级改善至 E 级。术后继续抗结核、护肝及营养神经治疗。术后 6 个月复查 CT 示已骨性愈合(图 23-4N),未见脓肿及骨质破坏,红细胞沉降率及 C 反应蛋白均正常,患者腰部疼痛症状完全消失,神经功能恢复至正常。

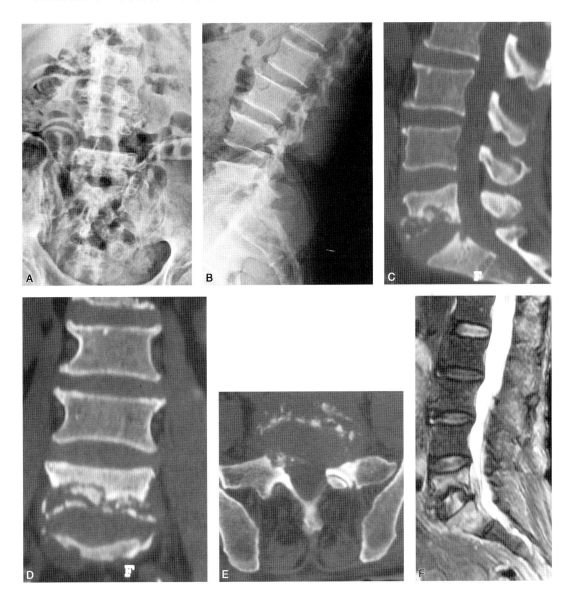

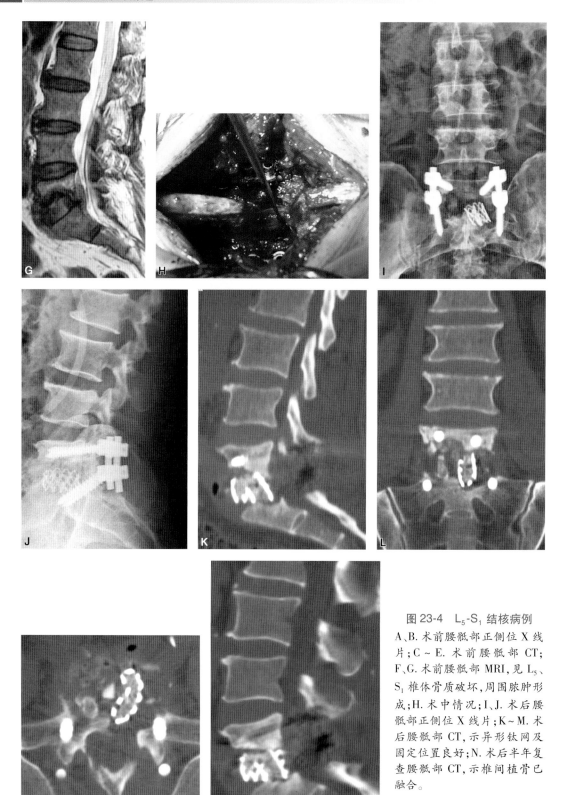

图 23-4　L$_5$-S$_1$ 结核病例

A、B. 术前腰骶部正侧位 X 线片；C ~ E. 术前腰骶部 CT；F、G. 术前腰骶部 MRI，见 L$_5$、S$_1$ 椎体骨质破坏，周围脓肿形成；H. 术中情况；I、J. 术后腰骶部正侧位 X 线片；K~M. 术后腰骶部 CT，示异形钛网及固定位置良好；N. 术后半年复查腰骶部 CT，示椎间植骨已融合。

（张宏其　谭泽赳）

五、典型病例5

患者女性,65 岁。主因"腰部疼痛伴双下肢疼痛 4 个月,加重 2 个月"入院。

【术前诊疗经过】患者 4 个月前无明显诱因出现腰部疼痛、放射到双侧臀部、大腿后侧和小腿后外侧。当地医院按腰椎间盘突出治疗,症状无明显缓解。2 个月前症状进行性加重,出现双下肢乏力,行走困难。1 周前在外院检查发现 L_5、S_1 椎体骨质破坏,为进一步诊治就诊我院。入院后完善 X 线、CT、MRI 检查,见 L_5、S_1 椎体骨质破坏伴椎旁软组织肿胀,结核? 终板炎? 肿瘤待排除(图 23-5A～G)。入院后实验室检查:红细胞沉降率 72mm/h;C 反应蛋白 24.3mg/L。入院诊断为"L_5、S_1 椎体骨质破坏,结核? 其他?"。入院后积极抗结核治疗,患者瘫痪仍进行性加重。

【手术方案制定】考虑到患者神经功能症状进行性加重,两侧流注脓肿较局限,破坏节段主要集中在 L_5、S_1,在抗结核治疗 2 周后,采用单纯经后入路结核病灶清除、椎间病灶清

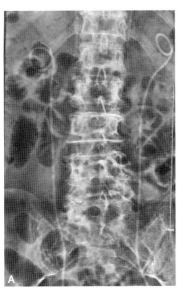
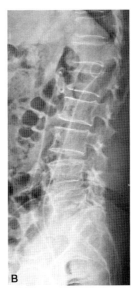
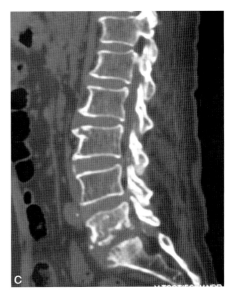
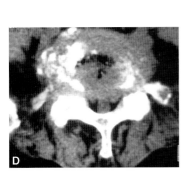
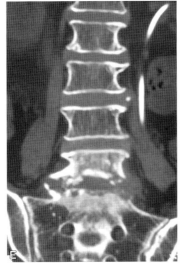
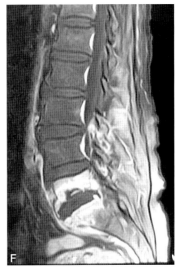

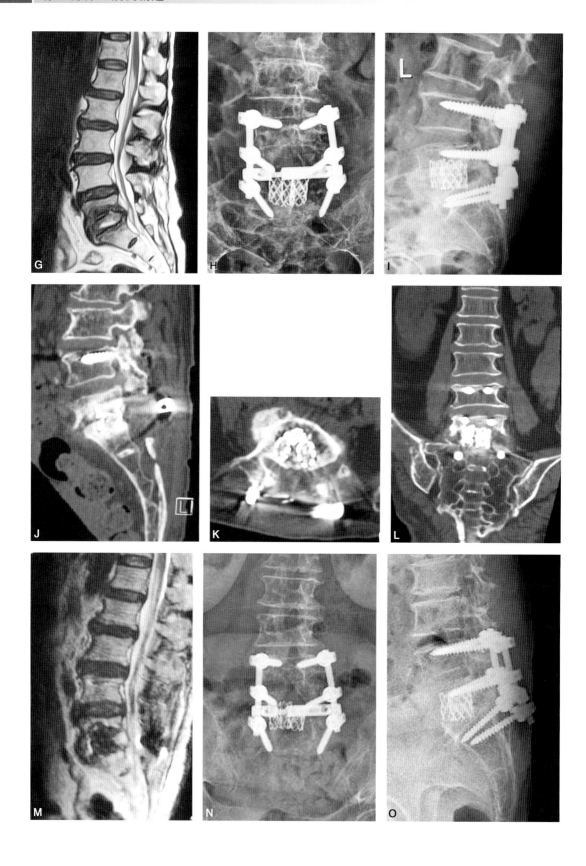

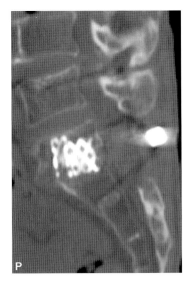
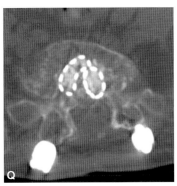
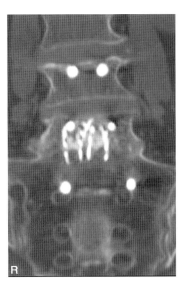

图 23-5　L$_5$、S$_1$ 结核病例

A、B. 术前腰骶部正侧位 X 线片；C～G. 术前腰骶部 CT 显示 L$_5$/S$_1$ 椎间隙破坏，椎间隙有死骨形成，术前腰骶部 MRI 显示 L$_5$/S$_1$ 椎间隙破坏，椎前脓肿形成；H、I. 术后复查腰骶部 X 线片，经后方向前方椎间隙置入 2 枚异形钛网，内固定及钛网位置良好；J～M. 术后复查腰骶部 CT、MRI 提示病灶清除，钛网植骨，中柱得以重建，钛网与椎体缺损区域匹配良好；N～R. 术后 3 年随访复查腰骶部 X 线片、CT 提示椎间植骨已融合。

除、钉棒内固定术治疗。切除 L$_5$ 棘突、双侧椎板，保留椎间关节外侧部分。自左侧依次置入充填了自体加同种异体松质骨的钛网 2 枚。加压两侧钛棒卡紧钛网，最后在后方椎板缺如部分植入自体髂骨块及同种异体骨骨块重建后柱结构。

【术后处理】手术后患者腰部疼痛症状及下肢神经症状有明显改善，术后影像学检查见图 23-5H～M。术后继续抗结核、护肝及营养神经治疗。术后 3 年复查腰骶部 CT 示已骨性愈合（图 23-5N～R），未见脓肿及骨质破坏，红细胞沉降率及 C 反应蛋白均正常，患者腰部疼痛及下肢疼痛症状完全消失，神经功能恢复至正常，结核完全治愈。

（张宏其　谭泽赳）

第四部分

脊柱结核治疗的相关问题

第二十四章

耐药脊柱结核的诊治

一、结核病流行病学及耐药情况

据世界卫生组织估算,2017 年全球的结核病潜伏感染人群约为 17 亿人,潜伏感染率为 23%。全球新发结核病患者约 1 000 万人,结核病发病率为 133/10 万,其中小于 15 岁的儿童患者和艾滋病病毒感染者分别占新发患者的 10% 和 9%;30 个结核病高负担国家的新发患者数占全球的 87.2%;印度(27.4%)、中国(8.9%)、印度尼西亚(8.4%)和菲律宾(5.8%)四国的新发患者约占全球的 50%。中国的估算结核病新发患者数为 88.9 万人,估算结核病发病率为 63/10 万,在 30 个结核病高负担国家中估算结核病发病率排第 28 位。

全球估算利福平耐药结核病患者数约为 56 万人,其中耐多药结核病约占 82%。在全球 30 个结核病高负担国家中,利福平耐药结核病患者数最多的为印度(13.5 万人,占全球的 24%)。根据估算结核病发病数计算的中国利福平耐药结核病患者数为 7.3 万人(占全球的 13%);根据已发现的肺结核患者数计算的中国利福平耐药肺结核患者数为 5.8 万人;根据已发现的病原学阳性肺结核患者数计算的中国利福平耐药肺结核患者数为 2.1 万人。

二、耐多药结核病定义与机制

耐多药结核病(multidrug-resistant tuberculosis,MDR-TB),是指结核患者感染的结核分枝杆菌在体外被证实至少对异烟肼、利福平耐药。

耐药机制分为固有耐药机制和获得性耐药机制。

（一）固有耐药机制

1. MTB 细胞壁渗透性障碍 细胞壁渗透性障碍是 MTB 对常见的非抗结核抗生素产生耐药的原因之一。MTB 细胞壁的脂质含量非常高,对亲水性抗生素的渗透性非常低,这一物理屏障特性保护其免受有毒化合物的影响。

2. MTB 药物外排泵(efflux pumps,EPS) EPS 是一种膜蛋白,MTB 可以通过 EPS 排出进入细菌的药物,使药物浓度降低产生耐药。

3. MTB 中的双组分系统(two component systems,TCS) TCS 由组氨酸激酶和反应调节子两部分组成,调节细菌的生理过程和代谢过程,在细菌的毒力及致病性方面发挥重要作用。

（二）获得性耐药机制

获得性耐药产生的原因主要是不合理的治疗引起的,包括:①药物组合不当,缺乏药物敏感试验指导依据,盲目的用一线抗结核药物的四联、三联组合或随意一线、二线药物组合;②药物剂量选择不标准,药品质量参差不齐;③疗程不规范,短程化疗的"放大效应"(即感染的耐药菌株使用短程药物治疗加重其耐药性);④药物不良反应,尤其是二线药物的不良反应重,使患者依从性差,间断、不规律用药等均可导致结核菌耐药。

临床常用的一线及二线药物的作用机制及耐药的分子机制有以下几种。

1. 异烟肼   药物被过氧化氢酶-过氧化物酶活化,干扰分枝杆菌酸的合成,影响结核分枝杆菌细胞壁的合成。耐异烟肼与过氧化氢酶-过氧化物酶编码基因(katG)、烯酰基还原酶编码基因(inhA)等的基因点突变、插入、缺失有关,主要与 katG 突变有关。

2. 利福平   药物与 RNA 聚合酶 B 亚基结合,从而抑制 RNA 聚合酶,影响细菌的转录过程。耐利福平与 RNA 聚合酶 B 亚基的编码基因(rpoB)突变有关,该基因突变率高,耐药菌株突变率高达 90%~96%。

3. 吡嗪酰胺   药物被吡嗪酰胺酶活化,抑制结核分枝杆菌的脂肪酸合成酶。耐药菌与吡嗪酰胺酶编码基因(pncA)突变有关。

4. 乙胺丁醇   药物通过作用于结核分枝杆菌的阿拉伯糖基转移酶,影响细胞壁合成。耐药菌与阿拉伯糖基转移酶编码基因 embA、B、C 的突变,尤其是与 embB 的突变有关。

5. 链霉素   药物作用于核糖体,抑制结核分枝杆菌蛋白质的合成。耐药菌与核糖体蛋白 16S rRNA 基因(rrs)和 S12 编码基因(rpsL)的突变有关。

6. 氟喹诺酮类药物   药物通过抑制 DNA 旋转酶起作用。耐药菌系 DNA 旋转酶的 A、B 亚基编码基因(gyrA、gyrB)突变所致。

7. 乙硫异烟胺   与异烟肼作用机制类似,但被单氧合酶活化,耐乙硫异烟胺菌株是由于单氧合酶编码基因(ethA)和烯酰基还原酶编码基因(inhA)突变所致。

8. 卡那霉素、阿米卡星   耐阿米卡星和卡那霉素是由于 16S rRNA 基因(rrs)突变所致,但很少与链霉素交叉耐药等。

9. 利奈唑胺   是一种噁唑烷酮类抗生素,通过与细菌 50S 亚基核糖体 RNA 的 23S 位点结合,抑制细菌蛋白质合成。

10. 氯法齐明(clofazimine,cfz)   是世界卫生组织推荐的新的短期耐多药治疗方案的组成部分。其杀菌机制可能与 Cfz 氧化还原循环产生活性氧类物质有关。最新一项研究发现,氯法齐明-贝达喹啉交叉耐药菌株均在转录调节因子 Rv0678 基因中有突变。

11. 贝达喹啉(bedaquiline)   是 40 多年来第一种以新机制上市的抗结核药物,是用于耐多药 TB 的二芳基喹啉药物,结合并抑制由 atpE 编码的分枝杆菌 ATP 合酶,阻止 MTB 利用 ATP,从而导致细菌死亡。贝达喹啉耐药菌株的 atpE 基因的突变通常在 Ala-63-Pro 及 Ile-66-Met。没有 atpE 突变的耐贝达喹啉菌株中存在 Rv0678 的突变,常常与 Cfz 产生交叉耐药。

三、耐多药脊柱结核的诊断

耐多药脊柱结核的诊断除了病史、临床表现、影像学检查、病理、临床实验室检测之外,主要依赖结核分枝杆菌相关实验室检测。对所有可疑为耐多药脊柱结核的患者,初治者在抗结核药物治疗前,复治者在调整化疗方案前都应该进行细菌培养、菌种鉴定、药物敏感试验以及耐药基因检测,这可以增加结核分枝杆菌的检出率并提高治疗的针对性。术前或术中送检的标本包括:静脉血、痰、脓液、死骨及肉芽组织。MTB 耐药检测的主要方法有以下两种。

（一）表型检测方法

传统药物敏感性检测(drug susceptibilty test,DST)是 MDR-TB 检测的金标准,常用于实验室内质量控制和室间质量评价,常用的有绝对浓度法、抑制率法和琼脂比例法 3 种。绝对浓度法和抑制率法是计算含梯度浓度药物培养基上最小抑菌浓度(minimum inhibitory concentration,MIC)的方法,以此反映 MTB 对药物的敏感性。琼脂比例法是将 MTB 接种在不含药物和含有临界值浓度药物的培养基上,观察菌株生长情况。琼脂比例法较前两种方法操作繁琐,且只能定性。DST 试验均存在检测周期长、耗时、费力等缺点,不能满足临床快速诊断的需要。

基于 MTB 代谢反应的检测方法。Bactec MGIT960 系统是目前最常用于细菌培养和药物敏感性鉴定的生长指示管系统,其将感应到的 MTB 生长时的氧气量,转化为荧光信号被探测器监测。检测周期平均缩短至 5~8 天,自动化程度较高、污染率低,世界卫生组织批准其作为 MTB 耐药性检测的推荐方法。

此外,硝酸还原酶试验(nitrate reductase activity,NRA)和氧化还原指示剂试验(colorimetric redox indicator,CRI)也是利用细菌生化代谢反应进行药物敏感性鉴定的方法。在加入抗结核药物的培养基中观察 MTB 与指示剂反应后的颜色变化,判断 MTB 对该药物的敏感性,两种方法检测周期均在 7~10 天,但因操作步骤没有完全标准化,未被广泛使用。

（二）基因检测方法

1. GeneXpert MTB/RIF 和 Xpert MTB/RIF Ultra　GeneXpert MTB/RIF 是由 Cepheid 公司开发的以实时荧光定量 PCR 技术为基础,以 rpoB 基因为靶基因,系统自动运行并同时检测标本中是否含有 MTB、RIF 是否耐药的诊断平台,其减少了人为操作误差,且检测周期只需要 2 小时,是目前世界卫生组织推荐用于检测 RIF 耐药的方法。

2. 线性探针技术　线性探针技术(line probe assays,LPA)又称固相杂交分析,MTB-DNA 扩增产物与预先固化在试纸条上的特异性探针杂交,通过显色反应来判定耐药相关的基因突变。商品化线性探针技术包括 GenoType MTBDRplus 和 INNO-LiPA Rif. TB 两种试剂盒。这两种试剂盒检测位点少,操作流程复杂。

3. 基因芯片　基因芯片是将大量探针固定在特殊载体上,再与待测样本的核酸进行杂交,通过检测每个探针分子的杂交信号强度而获取样品分子的数量和序列信息。基因芯片法适用于不同类型的标本,不需要培养即可直接进行分枝杆菌检测,并进行菌种鉴定,同时完成耐药性检测。其具有高通量、高效快捷、高灵敏度等特点,可为临床快速诊治分枝杆菌感染、指导治疗提供可靠依据。

4. DNA 测序技术　DNA 测序技术指的是对 MTB 特点基因片段或全部基因组进行测序,然后与已知的标准株基因序列进行对比,从而发现耐药基因突变。目前,美国 Illumina MiSeq 和 Ion Torrent 半导体测序(thermo fisher scientific)的二代测序(next-generation sequencing,NGS)系统已被用于检测与 MTB 耐药相关的突变。Illumina MiSeq 测序的技术原理是采用可逆性末端边合成边测序反应,在碱基延伸的过程中,根据 4 种不同的荧光信号确认碱基种类。Ion Torrent 半导体测序技术原理是掺入的脱氧核糖核苷酸(deoxy-ribonucleoside triphosphate,dNTP)在聚合过程中会释放 H^+ 离子,利用半导体芯片感应 pH 的变化,每一步洗去未结合的 dNTP 进行测序。

四、药物治疗

(一) 中国防痨协会抗结核药物分组及耐药结核病治疗原则

1. **抗结核药物分组**　为了方便耐药结核病化学治疗药物的选择和方案设计,2015 年中国防痨协会根据药物的杀菌活性、临床疗效、安全性及国内用药特点,在一线和二线抗结核药物分类的基础上,将抗结核药物进一步划分为 5 组:一线口服抗结核药物、注射用抗结核药物、氟喹诺酮类药物;二线口服抑菌抗结核药物,耐多药结核病治疗中疗效尚不确切的抗结核药物。抗结核药物可分为一线药物和二线药物。一线抗结核药物有异烟肼、利福平、乙胺丁醇、吡嗪酰胺、利福布汀、利福喷汀和链霉素。其余归类于二线抗结核药物。一线抗结核药物药效最强、耐受性最佳,药物不良反应相对较小。对于初治结核病,应选用异烟肼、利福平、吡嗪酰胺为核心药物,联用乙胺丁醇或链霉素治疗。对于耐药结核病,如果具有实验室证据和临床治疗史提示一线抗结核药物有效,就应该尽量选用。

2. **中国防痨协会推荐耐药结核病化疗方案制定原则**　结核病化学治疗的总原则:早期、规律、全程、适量、联合。对于 MDR-TB 患者,根据患者既往用药情况和药物敏感性试验结果,采用五步选药法,突出个体化原则,选择适合每个患者敏感或相对敏感的药物。

第一步,选择 1 种第二组注射类抗结核药物。

第二步,选择 1 种第三组中高代氟喹诺酮类药物。

第三步,选择 1 种或多种第四组口服抑菌二线抗结核药物。

第四步,选择任何可能的第一组药物。

第五步,选择使用第五组新药或疗效不确切药。

抗结核药物治疗方案:强化期至少含有 4 种有效的二线抗结核药物(含一种注射类抗结核药物),巩固期至少含有 3 种有效的二线抗结核药物,推荐全疗程使用吡嗪酰胺。强化期注射用药 6~8 个月。首选二线注射类和氟喹诺酮类药物。二线注射类药物首推卷曲霉素。对阿米卡星和卡那霉素同时敏感时,推荐直接使用阿米卡星。氟喹诺酮类药物推荐使用高代产品,如莫西沙星;如果要使用贝达喹啉,则尽可能避免使用莫西沙星。口服二线抗结核药物的选用顺序,推荐丙硫异烟胺、环丝氨酸和对氨基水杨酸,根据需要也可选择二线抗结核药物中的 2 种或 3 种,至少保证方案中有 2 种口服二线抗结核药物。如果未能在第 2~4 组药物中选择到有效的 4 种二线抗结核药物,可从第 5 组药物中选择至少 2 种其他种类药物。总疗程一般为 24 个月。

(二) 世界卫生组织推荐药物分组及化疗方案制定

2016 年世界卫生组织在 2011 年以来耐药结核病治疗指南的基础上做了 3 个方面的更新,为了便于药物的正确选择,专门针对 MDR-TB,推荐了新的抗结核药物分组,将原来的 5 组药物做了进一步细化为 4 组:A 组,氟喹诺酮类;B 组,二线注射类药物,包括阿米卡星、卷曲霉素、卡那霉素、链霉素;C 组,其他二线核心药物,包括乙硫异烟胺(或丙硫异烟胺)、环丝氨酸(或特立齐酮)、利奈唑胺和氯法齐明;D组,可以添加的药物,但不能作为MDR-TB治疗的核心药物。

化疗方案原则,推荐强化期应用包含吡嗪酰胺和4种核心二线抗结核药物在内的至少5种有效药物的治疗方案,其中4种核心二线药物中,A组1种、B组1种、C组至少2种。否则,加入1种D2组药物或D3组的其他有效药物,组成5种有效抗结核治疗方案。高剂量异烟肼和/或乙胺丁醇也可以加入治疗方案起到协同治疗的作用。疗程:8个月强化期和12个月巩固期,共20个月。

五、营养支持治疗

免疫功能状态影响脊柱结核的治疗效果,脊柱结核患者常处于一种营养失衡的状态,导致免疫功能下降且不易恢复,甚至病情进一步恶化、治疗失败,因此在采用化疗的同时强调营养支持。营养支持的目的是减少负氮平衡,使细胞获得所需的营养底物、进行正常的代谢以维持基本功能,改善包括免疫功能在内的各种生理功能,以有利于机体的康复。营养支持的重点是补充能量和蛋白质、改善负氮平衡情况。饮食的原则为高热量、高蛋白、易消化,补充足够的维生素和矿物质,补偿疾病所致的高消耗。对全身情况极差、重度营养不良者补充氨基酸、脂肪乳等,必要时通过输血、输白蛋白及血浆等予以矫正。营养支持疗效可通过体质指数、血清白蛋白和淋巴细胞计数等评价。

六、手术治疗

脊柱结核是否采取外科手术治疗需要综合考虑局部病灶与全身情况,不宜将手术指征扩大化,应选择合理的手术治疗时机,手术方式应根据病灶部位、椎体破坏程度、椎管累及程度、脓肿的部位及大小等情况,进行个体化选择术式。

治疗脊柱结核常用的手术方法:单纯病灶清除术;前入路病灶清除、植骨、内固定术;后入路病灶清除、植骨、内固定术;前入路病灶清除、植骨及后入路内固定术;超声或CT引导下经皮穿刺置管脓肿引流术,或在此基础上行后入路固定融合术。

（一） 前入路病灶清除、植骨、内固定术

前入路手术治疗能够彻底清除病灶,解除脊髓压迫,恢复脊柱稳定性与力线,目前仍是脊柱结核手术治疗的主要选择。适用于:

1. 巨大寒性脓肿或经久不愈的窦道形成。

2. 病灶内有较大的死骨或空洞。

3. 病灶局限在2个节段以内且后凸角度不大。

4. 椎体破坏严重、稳定性丧失。

5. 脊髓前方受压、神经功能进行性损害。

6. 后入路手术失效,病灶清除不彻底。

单纯前入路手术慎用于:合并有严重脊柱后凸畸形或心肺功能不全而无法耐受开胸手术患者;颈胸段、腰骶段内固定困难患者;结核病灶累及节段较长患者;严重骨质疏松患者;低龄儿童脊柱结核需360°融合者;合并骨病治愈型截瘫,需要脊髓减压患者。

（二） 后入路病灶清除、植骨、内固定术

随着内固定技术引入脊柱结核治疗领域,对重建脊柱稳定性、矫正脊柱后凸畸形,后入路手术有其优势,即能通过一个切口、一次手术,同时达到病灶清除、畸形矫正、神经减压、脊柱稳定性重建等目的。但该术式适应证有限,目前适用于:

1. 单节段胸椎、腰椎、腰骶椎结核,脓肿较局限,前方无巨大脓肿患者。

2. 部分不适宜经前入路进行病灶清除的患者,如严重胸膜粘连,既往有前入路手术史等。

3. 附件结核患者。

4. 部分老年、体质差的患者,无法耐受前入路手术或前后入路联合手术,行后入路手术,有利于早期功能锻炼及康复。

（三）前入路病灶清除、植骨及后入路内固定术

后入路内固定手术与病灶清除、植骨融合手术分别在两个切口同期或二期完成,近年来一期病灶清除、植骨融合内固定术仍是治疗脊柱结核的通用术式。适用于:

1. 单纯通过前入路病灶清除、植骨融合后无法合理完成脊柱内固定,或单纯通过后入路手术难以完成病灶清除者。

2. 多运动节段脊柱结核(>3 个),脊柱稳定性破坏,单纯前入路一期固定难以维持脊柱稳定性者。

3. 严重后凸畸形(根据具体部位选用不同标准)。

4. 儿童脊柱结核。

5. 严重骨质疏松症。

（四）超声或 CT 引导下经皮穿刺置管脓肿引流术

1. 病变以脓肿为主,脓肿直径偏大,经抗结核治疗脓肿吸收缓慢;无椎管受累,或轻度椎管受累不伴有神经损伤;椎体破坏轻,脊柱正常生理曲度存在。

2. 若在此基础上,仍存在局部疼痛、不稳等症状,不能下地活动,可把经皮穿刺置管脓肿引流术和单纯后入路固定融合术相结合。

（马远征　李大伟）

参考文献

［1］World Health Organization. Global tuberculosis control WHO report(R/OL)[M]. Geneva:World Health Organization,2018.

［2］袁文,王新伟,贾连顺.颈椎病手术治疗的相关问题探讨[J].中国脊柱脊髓杂志,2006,16(5):325-329.

［3］张英泽.骨科手术径路[M].北京:人民卫生出版社,2011:261.

［4］刘忠军.脊柱外科手术操作与技巧[M].北京:人民卫生出版社,2009:60-69.

［5］刘志雄.骨科常用诊断分类方法和功能结果评定标准[M].北京:北京科学技术出版社,2005:319-320.

［6］TURGUT M. Spinal tuberculosis(Potts disease):its clinical presentation,surgical management,and outcome:a survey study on 694 patients[J]. Neurosurg Rev,2001,24(1):8-13.

［7］吴雪琼.耐药性结核分枝杆菌的分子生物学研究现状[J].中华结核和呼吸杂志,2006,29(12):837-839.

［8］肖增明,贺茂林,詹新立,等.前方经胸骨入路治疗上胸椎结核[J].中华骨科杂志,2007,27(9):657-661.

［9］马远征.脊柱结核的治疗应遵循个体化综合治疗原则[J].中华外科杂志,2007,45(18):1227-1229.

［10］张光铂,吴启秋,关骅,等.脊柱结核病学[M].北京:人民军医出版社,2007:39-49.

[11] 郭世绂.骨科临床解剖学[M].济南:山东科学技术出版社,2002:109-132.

[12] 任惠民,湖海涛.麦克明彩色人体解剖图谱[M].4版.北京:人民卫生出版社,1999:185.

[13] 王自立,党耕町.脊柱外科手术径路[M].2版.北京:人民卫生出版社,2008:90-103.

[14] 阮狄克,何就,沈根标.病灶彻底切除椎间融合治疗脊柱结核[J].中华骨科杂志,2002,22(1):28-30.

[15] 秦世炳,董伟杰,管波清,等.小切口单纯脓肿清除治疗脊柱结核112例分析[J].中国脊柱脊髓杂志,2005,5(3):141-143.

第二十五章

脊柱结核分子病理学诊断

结核病是严重威胁人类健康的重要传染性疾病之一,2010 年全国第五次结核病流行病学调查显示我国有结核病患者约 500 万人,2015 年中国新发结核病患者约 93 万人,死亡人数约达 3.8 万人,耐多药结核病患者约有 5.2 万人。骨关节结核为常见的肺外结核,约占全部结核病患者的 1%~3%,脊柱结核约占骨关节结核患者的 50%,其中耐多药患者约占全部脊柱结核患者的 7%~10%。

细菌学一直是国内外公认的结核病诊断的金标准,但在临床实践中细菌学对于脊柱结核诊断阳性率只有 30%~40%,单纯依靠细菌学方法进行脊柱结核的诊断会造成大部分患者漏诊。对于脊柱结核患者病理学是继细菌学之外重要的诊断方法。

脊柱结核是由结核分枝杆菌感染引起的特异性感染性病变,病理变化主要包括渗出性病变、增生性病变和坏死性病变,在结核病的发展过程中,受结核分枝杆菌毒力、感染菌量及机体自身免疫力等因素的影响,上述三种病理变化常混杂存在,在不同阶段多以某种病理改变为主并相互转化。2017 年公布的《中国结核病病理学诊断专家共识》提出病理学确诊结核病必须同时满足两个条件:①组织形态学符合结核病病理的基本变化;②通过分子病理学检测获得明确的病原学依据。传统方法主要依靠 HE 染色及抗酸染色进行诊断。20 世纪 70 年代利用分子生物学技术研究疾病病因、发病机制、形态变化及功能损伤规律的新分支学科——分子病理学诞生。分子病理学主要检测标本中结核分枝杆菌的特异性基因,基于基因检测的分子病理学新技术具有简单、快捷、特异、敏感及快速等优点,可有效提高组织标本中 MTB 的检出率,可帮助鉴别结核病与非结核分枝杆菌病,还可以帮助诊断耐药结核病,为结核病病理学精准诊断提供了更多的辅助手段。近年来随着分子病理学技术的快速发展,分子病理学对于脊柱结核患者的诊断阳性率达到 80%~90%。

2014 年全球有 150 万例患者死于结核病,新增结核病患者为 9.6 万例。在新增结核病患者中约有 3.3% 为耐药结核病患者,耐多药结核病患者的死亡率为普通结核病患者的 2.5 倍。目前,在全球范围内行规范合理治疗的耐多药患者的平均治愈率仅为 50%。2015 年全世界只有 20% 的耐多药结核病患者被发现并接受治疗,全球耐多药患者治愈率仅为 52%。及时、准确地诊断结核病患者是否耐药是结核病防控工作的重要环节。MTB 大部分的耐药属性是通过耐药相关基因突变获得的,因此,通过分子生物学技术检测病灶中的 MTB 耐药相关基因位点是否发生突变,可快速诊断耐药结核病。传统的 MTB 药物敏感性试验(简称"药敏试验")受生物安全要求级别高、培养时间长等因素影响,不能满足临床快速诊断耐药结核病的需求。目前,具有生物安全要求级别低、检测时间短、敏感度较高等特点的耐药结核病分子生物学诊断方法日益受到重视。鉴于分子病理学在脊柱结核患者诊断中的优势,现将目前主要的分子病理学技术介绍如下。

一、分子病理学诊断结核病

1. 常用聚合酶链反应技术　聚合酶链反应(polymerase chain reaction, PCR)是一种体外扩增特异 DNA 片段的技术,可在短时间内将一个或几个结核分枝杆菌的 DNA 拷贝扩增到百万数量级。为了提高 PCR 诊断的敏感度和特异度,基于普通 PCR 的新型分子诊断技术大量涌现。实时荧光定量 PCR 通过对 PCR 扩增反应中每一个循环产物荧光信号的实时监测实现对起始模板定性及定量的分析;巢式 PCR 通过设计"外侧"及"内侧"两对引物进行 2 次 PCR 扩增,提高了微量靶序列检出的敏感度和特异度。董宇杰等回顾性分析了胸腔镜活组织检查(简称活检)获取的 36 例结核性胸膜炎患者福尔马林固定石蜡包埋组织标本,25 例经 RT-qPCR 检测 MTB-DNA 阳性,敏感度为 69.4%,GeneXpert 检测胸腔积液的敏感度仅为 12.5%,活检组织 MTB-DNA 检测在结核性胸膜炎的诊断中具有重要价值。穆晶等分别用 RT-qPCR 与抗酸染色检测 93 例骨关节结核福尔马林固定石蜡包埋(formalin-fixed paraffin-embedded,FFPE)标本,RT-qPCR 检测的敏感度(82.8%)明显高于抗酸染色法(68.8%)。

2. 多重 PCR 技术　多重 PCR 技术是在同一个 PCR 反应体系中加入多对引物同时扩增 DNA 样本的几个不同靶区域片段,节约样本,省时省力。Fukumoto 等开发了一种同时检测病理组织标本中细菌和真菌的"多微生物实时 PCR"诊断系统,能同时检测 68 种细菌和 9 种真菌。在 10 例获得性免疫缺陷综合征患者尸检时取肺部组织检测,金黄色葡萄球菌是最常见的微生物(8 例),其次是铜绿假单胞菌(6 例)、肠球菌(6 例)和白色念珠菌(4 例)。此外,在 1 例肺炎中检测到 MTB 的潜伏感染。"多微生物实时 PCR"诊断系统可用于检测病理标本中的细菌和真菌,有助于明确诊断感染性疾病。国内也有学者利用多重 PCR 技术检测 TB 患者 FFPE 组织标本,结果显示出较高的敏感度和特异度,且可以鉴别 MTB 和 NTM。

3. GeneXpert MTB/RIF(简称"GeneXpert")检测技术　GeneXpert 是由美国 Cepheid 公司开发的以半巢式实时荧光定量 PCR 技术为基础,系统自动运行并同时检测 MTB 和利福平耐药性的诊断平台。Polepole 等的研究评估了 GeneXpert 检测 FFPE 标本诊断肺外结核的准确性,以病理组织学诊断为标准,组织抗酸染色、PCR 和 GeneXpert 诊断淋巴结结核的阳性率分别为 13%、41% 和 30%;诊断淋巴结结核以外的其他肺外结核,阳性率分别为 12%、82% 和 35%,PCR 检测肺外结核 FFPE 标本的敏感度较 GeneXpert 更高。Pandey 等的研究表明 GeneXpert 对于大多数肺外结核新鲜组织标本和呼吸道(除痰液外)标本的检测具有潜在价值,选取脑脊液、胸膜腔积液、淋巴结组织、脓液,以及支气管灌洗液等 269 份样本,以培养为标准,GeneXpert 检测的敏感度和特异度分别为 89% 和 95%;对于抗酸染色涂片阳性和涂片阴性的样本,GeneXpert 检测的敏感度分别为 100% 和 77%,特异度分别为 94% 和 96%。GeneXpert 检测新鲜组织标本效果更好,可能与 FFPE 标本制作过程中,福尔马林固定液引起蛋白交联导致 DNA 损伤、蜡块组织保存时间过长等因素有关。GeneXpert 对于骨关节疾患患者诊断的敏感性为 65%~85%,特异性≥90%。总之,分子生物学技术在结核病组织病理学诊断中的应用,大大提高了病理学诊断结核病的阳性率,在结核病的早期诊断中具有较好的临床实用价值。

二、分子病理学诊断耐药脊柱结核

1. **核酸探针杂交技术**　目前研究发现,MTB 耐药的主要机制是抗结核药物作用位点的靶基因突变,如利福平的 rpoB 81bp(密码子 507~533)耐药决定区、异烟肼的 KatG 和 inhA-mabA 启动子基因突变等。德国 Hain 公司的 GenoType MTBDR-plus 试剂盒是世界卫生组织推荐的检测 MTB 耐药性的方法,能够可靠地检测与异烟肼和利福平耐药相关的常见突变。Gu 等的研究发现 GenoType MTBDR-plus 对于骨关节结核患者诊断利福平耐药的敏感性为83.3%,诊断异烟肼耐药的敏感性为 85.7%,特异性均为 100%。国内谭景尹等用 PCR-膜芯片反向点杂交技术检测 FFPE 标本中 MTB 的耐药基因突变,在 42 例 MTB *IS6110* 基因阳性的标本中,检出异烟肼基因突变 2 例,利福平或链霉素耐药相关基因突变各 1 例,异烟肼、利福平和乙胺丁醇耐药相关基因同时突变 1 例,与测序结果基本相符。FFPE 标本提取 DNA检测异烟肼和利福平的耐药性,较基于培养的药敏试验检测周期短,早期即可为患者抗结核治疗药物的选择提供指导。Guo 等开发和评估了检测耐多药结核病的快速生物芯片系统。快速生物芯片系统测定结果与 DNA 测序结果的一致率为 100%。快速生物芯片系统检测与传统药敏试验相比,对于利福平耐药性的检测,临床分离株的一致率为 91.8%、痰标本的一致率为 94.6%;对于异烟肼耐药性的检测,临床分离株的一致率为 70.2%,痰标本的一致率为 78.1%。整个生物芯片测定需要 6 小时,而作为结核分枝杆菌耐药检测金标准的表型药敏试验检测方法需要 2~3 个月。但国内外关于该方法的报道大多数是用痰或者培养物等标本,对 FFPE 标本进行检测的报道较少。

2. **熔解曲线法**　已有学者报道用熔解曲线法快速检测新鲜组织 MTB 培养分离株的耐药突变。Sharma 等用高分辨率熔解(high resolution melting,HRM)技术在 200 例肺外结核患者新鲜组织培养分离菌株中检测到 22 例 MDR-TB 患者(11.0%),3 例(1.5%)单耐利福平患者,8 例(4.0%)单耐异烟肼患者。同时 HRM 直接从组织中鉴定出另外 4 例培养阴性的MDR-TB 患者。HRM 检测结果和测序的结果具有 100% 的一致性。Luo 等建立了荧光探针熔解曲线技术检测 MDR-TB 的系统,用临床分离株对一线抗结核药物和二线抗结核药物分别进行了验证,并将检测结果与测序结果比较,有较好的一致性。熔解曲线法操作简单,结果容易判读,在 MTB 药敏试验方面有较好的应用前景(图 25-1)。

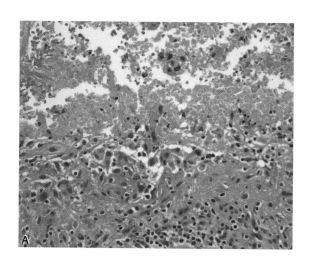

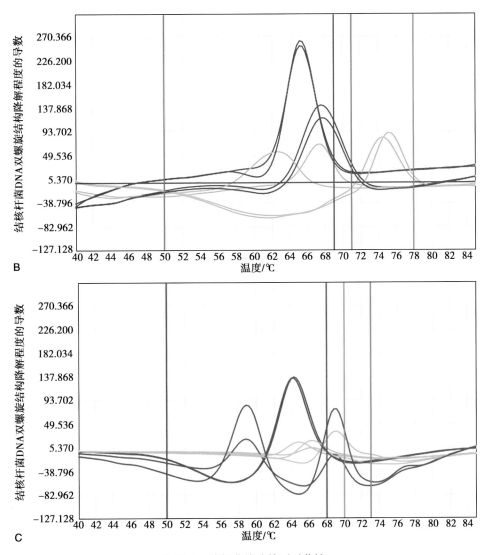

图 25-1　溶解曲线法检测耐药性

A. 腰椎结核病理切片(HE 染色),可见淋巴细胞、肉芽肿及坏死;B. 熔解曲线法利福平耐药基因
检测结果提示为利福平耐药;C. 熔解曲线法异烟肼耐药基因检测结果提示为异烟肼耐药。

3. GeneXpert 检测技术　GeneXpert 检测技术针对 *rpoB 81 bp RRDR* 设计引物和探针,检测是否发生利福平的耐药突变,是世界卫生组织推荐的快速诊断耐药结核病的方法。Po-lepole 等用 GeneXpert 检测技术检测 100 例肺外结核患者的 FFPE 组织标本,包括淋巴结、腹部组织、滑膜组织、皮肤、睾丸组织等,检出 2 例对利福平耐药的淋巴结结核患者、1 例对利福平耐药的男性睾丸结核、14 例是否对利福平耐药不明确。Rindi 等用 GeneXpert 技术检测 14 例具有结核分枝杆菌组织病理学特征的 FFPE 标本和 8 例无结核分枝杆菌组织病理学特征的健康组织标本(对照组),14 例具有结核分枝杆菌组织病理学特征的 FFPE 标本 MTB-DNA 均为阳性且对利福平敏感,对照组中则均未检测到 MTB-DNA。Gu 等的研究显示在脊柱患者中 GeneXpert 检测利福平耐药的敏感性与传统 DST 药敏试验的符合率达到 100%。总之,GeneXpert 技术检测 FFPE 标本中的 MTB-DNA 对利福平是否耐药的报道较少,未来还需进行更多样本量的研究以评估其诊断效能。

4. 高通量测序　目前,常用的 MTB 耐药基因检测技术的缺点是检测位点有限,不能一次检出对所有常用抗结核药物的 MTB 耐药基因突变。而高通量测序能够检测所有已知的耐药基因突变位点,也可以发现未知的耐药基因突变。一项大样本量多中心的研究结果显示,与传统药敏试验结果比较,基因测序检测 MTB 临床分离株对利福平耐药的敏感度为91%(靶基因为 *rpoB*)、对 INH 耐药的敏感度为86%(靶基因为 *katG*,*inhA* 一向 bG 启动子组合),对吡嗪酰胺耐药的敏感度为54%,检测对氧氟沙星耐药的敏感度为85%,检测对莫西沙星耐药的敏感度为88%。基因测序可能成为监测 MTB 对抗结核药物是否有耐药性的重要工具。由于存在对技术人员要求高、检测设备昂贵的问题,高通量测序难以在短期内广泛用于临床对 MDR-TB 的检测。

早期诊断和及时进行规范治疗是耐药结核病防控的关键。目前,国内已有基于核酸探针杂交技术和荧光探针熔解曲线技术的耐药检测试剂盒可供临床使用,但总体上可检测的抗结核药物不够全面,且成本较高,需要进一步研究更经济、高效、准确的方法用于耐药结核病的诊断。

(秦世炳)

参考文献

［1］WORD HEALTH ORGANIZATION. Global tuberculosis report 2015［M］. Geneva：Word Health Organization,2015.

［2］WORD HEALTH ORGANIZATION. WHO treatment guidelines for drugresistant tuberculosis［M］. Geneva：Word Health Organization,2016.

［3］LI Y,JIA W,LEI G,et al. Diagnostic efficiency of Xpert MTB/RIF assay for osteoarticular tuberculosis in patients with inflammatory arthritis in China［J］. PLoS One,2018,13(6)：e0198600.

［4］中华医学会结核病学分会,结核病病理学诊断专家共识编写组. 中国结核病病理学诊断专家共识［J］. 中华结核和呼吸杂志,2017,40(6)：419-425.

［5］WORD HEALTH ORGANIZATION. Global tuberculosis report 2016. Geneva［M］. Switezrland：WHO press,2016：1-5.

［6］董宇杰,杨新婷,闫东杰,等. 内科胸腔镜活检在结核性胸膜炎诊断中的临床价值［J］. 中国防痨杂志,2017,39(11)：1157-1161.

［7］穆晶,赵丹,刘子臣,等. 荧光定量 PCR 技术在骨关节结核石蜡包埋标本检测中的应用价值［J］. 中国防痨杂志,2016,38(4)：277-281.

［8］FUKUMOTO H,SATO Y,HASEGAWA H,et al. Development of a new real-time PCR system for simultaneous detection of bacteria and fungi in pathological samples［J］. Int J Clin Exp Pathol,2015,8(11)：15479-15488.

［9］POLEPOLE P,KABWE M,KASONDE M,et al. Performance of the Xpert MTB/RIF assay in the diagnosis of tuberculosis in formalin-fixed,paraffin-embedded tissues［J］. Int J Mycobacteri,2017,6(1)：87-93.

［10］PANDEY S. CONGDON J,MCLNNES B,et al. Evaluation of the GeneXpert MTB/RIF assay on extrapulmonary and respiratory samples other than sputum：a low burden country experience［J］. Pathology,2017,49(1)：70174.

［11］WANG G,DONG W,LAN T,et al. Diagnostic accuracy evaluation of the conventional and molecular tests for Spinal Tuberculosis in a cohort,head-to-head study［J］. Emerg Microbes Infect,2018,7(1)：109.

［12］ALMEIDA DA SILVA PE,PALOMINO JC. Molecular basis and mechanisms of drug resistance in Mycobacterium tuberculosis：classical and new drugs［J］. J Antimicrob Chemother,2011,66(7)：1417-1430.

［13］GU Y,WANG G,DONG W,et al. Xpert MTB/RIF and GenoType MTBD Rplus assays for the rapid diagnosis of bone and joint tuberculosis[J]. Int J Infect Dis,2015(36):27-30.

[14] 谭景尹,韦世录,李翠萍,等.PCR-膜芯片检测石蜡包埋组织中结核分枝杆菌耐药基因突变[J].临床与实验病理学杂志,2012,28(8):895-899.

[15] GUO Y,ZHOU Y,WANG C,et al. Rapid,accurate determination of multidrug resistance in M. tuberculosis isolates and sputum using a biochip system[J]. Int J Tuberc Lung Dis,2009,13(7):914-920.

[16] SHARMA K,SHARMA M,SINGH S,et al. Real-time PcR followed by high-resolution melting curve analysis:A rapid and pragmatic approach for screening of muhidrug-resistant extrapulmonary tuberculosis[J]. Tuberculosis(Edinb),2017(106):56-61.

[17] LIU Q,LUO T,LI J,et al. Triplex real-time PCR melting curve analysis for detecting Mycobacterium tuberculosis mutations associated with resistance to second-line drugs in a single reaction[J]. J Antimicrob Chemother,2013,68(5):1097-1103.

[18] LUO T,JIANG L,SUN W,et al. Multiplex real-time PCR melting curve assay to detect drug-resistant mutations of Mycobacterium tuberculosis[J]. J Clin Microbi,2011,49(9):3132-3138.

[19] RINDI L, AN G, FABIANI B, et al. Detection of Mycobacteriumf "berculosis from paraffin-embedded tissues" by GeneXpert MTB/RIF[J]. Tuberculosis(Edinb),2017(106):53-55.

[20] ZIGNOL M,CABIBBE AM,DEAN AS,et al. Genetic sequencing for surveillance of drug resistance in tuberculosis in highly endemic countries:a multi-country population-based surveillance study[J]. Lancet Infect Dis,2018,18(6):675-683.

第二十六章

脊柱结核耐药及结核耐药
检测的问题与进展

  中国的结核防控已取得巨大进展,但耐多药结核病的诊治仍面临严峻挑战。过去10年,中国在结核病防控领域取得显著成功,发病率明显下降,发患者数由全球第二位降至第三位,但耐多药结核病的诊断和治疗危机仍在继续。据世界卫生组织报道:2015年,全球约58万例耐多药结核新发病例中,只有20%接受有效诊疗,治疗成功率仅52%,中国耐多药结核病例数仅次于印度。脊柱结核是最常见的肺外结核之一,约95%继发于肺结核,同样面临结核耐药疫情恶化的挑战。课题组临床研究发现:耐多药脊柱结核病变程度重(骨质破坏较重、脓肿较多、畸形较重、窦道迁延不愈),疗程长达2~10年,复发和复治率高,手术次数1~5次。目前临床使用的一线、二线抗结核药物多发明于50年前,而耐药突变速度远远超过新药研发速度,耐多药结核和广泛耐药结核疫情呈加重趋势,加上二线抗结核药物毒副作用大,导致耐多药脊柱结核治疗特别困难,疗程长、致残率高、复发率高、治愈率低、费用贵。

一、对脊柱结核耐药诊断重视不够,快速检测技术未普及

  在抗结核新药研发滞后的背景下,为应对严峻的结核耐药疫情,临床上只能通过药敏试验优选敏感一线、二线药物。脊柱结核的治疗多在综合性医院进行,目前抗结核治疗基本是"一刀切"式的经验性治疗。另外,因缺乏必要的专业知识培训,很多基层医师对用药种类、剂量、联合方案、疗程及副作用了解不够,导致方案不合理、疗程不够、不规律用药等。如果结核分枝杆菌存在耐药性,则会使整个疗程大大延长,甚至对临床治疗效果及耐药结核病的控制产生不利影响。准确、及时的MTB耐药检测是指导临床早期开展个体化药物治疗、控制结核病流行的前提。被誉为"金标准"的MTB传统耐药检测多以罗氏培养法为基础,再采用绝对浓度法行药敏检测,整个检测过程耗时长(8~12周),且培养阳性率低,很难适用于指导结核病的临床治疗。以BACTEC 960、BACT/ALERT 3D为代表的MTB快速培养耐药检测系统可以明显缩短检测耗时,但其目前仅能针对5种一线抗结核药物进行耐药检测且造价昂贵,限制了其临床应用。

  耐药结核临床特征复杂、治疗困难,有报道称MDR-TB患者5年生存率仅为50%,只相当于抗结核药物发现前的水平。随着耐药结核分枝杆菌在一些地区的广泛流行,对脊柱结核也构成了新的威胁。但迄今为止,这一问题还未引起脊柱外科医师的广泛关注,普遍缺乏标本送检及药敏试验的意识,国内外也仅有少量关于耐药脊柱结核的报道。我们在前期研究中发现,重庆地区脊柱结核耐药率约为16%,且存在MDR-TB,甚至极度耐药结核病例,多数耐药结核患者入院前经历了较长时间不正规的化疗,属于获得性耐药,还有一部分则为初治病例,一定程度上反映了耐药结核菌株的地区流行状况。2009年,Uday等也曾在印度对

25例耐多药脊柱结核患者开展前瞻性队列研究,认为应对耐药脊柱结核患者常规实施药敏试验。

随着相关政策法规的日益规范化,为防止活性菌株在检测操作过程中可能发生的污染、泄漏等问题,所有涉及结核分枝杆菌的检测均须依托于P3实验室,高昂的硬件建设费用使结核药敏试验在一般综合医院的推广普及相当困难。目前国内只有少数结核病专科医院有条件开展药敏试验,且多针对痰液标本,而脊柱结核患者一般在综合性医院收治,只有个别医院对脊柱结核患者进行了药敏试验。经验性治疗方案遇到耐药脊柱结核必将导致治疗失败,还可能导致获得性耐药及耐药种类的增多。因此,急需将药敏试验纳入脊柱结核的治疗常规中。

二、耐药机制研究是控制结核耐药的突破点

导致耐药结核数量逐年递增的因素很多,其中耐药基因突变、化疗方案欠合理、患者依从性差等是主要原因,尤其是不合理的化疗方案,只杀灭了绝大部分敏感菌和活动期的细菌,还留下少数耐药菌株或休眠期菌株继续繁殖,最终形成耐药菌选择性富集,从而产生获得性耐药结核。

1. 利福平(RFP)　RFP是抗结核联合化疗中的关键药物,因其快速杀菌的特性可缩短结核病的疗程,故结核分枝杆菌对RFP耐药就意味着疗程可能延长,预后较差。RFP通过与MTB的RNA聚合酶β亚基结合,阻碍信使RNA的合成、干扰细菌的基因转录、抑制菌体蛋白合成,发挥抗菌作用。如果编码β亚基的 *rpoB* 基因发生突变,导致利福平不能与β亚基结合,则造成MTB耐RFP。*rpoB* 基因在耐RFP菌株中的突变率为96%左右,且突变集中于 *rpoB* 507~533位的27个密码子(81bp)组成的区域内,最常见的位点是531、526、516。有报道称,*rpoB* 突变位点的不同与MTB对RFP耐药的程度有一定关联性,突变发生在531、526位的菌株多为RFP高度耐药株。

2. 异烟肼(INH)　INH自问世以来一直是重要的一线抗结核药物,其易渗透进入吞噬细胞,对细胞内、外的MTB均具有杀灭作用。INH在MTB菌体内经"过氧化氢酶-过氧化物酶"氧化形成具有活性的中间产物异烟酸,可抑制分枝菌酸合成的相关酶,导致MTB细胞壁破损。目前已知的INH耐药相关基因是 *katG*、*inhA*、*kasA*、*ahpC* 和 *oxyR*。*katG* 是上述"过氧化氢酶-过氧化物酶"的编码基因;*inhA* 编码的"烯酰基载体蛋白还原酶"和 *kasA* 编码的"β-酮酰基运载蛋白裂合酶"均参与分枝菌酸的合成,也是异烟酸作用的酶靶位;*ahpC*(编码烷基过氧化氢酶)和 *oxyR* 共同参与和调节MTB的氧化-应激应答。基因分析研究认为,*katG*、*inhA* 的突变和 *katG* 的完全缺失是MTB对INH产生耐药性的主要原因,在INH耐药株中 *katG*、*inhA* 的突变率分别为50%~70%和10%~35%。其中 *katG* 315位的突变与耐药有关,而 *katG* 463位的突变未发现与耐药有明显相关性。*katG* 完全缺失的发生率很低,可能是由于其在MTB的生存中起着重要作用,且缺失均出现在INH高度耐药株中。

3. 吡嗪酰胺(PZA)　PZA进入MTB菌体内,在吡嗪酰胺酶的作用下转化成吡嗪酸发挥抗菌作用。吡嗪酰胺酶的编码基因是 *pncA*,其突变可使吡嗪酰胺酶的活力下降或消失,导致MTB对PZA耐药。目前研究认为72%~98%的PZA耐药株是由于 *pncA* 基因突变或碱基缺失所致,常见于47、85位的突变及70位的G缺失。此外一部分耐PZA的MTB菌株检测不到 *pncA* 的突变或吡嗪酰胺酶仍有活力,提示还应有其他耐药机制存在。

4. 乙胺丁醇(EMB)　EMB是一种阿拉伯糖类似物,作用于MTB阿拉伯糖基转移酶,影

响细胞壁分枝菌酸-阿拉伯半乳聚糖-蛋白聚糖复合物形成,引起 MTB 细胞形态学改变而发挥抗菌作用。MTB 耐 PZA 主要与阿拉伯糖基转移酶的编码基因 *embB* 的突变有关。*embB* 的突变可使糖基转移酶结构改变,影响乙胺丁醇和糖基转移酶的相互作用从而产生耐药。据报道有 69% 的 EMB 耐药株存在 *embB* 基因的突变,其中 89% 都发生在 306 位密码子;但仍有 30% 的耐药株缺乏 *embB* 突变,说明存在其他耐药机制。

5. **链霉素(SM)**　SM 是在核糖体水平干扰原核生物蛋白质生物合成的氨基糖苷类抗生素,其作用于 MTB 的核糖体,干扰、抑制蛋白质的合成而发挥抗菌作用。链霉素主要作用部位在核糖体 30S 亚基(由 21 种核糖体蛋白和 16SrRNA 组成),MTB 对链霉素的耐药主要与核糖体 30S 亚基 S12 蛋白的编码基因 rpsL 及 16SrRNA 的编码基因 *rrs* 的突变有关。耐 SM 的 MTB 临床分离株发生 rpsL 和 rrs 基因突变率约 80%,而敏感株均未发现该基因突变。rpsL 的突变位点常见于 43、88 位;rrs 的突变位点主要集中在 530 环区和 904 位,常见有 491、512、513、516、903 位。

6. **氟喹诺酮类药物**　氟喹诺酮类药物主要指第三代和第四代喹诺酮类药物,目前已用于结核病临床治疗的主要是第三代喹诺酮类药物以及司帕沙星(第四代)。氟喹诺酮类药物通过干扰 MTB 的 DNA 回旋酶(gyrase),使 DNA、RNA 以及蛋白质的合成受扰,起到杀菌作用。DNA 回旋酶是由两个 A 亚基和两个 B 亚基组成的四聚体,编码基因分别为 *gyrA* 和 *gyrB*,目前已知 MTB 对氟喹诺酮类药物产生耐药性即是上述 2 个基因的突变所致。

三、国内外结核耐药诊断技术现状及问题

结核耐药已成为全球范围内急需解决的科学问题和社会问题,在标准化疗方案的可靠性下降、研发抗结核新药无显著进展的背景下,药敏试验指导下的个体化化疗方案成为唯一选择。控制耐药结核病的关键在于合理使用敏感药物,但 WHO 报道仅 3% 的耐药结核病患者得到了准确有效的治疗。因此,应尽早诊断结核耐药、及时进行药敏指导下的个体化治疗,以降低获得性结核耐药的发生和原发性结核耐药的传播。常规结核药敏试验方法结果可靠,但耗时 2~3 个月,期间耐药结核患者无法得到有效治疗。因此快速准确的分子药敏检测方法成为结核耐药检测领域的研究热点。目前已开发的实验室及商业化结核耐药基因检测技术具有准确、简便、快速的特点,但大多只针对一线药物中异烟肼和/或利福平设计。

(一) **基于结核分枝杆菌培养的表型耐药检测方法**

这类方法准确、检测种类全,但阳性率低、耗时长、生物安全性差。

1. **常规结核分枝杆菌培养、药敏试验**　目前普遍采用的结核分枝杆菌的培养方法为改良罗氏培养基分离结核分枝杆菌,培养阳性者菌株再次接种含药培养基进行药敏试验,有绝对浓度法和比例法(图 26-1),方法简单、经济,可检测 10 余种一线、二线药物。细菌生长缓慢,至少 4 周方能判断是否有细菌集落生成,且培养阳性率很低,文献报道其阳性率分别为 14.5% 和 30.2%。原因可能是骨关节结核病灶为缺血、低氧环境,脓液、干酪样组织、肉芽组织中细菌量少,加上术前至少 2 周强化抗结核药物治疗,存活细菌进一步减少,结核分枝杆菌 L 型转变也会导致较高的假阴性率。即使是细菌培养取得成功的标本,也还要经历更长时间的药敏试验,虽然绝对浓度法值得信赖、应用最广泛,但 2~3 个月的等待结果时间也使得医师、患者对传统药敏试验方法缺乏兴趣,并且错过了术后抗结核治疗的最佳时期。而且生物安全性差,只能在结核病院进行检测。

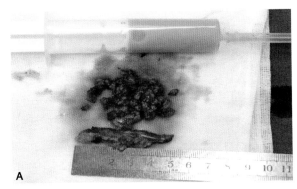
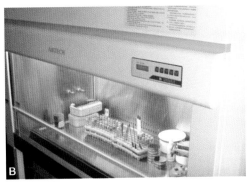
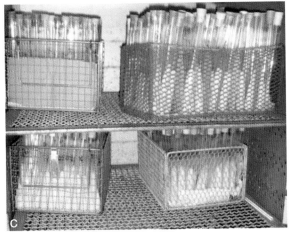

图 26-1　常规结核分枝杆菌培养药敏试验

A. 术中采集病灶脓液及坏死组织标本；B. AIRTECH 生物安全柜；C. 绝对浓度法药敏试验（L-J 培养基）。

2. **快速结核分枝杆菌培养、药敏试验**　针对改良罗氏培养时间长、阳性率低这一难题，现有的研究中基于液体培养基的结核分枝杆菌快速培养、药敏试验，实现了快速自动化培养。分枝杆菌快速培养技术出现于 20 世纪 70 年代，目前有代表性的有美国 BD 公司的 Bactec MGIT 960 分枝杆菌快速培养、药敏检测系统和法国梅里埃公司的 BacT ALERT 3D 分枝杆菌快速培养、药敏检测系统（图 26-2），对结核病快速诊断和耐药检测起到了重要作用。操作简便，耗时短至 2 周，培养阳性率较传统方法明显提高，但价格昂贵，目前仅能检测 5 种一线药物的敏感性。需要连续稳定的电力供应来保证培养箱温度恒定及数据保存，加上生物安全防护问题，国内仅能在大型结核病院进行。

3. **噬菌体法药敏试验**　通过检测噬菌体在暴露于药物的结核分枝杆菌内的复制情况来完成药敏试验。商品化的 FASTPlaque 试验（英国）是基于 Wilson 等描述的结核分枝杆菌快速药敏试验，快速生长的结核分枝杆菌通过噬菌体裂解形成噬菌斑孔洞，试验结果在 2 天内就可以用肉眼判读。目前，噬菌体法主要集中在从培养物中检测利福平耐药，其灵敏度高，但特异度不稳定且略低，直接用于痰液标本时缺乏准确性，存在不能解释的假耐药、高污染率和不确定结果等缺点。

4. **MODS 法药敏试验**　显微镜观察药物敏感度检测技术（microscopic observation drug-suscetpibilityassay，MODS）是近几年发展起来的一种新的结核病病原学诊断方法，通过在液体培养基中观察到分枝杆菌呈索状结构生长来判定阳性结果，具有快速、敏感、检测成本低

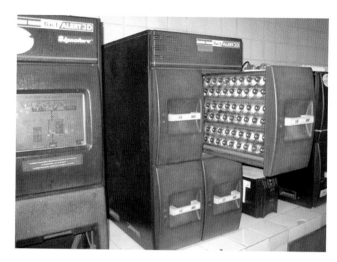

图 26-2 BACT/ALERT 3D 自动培养分析系统

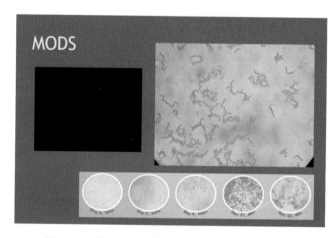

图 26-3 显微镜观察药物敏感度检测技术 MODS

的优势(图 26-3)。大量研究表明,MODS 技术检测结核分枝杆菌异烟肼、利福平、乙胺丁醇、链霉素、丙硫异烟胺、阿米卡星、卷曲霉素、左氧氟沙星耐药性具有快速(7 天)、操作简便的优点,与传统罗氏法结果有较高的符合率(90% 以上),可作为结核分枝杆菌及耐药性的快速检测方法之一。

(二)基于基因突变检测的基因型耐药检测方法

这类方法敏感性及特异性高、耗时短、生物安全性高,但多数只能检测异烟肼和/或利福平。

1. DNA 序列测定 随着对结核耐药相关基因及相应突变位点研究的深入,基于结核耐药基因检测的快速诊断技术展现了广阔的临床应用前景。一线抗结核药物及部分二线药物中多个耐药相关基因已被分析鉴定(表 26-1)。

DNA 序列测定不仅能检测突变,而且能确定突变的部位与性质,是检测基因突变的最理想方法和金标准。DNA 序列测定有多种方法,PCR-DNA 序列测定简便、快速,是最常用的测定方法。对每一菌株来说,要测定各种抗结核药物耐药基因突变部位需多次反应,费用昂贵,测序仪也难以在普通实验室普及,难以常规用于临床诊断。

表 26-1　结核分枝杆菌耐药相关基因

抗结核药物	耐药相关基因	编码对象
利福平（RFP）	*rpoB*	RNA 聚合酶 β 亚基
异烟肼（INH）	*katG*	过氧化氢酶-过氧化物酶
	inhA	烯酰基载体蛋白还原酶
	ahpC	烷基过氧化氢酶
	kasA	β-酮酰基运载蛋白裂合酶
	oxyR	氧化-应激应答反应调节蛋白 OxyR
吡嗪酰胺（PZA）	*pncA*	吡嗪酰胺酶
乙胺丁醇（EMB）	*embB*	阿拉伯糖基转移酶
链霉素（SM）	*rpsL*	核糖体 30S 亚基 S12 蛋白
	rrs	核糖体 30S 亚基 16SrRNA
氟喹诺酮类药物	*gyrA*	DNA 回旋酶 A 亚基
	gyrB	DNA 回旋酶 B 亚基

2. 线性探针技术　线性探针（LiPA）是一种体外线性 DNA 探针技术,应用生物素修饰的特异引物扩增 DNA,使 PCR 产物带有生物素标记,将 PCR 产物变性后与固定在膜上的特异寡核苷酸探针杂交,通过杂交信号而获得序列信息,通过酶免疫显色法显示结果,简便、快速、准确,但是受膜上探针的限制,不能检测出所有的突变类型。LiPA 技术以其快速、准确、较低的技术要求和简易的标本运输等优势,成为 WHO 推荐的药物敏感试验方法。目前商品化的 LiPA 技术主要有 INNO-LiPA Rif TB（Innogenetics,Ghent,比利时）和 GenoType MTBDR-plus kit（Hain Life-science,Nehren,德国）,但只能检测对异烟肼和利福平的耐药（图 26-4A）。Hain Life-science 公司在 Genotype® MDR-Tbplus 的基础上开发了 Genotype® MTBDRsl,用于检测二线药物的耐药（图 26-4B）,结果可检出 80% 的 XDR-TB,具有良好的应用前景,但因存在其他耐药机制及基因突变位点覆盖不完全,对 EMB、CPM 等药物的敏感性仍然较低。

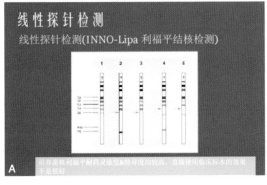
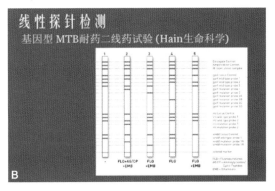

图 26-4　线性探针技术
A. 线性探针检测利福平耐药;B. 线性探针检测二线抗结核药物耐药。

3. real-time PCR 法　最具有代表性并被广泛应用的是 Cepheid 公司开发的 Xpert® MTB/RIF(图 26-5),这是一种基于巢式 real-time PCR 方法的结核分支杆菌耐药分子检测仪器,可以在检测平台中对结核病患者的痰液标本进行核酸提取、扩增、杂交、信号检测、结果读出等一系列自动化操作,在 2 小时内得到利福平耐药结果,基本实现了"sample-in,answer-out",仅能用于能诊断结核和利福平耐药。

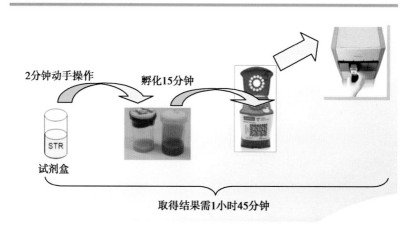

图 26-5　Xpert MTB/RIF 操作流程

4. **基因芯片法**　基因芯片技术将特定设计的 DNA 探针规律地固化于芯片表面,形成二维 DNA 探针阵列,将样品 DNA 或 RNA 通过 PCR 扩增并进行荧光标记,然后与芯片探针杂交,再用激光或 CCD 摄影头扫描仪扫描杂交信号,通过目测或软件分析得到基因表达或突变的信息。博奥研发成功第一代 DNA 微阵列芯片法结核分枝杆菌耐药基因检测试剂盒及配套设备,可检测与利福平和异烟肼耐药相关的 *rpoB*、*katG*、*inhA* 基因的 8 个突变位点,结核诊断阳性率 74.18%;利福平敏感度 88.9%、特异度 90.7%;异烟肼敏感度 80.0%、特异度 91.0%,耗时 6 小时。该技术涵盖了从样品制备到结果报告的全过程,采用自动化的检测平台及判读软件(图 26-6),具有结果准确可靠、自动化程度高等明显优势。

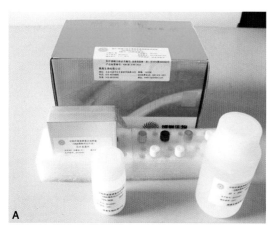
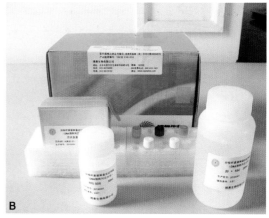

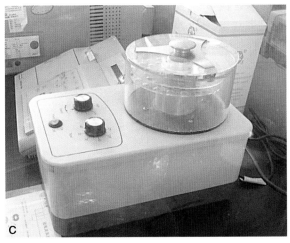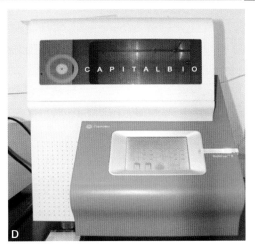

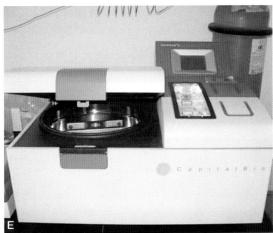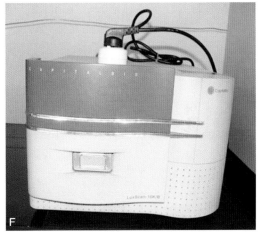

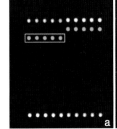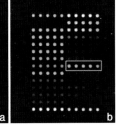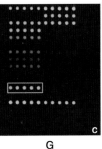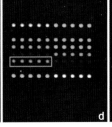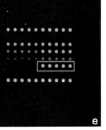

图 26-6　基因芯片法检测结核分枝杆菌

A. DNA 微阵列芯片试剂盒结核分枝杆菌耐药基因检测试剂盒；B. 分枝杆菌菌种鉴定试剂盒；C. 核酸快速提取仪；D. 芯片杂交仪；E. 芯片洗干仪；F. 芯片扫描仪；G. 脊柱结核菌种鉴定及 INH、RMP 耐药基因突变检测的基因芯片杂交图：a. 结核分枝杆菌菌种鉴定杂交图（白色框）；b. RMP 耐药检测：rpoB 531（TCG→TTG）突变（白色框）；c. RMP 耐药检测：rpoB 516（GAC→GTC）突变（白色框）；d. INH 耐药检测：katG 315（AGC→ACC）突变（白色框）；e. INH 耐药检测：inhA-15C-T 突变（白色框）。

　　二代 tag 微阵列基因芯片研发：根据常见的结核分枝杆菌对利福平、异烟肼、链霉素、乙胺丁醇、喹诺酮、卡那霉素、卷曲霉素、阿米卡星等耐药相关基因突变信息，采用多重等位基因特异性 PCR 结合通用芯片（tag array）技术对 *rpoB*、*katG*、*inhA*、*rpsL*、*rrs*、*oxyR-ahpC*、*embB*、*gyrA* 等基因常见的 22 个突变位点 38 种突变型进行检测：利福平敏感度为 93.23%、特异度为 91.30%；异烟肼敏感度为 87.90%、特异度为 91.67%；链霉素敏感度为 92.38%、特异度为

82.35%;乙胺丁醇敏感度为 61.90%、特异度为 58.11%;喹诺酮类敏感度为 86.27%、特异度为 91.49%;氨基糖苷类及环肽类敏感度为 78.19%、特异度为 94.11%。检测种类包括 4 种一线药物和 4 种二线药物,6 小时出结果,敏感度、特异度需要进一步优化提高。

5. 微流控芯片　微全分析系统概念是 1990 年首次由瑞士的 Manz 与 Widmer 提出的,微流控分析系统从以毛细管电泳分离为核心的分析技术发展到液液萃取、过滤、无膜扩散等多种分离手段。其中多相层流分离微流控系统结构简单,有多种分离功能,采用多相层流技术实现芯片上对试样的无膜过滤、无膜渗析和萃取分离。这种快速分离能力恰恰是传统结核分枝杆菌分离培养技术的短板。

目前很少有技术能够实现在微米尺度的细胞图案化成像分析后,再进行基因表达分析的研究。微流控芯片技术作为一种能够在纳米水平对细胞、细胞因子、分子等对象进行精确操控分析的研究平台,已成为实现 point-of-care 的最热门的生物技术之一。Ralph Weissleder 采用结核特异性抗体标记的磁性纳米铁粒子与结核分枝杆菌绑定,通过微流控技术将含有结核分枝杆菌的样品导向核磁共振(nuclear magneticresonance,NMR)单元,该单元含有微弹簧圈和滤膜,2 小时可实现结核分枝杆菌的快速分离、浓集,为结核快速诊断带来希望(图 26-7)。Liu 等开发出一种可检测潜伏性结核病的微流控芯片:将能与 IFN-γ 结合的一小段单链 DNA 片段涂在一片晶片上,然后将这个晶片置入芯片中,后者含有为血液样本准备的微小通道。如果 IFN-γ 存在于血样中,它就会与 DNA 结合,并触发一个可读取的电信号,如芯片读出高浓度的 IFN-γ,送检者即可被确诊为潜伏性结核病患者。迄今以结核分枝杆菌为研究对象的微流控技术主要为结核诊断及免疫学研究,还没有检测结核表型耐药和基因型耐药的研究。

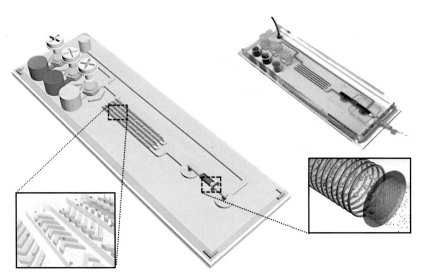

图 26-7　结核分枝杆菌分离微流控芯片

近年来,微流控技术日益成熟,应用广泛。所谓微流控芯片又称为芯片实验室,简单理解就是将传统实验室整合到一张微型芯片中,完成实验室的各项功能。具有体积小、高通量、易于集成、便携的优点。能否应用微流控技术实现快速、准确、安全的检测耐药结核? 能否与荧光 PCR 技术结合,简单、高效的检测更多的药物,最终找到一种合理、快速准确、安全简便的耐药结核检测手段? 目前关于结核耐药检测微流控芯片的研究很少,我们研发一种微流控芯片,同步检测常见的抗菌药物耐药基因,并分析其诊断效能。同时建立检测体系,为临床化疗方案的制定提供依据。

目前,国内外已有晶芯®、INNO-LiPA®、Genotype® MDR-TBplus、Xpert® MTB/RIF 等几种商品化的结核分子药物敏感检测方法(表 26-2),取得了较高的敏感性和特异性,耗时最短 1 小时,缺点是只能针对一线药物中的异烟肼和利福平进行检测,对临床标本及对痰液涂片阴性标本检测敏感度相对较低。上述方法安全、快速、准确,可在综合医院开展,但该方法要求技术人员具备一定的分子生物学实验技能,不适合在基层开展。

表 26-2　几种商品化结核耐药快速检测系统性能比较

品名	来源	费用	适用性	技术要求	检测耗时	检测药物种类
改良米氏培养基 + BACT/ALERT 3D	美国	高	结核病院	高	2 个月	5 种一线药物及 6 种二线药物
晶芯® 分枝杆菌耐药基因检测试剂盒	中国	中	综合医院	高	≤6 小时	2 种一线药物:异烟肼、利福平
Xpert® MTB/RIF	美国	高	综合医院	高	≤2 小时	2 种一线药物:异烟肼、利福平
Genotype® MTBDRsl	德国	高	综合医院	高	≤24 小时	1 种一线药物;4 种二线药物:氟喹诺酮类、卡那霉素、阿米卡星、卷曲霉素、乙胺丁醇
INNO-LiPA® Rif. TB	比利时	高	综合医院	高	≤48 小时	2 种一线药物:异烟肼、利福平

四、展望

自 1998 年 Cole 等首次报道 MTB 标准株 *H37Rv* 的全基因序列以来,人们从基因水平上分析 MTB 耐药性的探索从未停止。面对日趋严重的耐药结核病疫情,为使药物治疗更加及时、有效,迫切地需要继续深入探索 MTB 的耐药相关基因,将结核耐药快速检测技术不断完善。快速耐药检测手段指导临床开展早期、有效的药物治疗,与传统药物敏感检测形成互为补充的检测体系。随着研究的不断深入和技术的不断完善,快速、准确的结核耐药检测技术必将广泛应用于临床,成为指导结核病个体化药物治疗的利器。

（张泽华　武文杰　许建中）

参考文献

[1] YASUO S, KUNIO D, YOKO Y, et al. Five-antituberculosis Drug-resistance Genes Detection Using Array System[J]. J Clin Biochem Nutr, 2008, 42(3):228-234.

[2] 张泽华, 万东勇, 许建中, 等. 结核分枝杆菌快速培养和常规药敏试验在脊柱结核治疗中的应用[J]. 中华骨科杂志, 2008, 28(12):988-991.

[3] GARRIGO M, ARAGON L M, ALCAIDE F, et al. Multicenter Laboratory Evaluation of the MB/BacT Mycobacterium Detection System and the BACTEC MGIT 960 System in Comparison with the BACTEC 460TB System for Susceptibility Testing of Mycobacterium tuberculosis[J]. J Clin Microbiol, 2007, 45(6):1766-1770.

[4] SCARPARO C, RICORDI P, RUGGIERO G, et al. Evaluation of the Fully Automated BACTEC MGIT 960 System for Testing Susceptibility of Mycobacterium tuberculosis to Pyrazinamide, Streptomycin, Isoniazid, Ri-

fampin,and Ethambutol and Comparison with the Radiometric BACTEC 460TB Method[J]. J Clin Microbiol, 2004,42(3):1109-1114.

[5] BANERJEE A,DUBNAU E,QUEMARD A,et al. InhA,a gene encoding a target for isoniazid and ethionamide in Mycobacterium tuberculosis[J]. Science,1994,263(5144):227-230.

[6] ZHANG Y,HEYM B,ALLEN B,et al. The catalase peroxidase gene and isoniazid resistance of Mycobacterium tuberculosis[J]. Nature,1992,358(2):591-593.

[7] TELENTI A,HONORE N,BERNASCONI C,et al. Genotypic assessmentof isoniazid and rifampin resistance in Mycobacterium tuberculosis:a blind study at reference laboratory level[J]. J Clin Microbiol,1997,35(3):719-723.

[8] RAMASWAMY S,MUSSER J M. Molecular genetic basis of antimicrobial agent resistance in Mycobacterium tuberculosis[J]. Tuber Lung Dis,1998,79(1):3-29.

[9] 张光铂,吴启秋,关骅,等.脊柱结核病学[M].北京:人民军医出版社,2007:142-156.

[10] TAT'KOV S I,SIVKOV A IU,BOLDYREV A N,et al. Evaluation of biochips for the rifampin resistance detection of M. tuberculosis in strains isolated at the Novosibirsk and Tomsk regions[J]. Mol Gen Mikrobiol Virusol,2007(3):9-15.

[11] GRYADUNOV D,MIKHAILOVICH V,LAPA S,et al. Evaluation of hybridisation on oligonucleotide microarrays for analysis of drug-resistant Mycobacterium tuberculosis[J]. Clin Microbiol Infect,2005,11(7):531-539.

[12] MARIAM D H,MENGISTU Y,HOFFNER S E,et al. Effect of rpoB mutations conferring rifampin resistance on fitness of Mycobacterium tuberculosis[J]. Antimicrob Agents Chemother,2004,48(4):1289-1294.

[13] GINGERAS T R,GHANDOUR G,WANG E,et al. Simultaneous genotyping and species identification using hybridization pattern recognition analysis of generic mycobacterium DNA arrays[J]. Genome Res,1998,8(5):435-448.

[14] TROESCH A,NGUYEN H MIYADA CG,et al. Mycobacterium species identification and rifampin resistance testing with high density DNA probe arrays[J]. J Clin Microbiol,1999,37(1):49-55.

[15] HEAD S R,PARIKH K,ROGERS Y H,et al. Solid-phase sequence scanning for drug resistance detection in tuberculosis[J]. Molecular and Cellular Probes,1999,13(1):81-87.

[16] SOUGAKOFF W,RODRIGUE M,TRUFFOT-PERNOT C,et al. Use of a high-density DNA probe array for detecting mutations involved in rifampicin resistance in Mycobacterium tuberculosis[J]. Clin Microbiol Infect,2004,10(4):289-294.

[17] KIM S Y,PARK Y J,SONG E,et al. Evaluation of the CombiChip Mycobacteria Drug-Resistance detection DNA chip for identifying mutations associated with resistance to isoniazid and rifampin in Mycobacterium tuberculosis[J]. Diagn Microbiol Infect Dis,2006,54(3):203-210.

[18] CAOILI J C,MAYOROVA A,SIKES D,et al. Evaluation of the TB-Biochip oligonucleotide microarray system for rapid detection of rifampin resistance in Mycobacterium tuberculosis[J]. J Clin Microbiol,2006,44(7):2378-2381.

[19] ISAKOVA ZH T. Fast identification of rifampicin-and isoniazid resistance of M. Tuberculosis strains by the "TB-biochip" test system[J]. Georgian Med News,2008,(158):15-19.

[20] KIEPIELA P,BISHOP K S,SMITH A N,et al. Genomic mutations in the katG,inhA and aphC genes are useful for the prediction of isoniazid resistance in Mycobacterium Tuberculosis isolates from Kwazulu Natal, South Africa[J]. Tuber Lung Dis,2000,80(1):47-56.

[21] 陈曦,马玙,金奇,等.耐异烟肼结核分枝杆菌临床分离株耐药相关基因突变研究[J].中华结核和呼吸杂志,2005,28(4):250-253.

[22] HAAS W H,SCHILKE K,BRAND J,et al. Molecular analysis of katG gene mutations in strains of Mycobac-

terium tuberulosis complex from Africa[J]. Antimicrob Agents Chemother,1997,41(7):1601-1603.

[23] ZHANG S L,SHEN J G,XU P H,et al. A novel genotypic test for rapid detection of multidrug-resistant My-cobacterium tuberculosis isolates by a multiplex probe array [J]. J Appl Microbiol, 2007, 103 (4): 1262-1271.

[24] WADE M M,VOLOKHOV D,PEREDELCHUK M,et al. Accurate mapping of mutations of pyrazinamide-re-sistant Mycobacterium tuberculosis strains with a scanning-frame oligonucleotide microarray[J]. Diagn Mi-crobiol Infect Dis,2004,49(2):89-97.

[25] RODRIGUES V F,TELLES M A,RIBEIRO M O,et al. Characterization of pncA mutations in pyrazinamide-resistant Mycobacterium tuberculosis in Brazil[J]. Antimicrob Agents Chemother,2005,49(1):444-446.

[26] TRACEVSKA T,JANSONE I,BAUMANIS V,et al. Spectrum of pncA mutations in multidrug-resistant Myco-bacterium tuberculosis isolates obtained in Latvia [J]. Antimicrob Agents Chemother, 2004, 48 (8): 3209-3210.

[27] DENKIN S,VOLOKHOV D,CHIZHIKOV V,et al. Microarray-based pncA genotyping of pyrazinamide-resist-ant strains of Mycobacterium tuberculosis. J-Med-Microbiol[J]. 2005,54(12):1127-1131.

[28] WADE M M,VOLOKHOV D,PEREDELCHUK M,et al. Accurate mapping of mutations of pyrazinamide-re-sistant Mycobacterium tuberculosis strains with a scanning-frame oligonucleotide microarray[J]. Diagn Mi-crobiol Infect Dis,2004,49(2):89-97.

[29] 吴雪琼,张琼,张俊仙,等.应用基因芯片分析结核分枝杆菌常见耐药基因型的研究[J].中国防痨杂志,2006,28(1):4-10.

[30] NOSOVA EIU,GALKINA KIU,ANTONOVA O V,et al. Use of molecular-biological microchip TB-BIOCHIP-2 for detecting of Mycobacterium tuberculosis with multidrug resistance to fluoroquinolones in patients with new detected and chronic tuberculosis[J]. Vestn Ross Akad Med Nauk,2008(3):16-19.

[31] COLE S T,BROSCH R,PARKHILL J,et al. Deciphering the biology of Mycobacterium tuberculosis from the complete genome sequence[J]. Nature,1998393(6685):537-544.

[32] 许建中.对脊柱结核手术指征和手术方式的再认识[J].中国脊柱脊髓杂志,2006,16(12):889-890.

[33] 吴启秋,潘毓萱,毕志强,等.骨关节结核病灶中耐多药结核分枝杆菌对疗效的影响[J].中华骨科杂志,2005,25(7):431-433.

第二十七章

抗结核药物缓释材料的实验研究

缓释药物释放系统(controlled-release drug delivery system,CRDDS)是近年来国内外学者提出的一种比较新颖的给药理念,已成为研究的热点。CRDDS 不仅能根据治疗需要控制药物的有效释放时间,还能将长时间维持在有效浓度内的药物直接富集、作用于病患部位,提高药效的同时也减少了药物的全身不良反应。CRDDS 用于脊柱结核患者的治疗优势在于:作用部位有针对性,可提高药物的利用率,从而降低体外反复给药次数及药物剂量,安全有效;药物释放稳定、可控;可以释放许多新的复合大分子药物;具有一定的支撑作用,无毒、可降解。药物的有效缓释时间和浓度能否达到临床治疗的要求,承载药物的生物材料起着关键作用。该生物材料不仅要易于制备,而且还要能在释放药物的同时有效控制药物释放的速度、浓度及维持时间;同时,优秀的 CRDDS 也要具备良好的生物相容性,且在自身降解的过程中有利于结核病灶骨缺损区新骨的爬行替代,因此对材料要求很高。

抗结核药物缓释材料目前尚处于研发阶段,目前已有多种材料被报道可作为抗结核药物的载体,最具代表性的缓释载体可分为无机材料、高分子材料和生物类材料三大类。无机材料包括有硫酸钙、羟基磷灰石、磷酸钙、碳酸钙、骨水泥(聚甲基丙烯酸甲酯)等;高分子材料主要包有聚乳酸、聚乙醇酸、聚乳酸-乙醇酸共聚物;生物类材料包括蛋白、白蛋白纳米粒、明胶、藻酸盐、甲壳素、脱矿骨基质、综合纳米抗结核支架等。除此之外,近年来还有多种新型混合材料也受到研究者们的广泛关注。本章主要选取了研究最为成熟的几种材料,回顾其发展状况,并分析展望其未来的应用前景。

(闫军法　王骞　王自立)

第一节　无机材料——羟基磷灰石

一、羟基磷灰石的生物学特性

1. **羟基磷灰石的化学结构**　羟基磷灰石化学式为 $Ca_{10}(PO4)_6(OH)_2$,其晶体周围是呈六方排列的 Ca^{2+}、PO_4^{3-}、OH^-。羟基磷灰石的晶体结构属于六维空间群,晶胞尺寸为 $a=b=9.421nm$,$c=6.884nm$。其中以两羟基连线为轴,形成立体六重对称性结构通道,羟基也作为活性离子交换基团,易与很多离子发生替换。

2. **羟基磷灰石的骨诱导及骨传导活性**　尽管目前关于羟基磷灰石诱导骨生成的研

究很热门,但确切机制仍不完全清楚。事实上,目前大家较为认可的是:微观结构的表面特性(包括晶粒尺寸,微孔率,表面粗糙度和比表面积)决定了羟基磷灰石与蛋白质结合的能力,该能力可能其是骨诱导的关键因素之一。因此,不同的羟基磷灰石的制作工艺(合成方式、大隙、晶粒大小和表面粗糙度的不同),导致了其不同的骨诱导潜能。如微/大孔双相磷酸钙羟基磷灰石颗粒可以诱导肌肉部位的异位骨形成或骨部位的骨形成。在生物材料植入之后,蛋白质吸附即可发生,这会影响种植体周围局部微环境中细胞的黏附、增殖和分化。因此,对磷酸钙类羟基磷灰石骨诱导机制的一个普遍解释是:材料微孔结构会导致各种内源性骨生长因子在内孔表面的高度吸附和积累,刺激间充质干细胞分化进入成骨细胞,最终实现成骨诱导。此外,羟基磷灰石的表面形态和其释放的无机离子也可能是成骨分化和骨形成的直接诱发因素,如羟基磷灰石在体内溶解时产生的钙、磷等离子可刺激成骨基因的表达。另外,已证明在植入骨缺损部位时,骨植入物表面的不规则凹陷可促进骨形成。羟基磷灰石在生产过程中产生出颗粒表面的凹陷,这在体外可诱导表面矿化,在体内可异位诱导骨形成。凹面尺寸直接影响表面矿化的程度(凹面尺寸减少4倍,导致钙摄取增加约123倍)。凹面类似于破骨细胞形成过程中产生的半骨质沟,以此引发骨诱导活性,且表面矿化过程优先开始于凹陷内而不是在羟基磷灰石的平坦表面上。而骨传导是指骨缺损边缘向内生长或向下进入生物材料的孔隙,生物材料作为支架或模板来指导新骨组织的形成。羟基磷灰石被认为能够与活组织形成直接化学键,是无毒且有骨传导性的生物活性材料,因此被广泛用作口腔科、颌面外科和矫形外科手术修复骨缺损的植入材料,并作为金属植入物的涂层材料。以前的研究涉及体外和体内的研究报道,与非涂层植入物相比,羟基磷灰石涂层有助于更快的骨附着,可产生更高的整合率。钙和磷酸盐是能够成功诱导新骨生成的主要因素,在细胞水平,羟基磷灰石可触发干细胞或骨祖细胞向成骨方向分化,其释放的钙和磷酸根离子在植入部位具有较强的多种细胞趋化性,并且在植入物空隙中加速新形成骨的矿化。在分子水平上,羟基磷灰石还与骨诱导蛋白具有很高的亲和力,增加了细胞活性。简单来说就是,低结晶度羟基磷灰石部分解离成简单信号分子(即钙和磷酸根离子),其诱导骨髓间充质干细胞内骨诱导蛋白生长因子(骨形态发生蛋白2)的产生和分泌,来进行诱导新骨生成。

3. 羟基磷灰石材料的不足与改良 准确模拟羟基磷灰石和磷酸钙中的阳离子和阴离子取代基,可以改变羟基磷灰石的晶粒尺寸、拓扑结构、化学成分、结晶度和表面电荷,最终影响到材料溶解速率、致密化行为、机械强度和生物相容性等。作为骨组织缺损部位的移植物,尤其在承重部位,对移植物的机械强度就有一定的要求。天然骨骼抗压强度变化为:松质骨4~12MPa,皮质骨130~180MPa,具体数值随骨骼所在部位及年龄的变化而变化。目前,纯羟基磷灰石支架的压缩强度为(30.2±6.0)MPa。天然骨骼通过内部松质骨、外部皮质骨这种材质梯度的形式来维持机械强度,而羟基磷灰石或其他磷酸钙类羟基磷灰石在制备过程中产生的裂纹会扩展,导致硬质材料结构被破坏,增加了材料的脆性。羟基磷灰石本身固有的脆性和低断裂韧性(抵抗裂纹扩展能力)限制了其在承重条件下的使用。此外,为了保持移植物较高的生物活性和骨传导性,需要有高孔隙率及较大的孔径值来支持,这就进一步降低了羟基磷灰石的机械稳定性,同时也增加了材料制造的复杂性。正是这些固有缺陷,单纯利用羟基磷灰石治疗各种骨缺损疾病未能取得理想的效果。而机械稳定性可以通过新形成骨之间的相互绞锁、植入物的宏观设计、硬度和界面应力,以及界面摩擦和骨-植入物间隙尺寸来影响,如对于孔隙的形成可加以控制,通过限制孔隙的大小及数量来限制裂纹的生长,增强材料的强度。提高韧性简单有效的方法是羟基磷灰石与聚合物涂层相结合,形成具有生物活性的微结构。掺入的聚合物还可作为生长因子和治疗药物的载体,强化羟基磷灰石的生物学功能。

二、羟基磷灰石在抗感染治疗中的应用

生物活性磷酸钙和生物活性玻璃已被广泛用作药物递送的基质。生物羟基磷灰石被认为是一种合适的药物载体,因为它们利用羟基磷灰石基质的硬化学性质,有效地保护所承载的药物分子免受酶降解或由体内酸碱度、温度等因素所诱导的变性,具有并入和保留活性物质的能力,随着时间的推移以受控的方式局部递送,逐渐降解并被新形成的骨替代。使用这种方法使目标药物在骨组织中更容易达到有效浓度,同时也降低或消除血浆药物浓度,避免二次作用或一般毒性。生物羟基磷灰石支架的局部药物释放可根据两种主要机制进行:通过生物羟基磷灰石载体的多孔网络扩散和通过其渐进的生物降解。基于这些机制,各种支架特征及负荷剂量都参与了释放剂量的输送动力学和控制。目前应用的聚合物涂覆生物羟基磷灰石或生物活性玻璃支架就是基于以上特性,作为局部药物递送载体,并且对药物递送具有选择性,由此增强支架的内在生物活性。迄今为止,已有一系列不同的药物被纳入到支架中。作为药物载体,羟基磷灰石纳米颗粒具有 pH 依赖性溶解度和低毒性的优点。近年来开发出的混合羟基磷灰石中空微粒,通过组合羟基磷灰石中空微粒和脱乙酰壳多糖/藻酸钠,使其具有高比表面积、高载抗结核药和持续的 pH 依赖性药物释放能力,其载抗结核药率高达 90.0%(固体羟基磷灰石微粒 39.6%),在可控药物递送的新型药物载体方面具有很大的潜力。已知将植入物放置在活的生物体内后,细菌细胞可黏附于其表面,导致形成生物膜,造成持续性感染。因此,现在的植入物表面不仅应具有良好的生物相容性,还应具有抗菌性能。载有抗生素的羟基磷灰石植入物涂层可以允许局部递送抗生素,以防止手术植入后的感染或炎症反应。用真空等离子喷涂技术在钛样品上制备了不同浓度的羟基磷灰石-银离子涂层,这种涂层对人体细胞没有细胞毒性,对大肠杆菌和金黄色葡萄球菌显示出抗菌活性。通过电感耦合等离子体发射光谱法分析羟基磷灰石-银离子中释放银离子(浓度为 1 000ppm)的量,开始时每 24 小时 7.11g(释放量最高),在 4 天内连续降低,直至达到每 24 小时 0.20~0.41g(几乎恒定),15 天内的总释放量被确定为 12.61g。第 1 天内银离子有效释放,降低了细菌对种植体表面的初始黏附,与无涂层的羟基磷灰石相比,大肠杆菌和金黄色葡萄球菌存活率小于 0.001%。有研究将聚己内酯与四环素混合在溶剂中,并将其涂覆到多孔羟基磷灰石支架(孔隙尺寸为 150~200μm,孔隙率 87%),与局部直接使用四环素相比未出现明显的爆发性释放,机械性能由聚己内酯涂层补足。类似的含硫酸妥布霉素聚己内酯-羟基磷灰石支架在体外维持了 10 周的杀菌活性。

在对骨关节结核的治疗上,使用含二氧化硅纳米粒子的多孔 β-磷酸三钙生物羟基磷灰石,异烟肼和利福平的载抗结核药率分别达 71.0% 和 63.7%。体外模拟体液实验中,异烟肼首日释放量约为总装载量(1mg)的 25%,大约 80% 的药物在 84 天后被释放出来。体内实验

中,异烟肼药物浓度在第 7 天达到最大值(约 105mg/L),且保持在有效最小抑制浓度(异烟肼:10mg/L;利福平:5mg/L)超过 8 周。

(闫军法　王骞　王自立)

第二节　高分子材料——聚乳酸/聚乙醇酸

聚乳酸是以生物资源为原料的化学合成生物降解高分子,其原料乳酸来源于农作物,具有可再生性和生物降解性,其降解产物是二氧化碳和水,可以重新进入到植物的光合作用过程中,由此可见聚乳酸是一种理想的绿色材料,既摆脱了对不可再生资源的依赖,又能够满足可持续发展的要求。聚乳酸具有无毒、无刺激性,以及良好的生物相容性和生物可吸收性,可以应用于手术缝合线、药用载体、骨科材料等医学领域。通常聚乳酸降解速度长达数年,虽然通过调节分子量可以在一定程度上调控其降解速度,但其可调空间有限,难以满足不同领域的需求。而乙醇酸分子结构比乳酸少了一个侧甲基,其吸水性强于乳酸,降解速度较快,因此常用于与乳酸共聚,通过调节聚乳酸/聚乙醇酸(polylacticcoglycollic acid,PLGA)中乙醇酸的含量可以实现对聚合物降解周期的调控。

一、聚乳酸抗结核缓释材料的实验研究

(一) 聚乳酸纳米粒的制备

聚乳酸纳米粒的制备方法主要分两类:一类是将现成的聚合物分散法,主要包括溶剂挥发法、自乳化-溶剂扩散法、乳化-容积扩散法、纳米沉积法、改良的自乳化二元溶剂扩散法;另外一类是在单体聚合过程中直接制备纳米粒。Couvreur 等报道了在 20 世纪 70 年代利用单体聚合法制备粒径 200nm 的纳米粒,实验选用对人体毒性较小的丙酮和无水乙醇作为有机溶剂,在人体生理条件下可以生物降解且在 1997 年被美国 FDA 批准可用作药用辅料的高分子材料聚乳酸为载体材料。基于自乳化-二元溶剂扩散法,Murakami 等提出了改良的自乳化-二元溶剂扩散法,即将自乳化-溶剂扩散法中所用的二元溶剂二氯甲烷/丙酮替换为无水乙醇/丙酮。这种替换在聚合物高浓度时可阻止纳米粒的聚集,可以提高产率,达到工业化的需求,同时避免了使用对人体毒性较大的二氯甲烷,以安全性高的泊洛沙姆 F-68 替代了有潜在致癌性的聚乙烯醇,且其对水溶性药物(INH)和脂溶性药物(RFP)的制备均适宜。药物结构决定了其药理作用,粒径大小和分布及形态等直接决定着药物的安全应用。人体最小的毛细血管内径约为 4 000nm,所以纳米粒很容易通过,静脉途径给药可被网状内皮系统吸收,而小于 100nm 的纳米粒靶向骨髓通过骨髓血运屏障,可以躲避网状内皮系统的吞噬。

(二) 抗结核药物聚乳酸纳米粒的临床应用

抗结核药物聚乳酸纳米粒作为靶向治疗脊柱结核的新剂型,预期给药途径为静脉注射,所以实验设计的纳米粒的直径必须小于 100nm。有学者制备抗结核药物纳米粒平均粒径 80.4nm,分布较集中。透射电镜观察冻干后的纳米粒粉剂再分散性好,表面完整光滑,无明显粘连现象,纳米粒均匀度好。

(三) 抗结核药物聚乳酸纳米粒的载药量和包封率

载药量和包封率是衡量纳米粒制备工艺的两个重要指标。较高的载抗结核药量可以节

约载体材料,且可以提高毛细血管对药物的摄取量,也可以间接减少载体分散系统的成本。包封率是纳米粒内的药量与纳米粒及介质中药量的比值,较高的包封率可以减少药物的浪费,提高药物利用率。国内张万国等制备聚乳酸-利福平微球,包封率为 31.9%。实验采用改良的自乳化-二元溶剂扩散法制备 INH-RFP-聚乳酸-NPs,利福平载抗结核药量为(4.66±0.97)%,包封率为(4.05±0.18)%;异烟肼载抗结核药量为(15.95±1.34)%,包封率为(5.01±0.17)%。

(四)抗结核药物聚乳酸纳米粒的药物释放和降解

1. **药物的释放** 药物的释放受到聚合物降解方式及药物在聚合物中扩散过程的影响。因此,聚乳酸这种可生物降解聚合物的主要释放机制可分为两类,即扩散控释机制和降解控释机制,前者是指均匀分散于骨架中或表面的药物在聚合物生物降解的过程中从骨架中或表面通过扩散过程而释放出来,后者是指利用表面降解聚合物,由于药物是均匀分散于骨架中的,通过聚合物由外及里地降解可使药物逐步地释放出来。

2. **影响纳米粒降解的因素** 包括局部微环境、纳米粒粒径大小,纳米粒的制备方法、载体材料的性质、纳米粒有孔无孔以及所包封药物的酸碱性和载抗结核药量等因素。有研究报道,载利福平和异烟肼纳米粒体外释药结果显示:纳米粒的体外释药过程较平稳。突释期纳米粒中利福平释放度为 9.26%,3 天累积释放度可达 90.3%;异烟肼释放度为 15.22%,3 天累积释放度可达 95.6%,两种药在突释期 0.5 小时内的释放度均小于 40%,体外缓释作用显著。

二、抗结核缓释材料 PLGA 的实验研究

有研究报道,异烟肼+利福平+吡嗪酰胺/聚乙醇酸(HRZ/PLGA)缓释微球中的三药缓释到 50 天时均大于 10 倍最小抑菌浓度(minimal inhibitory concentration,MIC),同时发现异烟肼、利福平、吡嗪酰胺于 70 天时释药浓度仍然大于 10 倍 MIC,且异烟肼、利福平、吡嗪酰胺三药在前 14 天左右按 Higuchi 方程释放,即药物由高浓度向低浓度方向扩散,14 天后三药按零级曲线规律释放,即释放过程平稳。抗结核药物缓释规律可能与载抗结核药 PLGA 缓释材料的形态结构有直接关系。虽然此微球制备方法成熟、具有良好的缓释性能,但在目前的工艺下,其缓释时间仍未达脊柱结核术后要求的抗结核药物使用时间。相信随着工艺水平的逐步提高,HRZ/PLGA 缓释微球无论是在载药量方面还是在缓释时间方面,都会更贴近临床需求,其运用前景依旧十分广阔。

三、白蛋白/聚乳酸抗结核药物缓释材料

将白蛋白和聚乳酸作为共同载抗结核药物基质,有机相则选用与水混溶的溶剂丙酮和无水乙醇,主要基于:①白蛋白分子中的氨基酸以肽键相连接,且扭曲成团状,具网状空隙,为镶嵌携带药物创造了有利条件;②白蛋白对亲水性药物有较高的负载能力;③聚乳酸具有无毒、无免疫原性、可生物降解、生物相容性好的特征,适合作为骨架材料。有研究证实:两种材料的联合应用使得同时负载和包埋两种极性完全相反的一线抗结核药物(INH、RFP)成为可能。

(闫军法 王骞 王自立)

第三节　生物材料——白蛋白纳米粒

蛋白质广泛来源于动植物,因其具有良好的生物相容性、生物可降解性、生物稳定性、极低的细胞毒性和较高的载抗结核药能力而成为备受关注的给药载体材料。

一、白蛋白纳米粒作为载药材料的特点

白蛋白作为给药载体材料,结合或包埋药物而形成的一种固态胶体药物释放体系。白蛋白纳米粒具有颗粒小、比表面积大、表面反应活性高、活性中心多、吸附能力强等优点,可以提高药物的生物利用度,同时具有缓释性和靶向性,从而能减少药物的用量、减轻药物的毒副作用。

（一）白蛋白纳米粒的制备原料

最常用到的白蛋白为人血清白蛋白(human serum albumin,HsA)和牛血清白蛋白(bovine serum albumin,BsA)。HsA 是人血浆中的蛋白质,含 585 个氨基酸残基,分子量为66kDa,约占血浆总蛋白质的 60%,在体液中可以运输脂肪酸、胆色素、氨基酸、金属离子和许多治疗分子等,同时维持血液正常的渗透压。BsA 是牛血清中的一种球蛋白,含 607 个氨基酸残基,分子量为 66.446kDa,等电点为 4.7,在体液中起维持渗透压、pH 缓冲、载体和营养等作用。因其来源广泛,价格低廉,与 HsA 有 76% 的同源性,常作为其代用品而被广泛应用于生化、医药等科研领域。

（二）白蛋白纳米粒的制备方法

白蛋白纳米粒的制备方法主要有去溶剂化法、超声法、高压均质法、新型白蛋白纳米制备技术(nanoparticle-album in bound technology)和自组装等。去溶剂化法发展得较为成熟,现已大量应用于白蛋白纳米粒的制备,但是在制备过程中需要用到戊二醛等醛类化合物作为交联剂。相对于传统的去溶剂化法,新兴的超声法和高压均质法在制备过程中都无需加入化学交联剂,避免了使用交联剂可能造成的醛类物质残留,又最大限度地保留了白蛋白的全部生物学特性,并且制备工艺简化、包封率和载抗结核药量都有所提高。

（三）白蛋白纳米粒的质量评价

白蛋白纳米粒的质量评价通常通过纳米粒的形态与结构、收率、包封率和载抗结核药量、zeta 电位等作为评价指标,由此可检验制得的白蛋白纳米粒是否符合要求。

1. **纳米粒的形态与结构**　理想的白蛋白纳米粒粒径要均匀,粒径要小且呈圆球形,分布均匀。这样可以使药物白蛋白纳米粒集中在病灶区,以尽量避免药物浪费和毒副作用的产生。检测纳米粒的粒径常使用激光粒度仪/粒径仪,观察其结构及形貌特征要使用透射电镜。袁端峰等通过粒径仪表征制得的拉帕替尼 BsA 纳米粒(LtnPs),粒径为 66.8nm;由冷冻透射电镜表征该纳米粒具有明显的核壳结构,并且由电镜图看出白蛋白纳米粒呈球状,表面光滑。

2. **收率**　收率是参加反应的白蛋白用量与白蛋白总投入量的比值,收率高说明对原料的利用率高;收率低,则浪费的原料就比较多。陈娟等通过去溶剂化-化学交联法制备的马钱子碱 BsA 纳米粒(bRucIne-BsA-nPs),计算其收率为(90.0±3.2)%。高原等通过去溶剂化

法制备的紫杉醇 BsA 纳米粒,计算其平均收率为(45.132±0.903)%。由收率可见,陈娟等制出的白蛋白纳米粒收率明显高于高原等制出的白蛋白纳米粒收率,因此前者对原料的利用度更高。

3. 纳米粒的包封率和载抗结核药量　纳米粒的包封率是指白蛋白纳米粒载带药物量占投入药物总量的百分比,反映了对药物的利用率,计算公式为:包封率=(药物投入质量-游离药物质量)/药物投入质量×100%。载抗结核药量指白蛋白纳米粒药物载体载带药物的能力,可通过载抗结核药量的公式计算:载抗结核药量=(药物投入质量-游离药物质量)/(药物投入质量+有效载体投入质量)×100%。一般来讲,白蛋白纳米粒的包封率和载抗结核药量的能力越高越好。高原等通过去溶剂化法制备紫杉醇 BsA 纳米粒,其平均包封率为(50.246±0.712)%,平均载抗结核药量为(4.804±0.101)%。

4. zeta 电位　zeta 电位是指剪切面的电位,是颗粒之间相互排斥或吸引的强度的度量,是表征胶体分散体系稳定性的重要指标。分散粒子越小,zeta 电位越高,体系越稳定,因此测量 zeta 电位有利于预测药物制剂在人体内的变化。通常使用 zeta 电位仪测量白蛋白纳米粒 zeta 电位。如陈祎楠等分别采用去溶剂化法和乳化交联法制备多柔比星 BsA 纳米粒,测得两种方法对应制得的白蛋白纳米粒的粒径和 zeta 电位分别为 132.4nm vs. 172.9nm、-27.7mV vs. -19.9mV。去溶剂化制得的多柔比星纳米粒粒径小于乳化交联法制得的多柔比星纳米粒粒径,zeta 电位值也较大。由此得出结论,该研究中去溶剂化法制得的白蛋白纳米粒体系比乳化交联法制得的纳米粒体系更稳定。

二、白蛋白纳米粒的体外释药及药代动力学研究

体外释药和药代动力学的研究主要是通过数学模型来定量描述药物及其他外性物质在体内的动态过程,也可为避免药物不良反应和新药的研究提供依据。

1. 体外释药特性　通过对白蛋白纳米粒体外释药试验的研究,发现白蛋白纳米粒多具有缓释特性,可以延长药物的半衰期,有利于用于慢性疾病的治疗。

2. 药代动力学特性　通过对白蛋白纳米粒药物代谢动力学(简称:药动学)的研究,发现利用白蛋白纳米粒载抗结核药物可以改变药物在体内的药动学行为,在一定程度上可以增加药物的利用率,减少药物的损失。郑丹等通过体内药动学实验,运用 Das3.2.5 统计软件计算制备所得 7-乙基-10-羟基喜树碱 HsA 纳米粒(sN38-HsA-LN)和 7-乙基-10-羟基喜树碱(sN38)的溶液药动学参数。结果显示,sN38-HsA-LN 溶液与 sN38 溶液相比,半衰期($T_{1/2}$)前者(126.781 分钟)为后者(30.196 分钟)的 4.2 倍,生物利用度前者为后者的 2.63 倍,清除率(clearance,CL)前者为后者的 2.94 倍,且两种制剂的 $T_{1/2}$、生物利用度和 CL 等药动学参数具有显著性差异($P<0.5$)。说明 sN38-HsA-LN 改变了药物在大鼠体内的药动学行为,延长了药物在血液中的循环时间,增加了 sN38 的生物利用度。

白蛋白纳米粒药物载体具有生物安全性、靶向性及缓释效果,增加了药物活性、降低了药物毒副作用等优点,已成为近年来新型药物传递系统研究的热点。随着纳米药物载体的发展,药物载体逐渐向多功能、复合形式发展。现在,制备出同时具备载抗结核药物、主动靶向、增加体内循环时间、无免疫原型、可实时监测给药等功能的纳米复合药物载体制剂成为了学者们研究的主流方向。相信随着相关研究的进一步深入,白蛋白纳米粒性能将被进一

步优化,具有复合药物载体制剂特性的白蛋白纳米粒必将为人类疾病的预防、诊断和治疗等做出更大的贡献。

（王骞 闫军法 王自立）

第四节 纳米抗结核缓释材料

纳米技术在医学中的应用正在迅速增长,并且在应用科学的各个分支中都非常有前途。纳米颗粒用作诊断成像剂或药物递送平台,提供靶向或组织选择性治疗,可以提高诊断及治疗的效率并降低药物的副作用。通过两用纳米材料的设计和制备,也可以将这两种功能组合在一个颗粒中,起到诊断医疗设备和药物输送系统的作用。这种融合诊断和治疗的概念已于2002年提出,称为"治疗诊断"。已将治疗诊断剂定义为"综合纳米治疗系统,可诊断、提供靶向治疗,并监测机体对治疗的反应",这种综合方法为个性化医疗的发展提供了巨大的机会。它可以监测药物的释放、在目标部位的生物分布和积累,实现对患者个体的剂量调整,最后监测疾病的进程。Freund 等提出了"原子材料"这一术语,它主要关注具有许多功能的高活性材料的设计,这些功能共同作用于特定目的。纳米金属有机支架材料有可能成为下一代药物输送系统（CRDDS）。

1. **纳米金属有机治疗诊断支架材料释药和成像** 纳米金属有机支架材料可以是一线抗结核药物异烟肼的有效载体。与晶体异烟肼粉末的快速溶解相反,国外学者所开发的材料确保了持续的药物释放。另外,悬浮在模拟体液溶液中的纳米金属有机支架材料模型的磁共振成像和弛豫测量证明,基于铁纳米金属有机支架材料所提出的药物输出系统也可以用作 MRI 造影剂。纳米金属的上述两个特性——药物输送特性和成像特性,令纳米金属有机材料被定义为治疗材料。

2. **纳米金属有机治疗诊断支架材料的安全性** 根据体外细胞毒性研究,研究者们发现该物质是安全的。据观察,颗粒在细胞质中积累,并能够释放细胞内的药物,这使得它们为治疗提供药物传递系统成为可能,同时也可以提高治疗效果,这样药物可以针对结核杆菌,并减少传统全身抗结核药物的临床副作用。研究的关注点首先在于铁纳米金属有机支架材料的可吸入给药系统。所得到的结果表明,它可以优化系统的流动特性,以确保载药纳米金属有机支架材料颗粒可以达到肺泡水平。

3. **纳米金属有机支架材料的临床应用前景** 既然异烟肼可以载入纳米金属有机支架中,那么就将会有更多的抗结核药物载入纳米金属有机支架材料,从而防止结核杆菌耐药性的发生。Illes 等的研究表明,纳米金属有机支架应用于癌症多药物治疗中的疗效比癌症单药治疗更加有效。为了证明纳米金属有机支架对于结核病的治疗也同样有效,研究者将纳米金属有机支架放入人体,并监测其对肺部结核病灶的治疗过程,通过抗分枝杆菌的载药金属有机支架材料在肺组织内的分布情况来判断药物的作用,从而为结核病的诊治提出一个新的标准。

综上所述,每种材料都有着其固有的优势和劣势,还不能充分具备作为理想载体材料的所有条件。抗结核缓释材料还有较大的开发空间,相信将来可以开发出一种既有缓释性能和支撑作用还能被监测的材料,并应用于临床,造福人类。

（王骞 闫军法 王自立）

参考文献

[1] JEREMY M H,PETER X M. Biomimetic nanofibrous scafolds for bone Tissue engineering[J]. Biomaterials, 2011,32(36):9622-9629.

[2] MARK L W,JENNIFER M,RICHARD T A. et al. Altered bioreactivity and limited osteoconductivity of calcium sulfate-based bone cements in the osteoporotic rat spine[J]. Spine J,2008,8(2):340-350.

[3] 刘海涛,施建党,王骞,等.载三联抗结核药物硫酸钙/聚氨基酸人工材料体外缓释性能的观察[J].中国脊柱脊髓杂志,2015,25(3):239-224.

[4] HAEWON K,SEUNGYONG L,CHANGJUN B. Porous ZrO_2 Bone Scaffold Coated with Hydroxyapatite with Fluorapatite Intermediate Layer. Biomaterials[J],2003,24(19):3277-3284.

[5] FRANKS K,ABRAHAMS I,GEORGIOU G,et al. Investigation of Thermal Parameters and Crystallization in a Ternary $CaO-Na_2O-P_2O_5$ Based Glass System. Biomaterials[J],2001,22(5):497-501.

[6] CEVAT E,DILHAN M. KALYON,et al. Biomaterials. Functionally graded electrospun polygarolactone and β-tricalcium phosphate nanocomposites for tissue engineering applications[J],2008,29 (30):4065-4073.

[7] Quirk R A,Chan W C,Davies MC,et al. Shakesheff KMPoly(L-lysine)-GRGDS as a biomimetic surface modifier for poly(lactic acid)[J]. Biomaterials,2001,22(8):865-872.

[8] ZHAOHUI G,ZILI W,MINGJI W. Measurement of the concentration of three antituberculosis drugs in the focus of spinal tuberculosis[J]. Eur Spine J,2008,17(11):1482-1487.

[9] WEIDONG J,QIAN W,ZILI W,et al. Complete debridement for treatment of thoracolumbar spinal tuberculosis:a clinical curative effect observation[J],Spine J,2014,14(6):964-970.

[10] 王骞,刘海涛,王自立,等.聚乳酸/聚乙醇酸共聚物涂饰载三联抗结核药人工骨体外释药对比[J].中国组织工程研究,2017,21(6):911-916.

[11] 马荣,陈振,戈朝晖,等.载异烟肼、利福平白蛋白纳米粒的制备及其体外释药研究[J].第三军医大学学报,2013,35(21):2336-2339.

[12] Booysen L L I J,Kalombo L,Brooks E,et al. In vivo/in vitro pharmacokinetic and pharmacodynamic study of spray-dried poly-(dl-lactic-co-glycolic) acid nanoparticles enhasulating rifampicin and isoniazid[J]. International Journal of Pharmaceutics,2013,444(1-2):10-17.

[13] JIANGHONG R. Shedding light on tumors using nanoparticles[J]. ACS Nano,2008,2 (10):1984-1986.

[14] ILLES B,HIRSCHLE P,BAENERT S,et al. Exosome-coated metal-organic framework nanoparticles:an efficient drug delivery platform[J]. Chem Mater,2017,29(19):8042-8046.

[15] ILLES B,WUTTKE S,ENGELKE H. Liposome-coated Iron fumarate metal-organic framework nanoparticles for combination therapy[J]. Nano,2017,7(11):172-178.

第二十八章

脊柱布鲁氏菌病的诊断与治疗

一、概述

布鲁氏菌病（brucellosis）又称布鲁氏菌病、地中海弛张热、马尔他热或波状热，是布鲁氏菌（Brucella）所引起的一种全球分布的人畜共患病，被我国列为乙类传染病。临床上以长期发热、多汗、关节疼痛、肝脾淋巴结肿大为特点。布鲁氏菌病是由革兰氏阴性杆菌感染引起的，主要分布在地中海区域、中东地区及美国的中部和南部。在我国，布鲁氏菌病疫区主要集中于五大牧区：内蒙古、新疆、青海、宁夏和西藏。布鲁氏菌病往往由于进食未经消毒的病畜副产品或者在加工病畜过程中被感染，它是一个由细胞内感染引起的全身感染，可以涉及很多的组织和器官（神经系统、循环系统、骨骼系统等）。布鲁氏菌病常常累及肌肉骨骼系统，肌肉骨骼系统的发病率为10%~85%；肌肉骨骼系统中最常累及的部位是脊柱，脊柱布鲁氏菌病的发病率为6%~58%。由于脊柱布鲁氏菌病缺少特异性的临床表现，在抗生素的选择、药物治疗疗程、是否手术等方面存在争议，所以在脊柱布鲁氏菌病的诊断和治疗方面我们还面临着严峻的挑战。同时，布鲁氏菌感染脊柱后所形成的椎体破坏和X线片所见与脊柱结核很相似，如腰椎结核患者和腰椎布鲁氏菌病患者均可表现为不同程度的乏力、发热、盗汗、腰痛，可伴有下肢放射痛，腰椎活动受限，故脊柱结核与脊柱布鲁氏菌病的鉴别显得尤为重要。

二、病因学及流行病学

最常见的致病菌为布鲁氏菌属（Brucella），是一类人畜共患的病原菌，在我国主要流行的是羊布鲁氏菌病，其次为牛布鲁氏菌病。

传染源：主要为羊、牛及猪，染菌动物首先在同种动物间传播，造成被传染动物带菌或者发病，随后波及人类。传播途径：①经皮肤黏膜接触传染。直接接触病畜或其排泄物，加工病畜过程中没有注意防护，可经皮肤轻微损伤或眼结膜被感染；也可因间接接触病畜污染的环境及物品被感染。②经消化道传染。食用被病菌污染的食品被感染。③经呼吸道传染，病菌污染环境后形成气溶胶，可发生呼吸道感染。④其他，如苍蝇携带，蜱叮咬也可传播本病。人群普遍易感，其高危人群主要包括兽医、畜牧者、屠宰工人、皮毛工和进食被污染的动物产品或制品者。易感人群主要为兽医、实验室工作人员及畜牧者，脊柱布鲁氏菌患者与人之间传播的报道非常罕见，有报道称可以通过哺乳实现母婴传播，还有可能性传播。

三、病理学

本病病理改变初期为炎性渗出，组织细胞变性坏死。亚急性和慢性期以组织细胞增生和肉芽肿的形成为特点，部分慢性患者肉芽组织发生纤维硬化性改变，是患者产生后遗症的基础。损伤涉及间质细胞和实质细胞,其中以单核巨噬细胞系统病变最为显著。病灶的主要病理变化有:①渗出、变性、坏死。主要见于肝、脾、淋巴结、心、肾等处,以浆液性炎性渗出为主;②增生性改变。淋巴、单核巨噬细胞增生,疾病早期尤为显著。常呈弥漫性,稍后常伴有纤维细胞增殖;③肉芽肿形成。病灶中可见由上皮样细胞、巨噬细胞及淋巴细胞、浆细胞组成的肉芽肿。肉芽肿进一步纤维化,最后造成组织器官硬化。三种病理改变可循急性期向慢性期发展而依次交替发生。

四、临床表现

脊柱布鲁氏菌病病史从 21 天到 330 天不等,平均 90 天,患者往往由于剧烈腰背部疼痛就诊。肌肉骨骼系统的布鲁氏菌病以脊柱布鲁氏菌病最为多见,脊柱布鲁氏菌病的发病情况:腰椎(68.7%),胸椎(18.7%),颈椎(6.3%),腰骶部(6.3%),胸腰交界(3.1%)。患者年龄从 19 岁到 74 岁不等,平均年龄(51±15.85)岁,男女比例为 23:9。最常见的症状:颈部及腰背部疼痛(100%),发烧(78%),盗汗(68.6%)。

脊柱布鲁氏菌病的临床症状可能包括中度发热和腰背部疼痛。体检通常呈现"脊椎病"的表现:脊柱僵硬和椎旁肌肉挛缩,有棘突的压痛及叩击痛。脊柱布鲁氏菌病很少引起脊髓和神经根的压迫,从出现临床症状到影像学上有所表现,可能需要长达 2~8 周的时间。

在影像学上脊柱布鲁氏菌病主要分为局限型和弥漫型两种类型。局限型脊柱布鲁氏菌病病变仅限于终板的前部(并通常发生在腰椎终板的前部,因为这个部位有丰富的血液供应),但椎间盘无破坏,有反应性的骨硬化,可出现小区域的空气征,前方骨质增生可形成"鹦鹉嘴样"改变(图 28-1)。弥漫型脊柱布鲁氏菌病首先累及上终板,感染可以扩散到整个椎

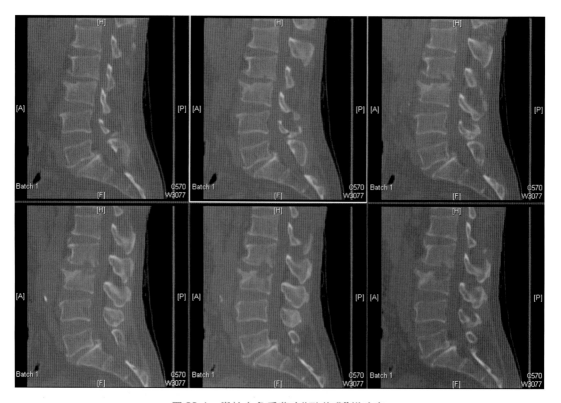

图 28-1　脊柱布鲁氏菌病"鹦鹉嘴"样改变

体,也可以通过韧带扩散到上一个椎体、椎间盘,破坏软骨终板产生许莫氏结节。只有在弥漫型脊柱布鲁氏菌病中才能出现神经压迫症状。

脊柱布鲁氏菌病患者在 X 线片上可以发现椎间隙变窄、可出现反应性骨硬化(图 28-2)。从出现临床症状到 X 线上有所表现需要 3~5 周的时间。局限性脊柱布鲁氏菌病的典型的影像学特征是椎体前角的骨质破坏,与结核相比,骨质破坏相对较轻,周围的病变会在椎体前方终板形成骨赘("鹦鹉嘴"样改变),"鹦鹉嘴"样改变是脊柱布鲁氏菌病典型的影像学表现(图 28-1)。CT 检查在脊柱布鲁氏菌病的早期诊断中起到了积极的作用,受累的椎间盘会表现为低密度影,CT 可以观察到椎间盘间隙变窄和椎体终板的破坏,25%~30%的情况下可以看到"空气征",炎症程度也可以通过 CT 来评价。

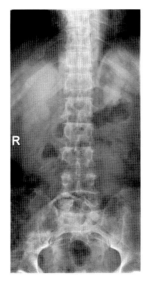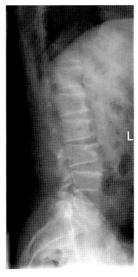

图 28-2 脊柱布鲁氏菌病反应性骨硬化

MRI 检查对于早期诊断脊柱布鲁氏菌病有重要意义。在脊柱布鲁氏菌病感染的急性期,T_1 像显示低信号,T_2 像显示高信号,压脂像显示高信号,MRI 可以发现硬膜外脓肿、椎旁脓肿、腰大肌脓肿(图 28-3)。Koubaa 等研究发现,75%的患者 MRI 检查可有阳性表现,其中硬膜外脓肿(59.4%)、椎旁脓肿(65.6%)、腰大肌脓肿(28.1%)。脊柱布鲁氏菌病的 MRI 表现与结核性脊柱炎、化脓性脊柱炎较难鉴别,当脓肿边缘强化、脓肿稀薄光滑时首先考虑结核性脊柱炎,当脓肿厚且不规则扩大、脓肿界限不清应考虑化脓性脊柱炎。

脊柱布鲁氏菌病的血清学检查缺乏特异性,白细胞往往正常,CRP 可能有不同程度的升高,确诊布鲁氏菌病需要培养出布鲁氏菌病原体(羊布鲁士杆菌最容易被检测出来),或者虎红平板凝集试验(red tiger plate agglutination test,RBPT)和试管凝集试验(standard tube agglutination test,SAT)为阳性。当布鲁氏菌病并存化脓性感染时,外周血和体液细菌培养可能会误诊。所以当患者伴随肺部及尿路感染时,不能仅仅依靠血液培养、关节腔穿刺细菌培养确诊,建议在 CT 引导下进行穿刺活组织细菌培养,成功率为 60%~96%;穿刺病理结果往往不典型,病理结果往往为:化脓性炎,增生的肉芽组织。

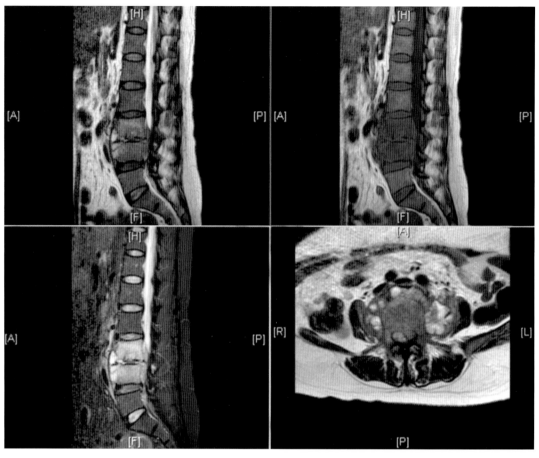

图 28-3　脊柱布鲁氏菌病早期典型 MRI 改变

患者受累节段 T_2 上显示高信号，T_1 上显示低信号，压脂像显示高信号，可见椎间隙变窄、椎管内脓肿、腰大肌脓肿。

五、布鲁氏菌病诊断标准

（一）范围

本标准规定了人布鲁氏菌病的诊断依据、诊断原则、诊断和鉴别诊断，适用于各级各类医疗卫生机构及其工作人员对布鲁氏菌病诊断与报告。

（二）诊断依据

1. 流行病学史　发病前患者与家畜或畜产品、布鲁氏菌培养物有密切接触史，或为生活在疫区的居民，或与菌苗生产、使用和研究有密切关系者。

2. 临床表现　出现持续数日乃至数周发热（包括低热），多汗，乏力，肌肉和关节疼痛等。多数患者淋巴结、肝、脾和睾丸肿大，少数患者可出现各种各样的充血性皮疹和黄疸；慢性期患者多表现为骨关节系统损害。

3. 实验室检查

（1）实验室初筛

1）平板凝集试验或虎红平板凝集试验阳性或可疑者。

2）皮肤过敏试验后 24 小时、48 小时分别观察 1 次，皮肤红肿浸润范围有一次在 2.0cm

×2.0cm 及以上(或 4.0cm² 以上)者。

（2）血清学检查

1）试管凝集试验(SAT)滴度为 1:100++ 及以上者(或病程 1 年以上者 SAT 滴度为 1:50++ 及以上,或对半年内有布鲁氏菌苗接种史者,SAT 滴度虽达 1:100++ 及以上,过 2~4 周后应再检查,滴度升高 4 倍及以上者)。

2）补体结合试验滴度 1:10++ 及以上者。

3）抗人免疫球蛋白试验(Coomb's)滴度 1:400++ 及以上者。

（3）分离细菌:从患者血液、骨髓、其他体液及排泄物等任一种培养物中分离到布鲁氏菌。

（三）诊断原则

布鲁氏菌病的发生、发展和转归比较复杂,其临床表现多种多样,很难以一种症状来确定诊断。对人布鲁氏菌病的诊断,应是综合性的。即结合患者流行病学接触史、临床表现和实验室检查。

（四）诊断标准

疑似病例　应同时符合流行病学史、临床表现和实验室初筛中任一项阳性者。

确诊病例　疑似病例和血清学检查或分离细菌中任何一种方法阳性者。

隐性感染　符合流行病学史和血清学检查或分离细菌中任何一种方法阳性,但不具备临床表现者。

六、鉴别诊断

1. 化脓性脊柱炎　起病急,高热不呈间歇性,全身中毒症状重。白细胞总数可达 $2×10^4/mm^3$ (cubic millimeter)以上,其中中性粒细胞数量增加。血培养阳性。椎旁脓肿或髂窝脓肿出现较早,将抽出的脓液进行细菌学检查即能明确诊断。X 线表现为骨破坏多于修复。

2. 脊柱结核　起病慢,低热盗汗,无其他关节痛,红细胞沉降率快,结核菌素皮内试验呈强阳性,X 线改变以骨质疏松及骨质破坏为主,很少有增生反应,后期常致脊柱后凸畸形。

七、治疗

脊柱布鲁氏菌病的治疗原则:控制疾病、减少并发症、预防复发。大部分脊柱布鲁氏菌病患者可通过保守治疗治愈。保守治疗措施包括:抗生素治疗,石膏或支具制动,理疗及对症处理。对脊柱布鲁氏菌病的治疗方面仍然存在争议,尤其是在抗生素的选择、药物治疗的疗程及是否手术等方面。

由于从解剖学角度考虑椎间盘组织基本无血供,因此认为全身用药在病灶内难以达到有效药物浓度,故对抗生素的应用有争论。目前广泛使用的抗生素的选择方案为:多西环素 200mg/d,利福平 15~20mg/d,疗程 3~6 个月;多西环素 200mg/d,疗程 3~6 个月;庆大霉素 1g/d,疗程 3 周。世界卫生组织建议的一线用药是四环素类+氨基糖苷类药物,然而专家们相继报道了该治疗方案的缺陷——无法长期使用及存在复发的情况。报道称四环素和链霉素联合使用的复发率可达 14.3%,链霉素的肌肉注射,增加了使用的不便性,加之考虑到链霉素的毒性使很多患者无法坚持用药,很多治疗半途而废。然而,多西环素和利福平联合使用副作用较小,是目前较为普遍的治疗方案。喹诺酮是最近研究比较多的药物,它有很好的杀菌效果,药物联合使用时可以加用喹诺酮类药物。目前二联药物治疗的方案主要包括:多西环素+链霉素、多西环素+利福平、复方新诺明+利福平、环丙沙星+利福平、环丙沙星+链霉素。很多专家提出使用三联药物(多西环素、利福平、氨基糖苷类)疗法,但是对于三联药物的应用目前没有充足的证据证明其疗效。Buzgan等研究发现,肌肉骨骼系统的布鲁氏菌病使用多西环素、链霉素、使用或不使用利福平的效果较其他系统的布鲁氏菌病效果好。

由于脊柱布鲁氏菌病的治愈缺乏特异性的指标,主要依赖于临床症状的好转、炎性指标(ESR、CRP)的下降、影像学表现上的好转、血培养及组织培养为阴性等,所以在药物治疗疗程方面存在争议。报道称经过3个月二联药物的保守治疗,治疗失败率为20%~26%,也有报道称多西环素及利福平二联药物治疗6个月可取得很好的效果。Koubaa等发现脊柱布鲁氏菌病治疗周期为3~13个月不等,平均6个月。笔者认为,对于药物治疗疗程,以及何时停药,不应单以临床症状消失、体温正常为依据,应结合ESR和CRP的动态变化、影像学表现综合考量。一般认为,停药指征应在ESR和CRP恢复至正常后2周,全程以3~6个月为宜。如果影像学及血清学上的指标没有恢复正常应当适当的延长用药时间。

脊柱布鲁氏菌病的手术治疗原则是:有效清创、充分引流、恢复脊柱稳定性。手术治疗主要适用于椎体破坏大于50%,存在脊柱失稳、有明显神经压迫的患者。手术治疗脊柱布鲁氏菌病有助于解除椎间隙内高压、缓解疼痛等临床症状,同时有助于控制病情的发展、恢复脊柱稳定性、减少神经损伤、减少并发症等。宜根据病变的程度和局部病灶的情况个体化选择外科干预方法。椎体破坏不重的早期病变可采用椎间孔镜下病灶清除术+病灶冲洗引流术,手术在局部麻醉下完成、创伤小,可去除大多数炎性坏死组织,迅速减轻剧烈疼痛症状,控制病情,缩短治疗时间。椎体破坏严重的晚期病例应根据病灶情况选择前入路、后入路或前后联合入路术式,进行病灶清除和植骨融合术。

（陈伯华）

参考文献

[1] 杨绍基.传染病学[M].7版.北京:人民卫生出版社,2010:170-173.
[2] REMIDE A,BERNA D M. Musculoskeletal Brucellosis[J]. Seminars in Musculoskeletal Radiology,2011,15(5):470-479.
[3] TURAN B,MUSTAFA K K,HASAN I,et al. Clinical manifestations and complications in 1028 cases of brucellosis:a retrospective evaluation and review of the literature[J]. Int J Infect Dis,2010,14(6):E469-E478.
[4] Mouna C B,Mohamed F L,Mohamed C,et al. Spinal brucellosis:a review[J]. Skeletal Radiol,2008,37(9):785-790.
[5] 贾文祥.医学微生物学[M].2版.北京:人民卫生出版社,2010:177-179.
[6] ORESTE D D,ANDREA E. Cervical Spinal Brucellosis:A Diagnostic and Surgical Challenge[J]. World Neurosurgery,2012,78(3-4):257-259.
[7] MAKRAM K,IMED M,CHAKIB M,et al. Spinal brucellosis in South of Tunisia:review of 32 cases[J]. Spine J,2014,14(8):1538-1544.
[8] 李小鹏,马学晓,岳斌,等.脊柱布氏杆菌病的诊断与治疗[J].中华骨与关节外科杂志,2016,9(2):118-121.
[9] SHARIF H S,AIDEYAN O A,CLARK D C,et al. Brucellar and Tuberculous Spondylitis:Brucellar and Tuberculous Spondylitis Comparative Imaging Feature[J]. Radiology,1989,171(2):419-425.
[10] XIAOHUI Y,QIN Z,XINGHUA G. Value of magnetic resonance imaging in brucellar spondylodiscitis[J]. Radiol Med,2014,119(12):928-933.
[11] VELAN G J,LEITNER J,FOLMAN Y,et al. Brucellosis of the spine with a synchronous Staphylococcus au-

reus pyogenic elbow infection[J]. Eur Spine J,1997,6(4):284-285.

[12] TURGUT M,TURGUT A T,KOŞAR U. Spinal brucellosis:Turkish experience based on 452 cases published during the last century[J]. Acta Neurochir (Wien),2006,148(10):1033-1044.

[13] ULU-KILIC A,KARAKAS A,ERDEM H,et al. Update on treatment options for spinal brucellosis[J]. Clin Microbiol Infect,2014,20(2):O75-O82.

[14] SEYED M S G,MOHAMMAD R H R,NASSER J,et al. Outcomesof treatment in 50 cases with spinal brucellosis in Babol[J]. J Infect Dev Ctries,2012,6(9):654-659.

后　记

　　20世纪80年代,本人即开始参与诊治诸多脊柱结核患者,当时对于脊柱结核的手术治疗,主要的术式几乎只有前入路手术及前后联合入路手术。但它们存在的问题有:①单纯前入路手术,因病灶位置、病灶临近椎体骨质疏松及相关手术适应证等问题,很多脊柱结核的问题解决不了;②无论是前入路手术还是前后联合入路手术,创伤都大;③一次或分次二期完成的前后联合入路手术,不仅对患者造成的创伤大,并发症发生率高,手术费用同样也高,手术医师在体力上和心理上均要承受较大压力,一次或分次手术对患者的身心创伤同样也很大;④有些患者因这些传统术式对身体一般情况要求高,导致因不能耐受手术而错失手术机会。

　　随着临床经历和从医资历的增长,逐渐感受到:一边是该病诊治复杂、致残率高、治疗时间长;另一边是患者和家属对于医师的信任和期盼,这些因素让我辗转反侧:有没有、能不能设计一种术式,即一个切口、一次手术就能解决脊柱结核患者的治疗问题呢? 这样既能减少患者的创伤、节省费用,还能减少手术并发症、减少医师的劳动强度、提高手术的安全性。

　　路漫漫其修远兮,吾将上下而求索。我等一直在探索一种能够通过一个切口、一次手术,同时达到病灶清除、神经减压、畸形矫正、脊柱稳定性重建的新的手术方法。十几年前,我们一提到单纯经后入路手术治疗脊柱结核术式,不少临床医师会心存顾虑而不敢或不愿尝试此新术式。究其原因,主要面临的问题是脊柱结核主要破坏前中柱,而后柱是相对完整的,经后入路手术进行的操作不可避免会破坏后柱结构的完整性,这与脊柱稳定性重建是矛盾的。如何破解这个矛盾,让两者统一? 我们通过实践发现,后柱结构部分稳定性的破坏并不会造成整体稳定性的破坏,相反,通过切除一侧小关节及部分椎板,保留对侧关节及椎板的方法,不仅能提供有效的病灶清除、直视下神经减压、前中柱结构重建的操作空间,同时能够有效地矫正脊柱畸形,之后进行的后柱结构再重建,可以使脊柱结核在治愈后维持长期的稳定性。

　　在进行脊柱前、中柱稳定性重建的探索过程中,早期采用自体髂骨,但因要另做切口,而且骨块太大不利于植入、骨块太小强度又不够,同种异体骨植骨,可能会出现一些植骨块断裂、移位、骨块吸收、不融合的情况,给医师和患者带来诸多苦恼。怎样才能达到在早期和中长期均能维持前中柱有效的刚性支撑,我们也在苦苦探索。钛网植骨是我们最早应用的方法,但屡屡出现植入钛网大小有限,容易下沉、难以达到有效支撑,且工作通道有限,也不能植入大的钛网。在操作过程中,我们发现,可将较大的常规钛网经异形处理后,使之与前方缺损形态相匹配,同时还可以另外再植入1～2枚较小的钛网(即多枚分网技术),于是,前中柱稳定性重建的难题迎刃而解。

　　近15年来,我们的手术治疗团队,经过大量临床手术病例的总结、不断改进及相关实验研究,打破传统,在国内外首次开创了单纯一期经后入路新术式用于脊柱结核的外科治疗,成功解决了传统需前后两个手术入路、两个切口、两次手术,才有可能达到前方病灶清除减压、椎间植骨融合、后入路内固定、重建脊柱稳定性、矫正后凸畸形等目的的难题,变传统需经前、后入路两次手术为仅需一次后入路手术即可解除疾患,减小了手术创伤,降低了手术费用,提高了手术疗效。中南大学湘雅医院脊柱外科采用单纯经后入路病灶清除椎体间植骨融合术治疗脊柱结核数百例,绝大部分患者及其家属对疗效均满意,挽救了大量瘫痪或频临瘫痪的患者。

由于此新术式疗效确切,一方面,有不少同仁告知我,他们引用此术式也获得了成功,且疗效好,更有不少还发表了相关论文;另一方面,有不少医师还是沿用传统方法治疗脊柱结核,创伤还是很大。尽管我们发表了不少此方面的论文,包括组稿专刊,举办了数届与此新术式相关的全国脊柱结核新技术高级培训班,但自己时常还是感觉很多工作没有做到位;将单纯经后入路治疗脊柱结核技术进行总结、归纳的夙愿一直存在,由此与诸位编委同仁们历经多年的努力,终著此书。

从内容上来说,国内外尚未见到单独介绍单纯经后入路手术治疗脊柱结核的书籍,编者们将胸、腰、骶椎部位的结核放在一起,总结不同部位的操作规范和关键技术,争取让读者清晰地了解脊柱结核诊治的复杂性及单纯经后入路病灶清除椎体间植骨融合术的关键技术要点,并希望更多的医师通过阅读本书后能给予脊柱结核患者更合理、有效的诊治。

脊柱结核的化疗固然是基础,且相当一部分脊柱结核患者在门诊通过保守治疗能获得较好的疗效,但由于该病起病隐匿,就诊时往往已伴有明显的骨质破坏、脓肿形成及脊髓受压,从而导致瘫痪等严重后果、致残率高,故外科手术一直是当代脊柱结核治疗中不可或缺的重要手段。在选择手术治疗方案时,单纯经后入路病灶清除椎体间植骨融合术是一种符合微创理念、安全、高效的手术方式,希望此书的出版能为读者在治疗该类患者时提供一种新的治疗手段,能更多的惠及患者和医师。这不仅是编写本书的初衷,也是遵循"公勇勤慎、诚爱谦廉、求真求确、必邃必专"的湘雅院训,努力进取,将好的经验成果及时与人分享。

本书所采用的单纯经后入路手术治疗的脊柱结核病例,均出自中南大学湘雅医院,其中90%是经本人诊治的病例。整个编写过程虽经反复修订,三审四校,仍难免涓滴不露,尚祈读者与专家不吝赐教,予以斧正。

中南大学湘雅医院脊柱外科

张宏其

2019 年 9 月